Gauguin
und die Schule von Pont-Aven

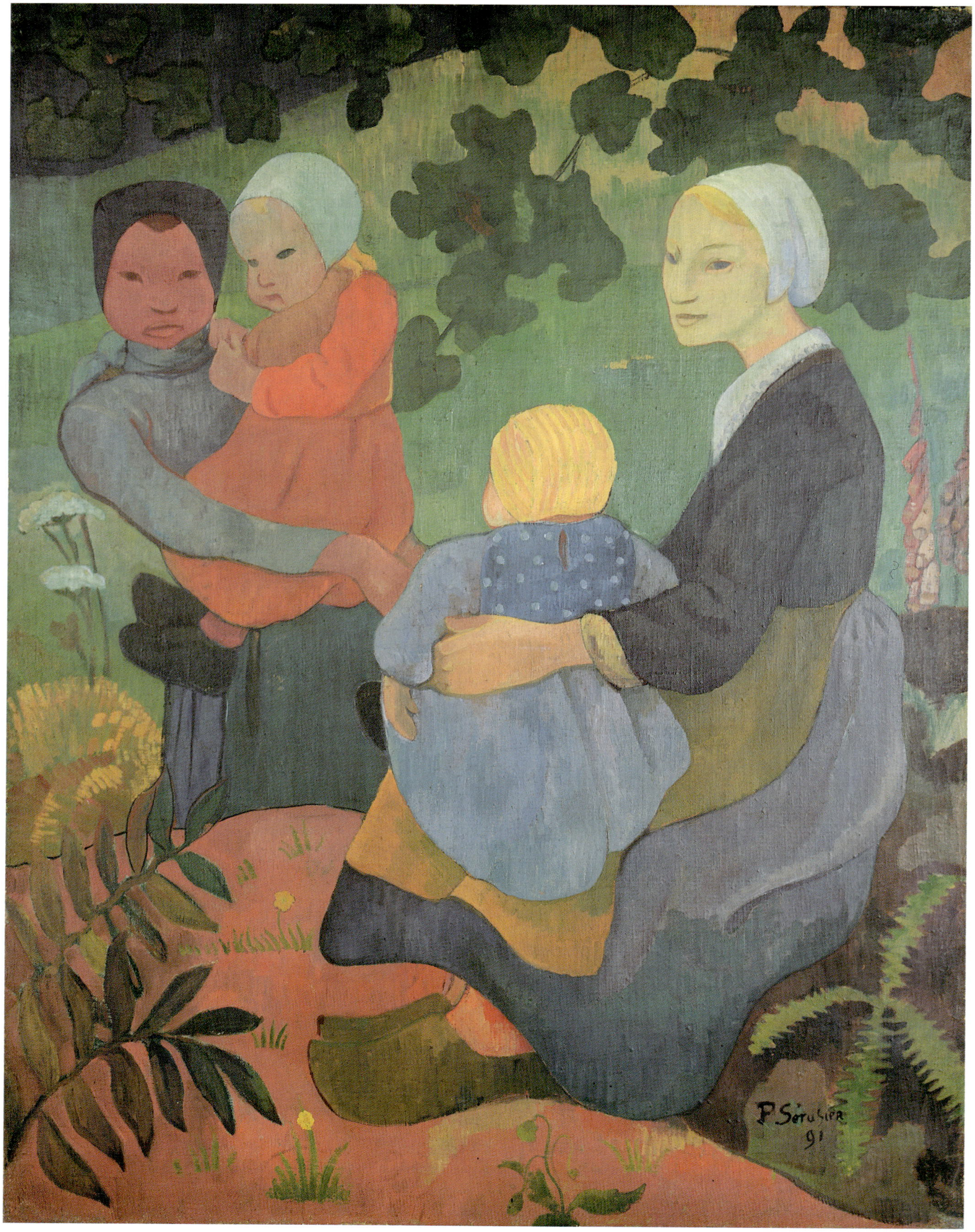
P. Sérusier
91

Gauguin

und die Schule von Pont-Aven

Herausgegeben von
Isabelle Cahn und Antoine Terrasse

KUNSTHALLE
der Hypo-Kulturstiftung
28. August bis 15. November 1998

Die Ausstellung wird veranstaltet von der Kunsthalle der Hypo-Kulturstiftung.

Stiftungsvorstand:
Dr. Hans Fey, Dr. Eberhard Martini, Martin Kölsch

Fachbeirat:
Peter A. Ade, Prof. Dr. Götz Adriani, Dr. Johann Georg Prinz von Hohenzollern, Prof. Dr. Dietrich Wildung

Organisation: Peter A. Ade

Ausstellungssekretariat: Rita Seitz, Monika von Hagen, Karola Bartsch

Konzeption der Ausstellung und des Katalogs: Isabelle Cahn und Antoine Terrasse

Übersetzung aus dem Französischen: Karola Bartsch

Auf dem Umschlag: Paul Gauguin:
Junge Bretonin, 1889. Öl auf Leinwand, 46 x 38 cm (Kat. 14)

Frontispiz: Paul Sérusier:
Die jungen Mütter, 1891. Öl auf Leinwand, 92 x 73 cm (Kat. 122)

Die Deutsche Bibliothek - CIP-Einheitsaufnahme

Gauguin und die Schule von Pont-Aven : Kunsthalle der Hypo-Kulturstiftung, 28. August bis 15. November 1998 / hrsg. von Isabelle Cahn und Antoine Terrasse. [übers. aus dem Franz.: Karola Bartsch]. - München : Hirmer, 1998
ISBN 3-7774-7980-2

Lektorat: Dr. Veronika Birbaumer
Satz: Max Vornehm GmbH, München
Lithographie: Brend'amour, Simhart & Co, München
Druck und Bindung: Passavia Druckservice GmbH, Passau
Printed in Germany
ISBN 3-7774-7980-2

Inhalt

Dank

Wir danken den Museen, öffentlichen Sammlungen, Galerien und privaten Sammlern für die großzügige Überlassung von Leihgaben:

Museen und öffentliche Sammlungen:

Aarau (Schweiz), Aargauer Kunsthaus
Belfast, Ulster Museum
Bremen, Kunsthalle/Kupferstichkabinett
Cambridge (Mass.), Fogg Art Museum, Harvard University Art Museums
Frederikssund (Dänemark), J. F. Willumsen Museum
Glasgow, Art Gallery and Museum Kelvingrove
Göteborg (Schweden), Museum of Art
Hamburg, Kunsthalle
Kopenhagen, The Danish Museum of Decorative Art
Krakau, Muzeum Narodowe
Mailand, Civica Galleria d'Arte Moderna – Raccolta Grassi
Morlaix, Musée des Jacobins
München, Bayerische Staatsgemäldesammlungen/Neue Pinakothek
Nantes, Musée des Beaux-Arts
Northampton Museums and Art Gallery
Oslo, Nasjonalgalleriet
Paris, Bibliothèque d'art et d'archéologie Jacques Doucet
Paris, Bibliothèque Nationale de France
Paris, Musée d'Orsay
Paris, Musée du Louvre/Département des Arts graphiques
Paris, Musée national des Arts d'Afrique et d'Océanie (MNAAO)
Pont-Aven, Musée de Pont-Aven
Quimper, Musée des Beaux-Arts
Reims, Musée des Beaux-Arts
Rennes, Musée des Beaux-Arts
Saint-Germain-en-Laye, Musée départemental Maurice Denis, Le Prieuré
Stuttgart, Staatsgalerie
Wuppertal, von der Heydt-Museum
New York, Museum of Modern Art

Galerien und private Sammler

Mr. and Mrs. Arthur G. Altschul, New York
Galerie Berès, Paris
Galerie L'Ergastère, Paris
Sammlung Pierre Fabius, Paris
Joshua I. Latner, Toronto
Daniel Malingue, Paris
Galerie Saphir, Paris

sowie Leihgeber, die nicht genannt werden möchten.

Vorwort

Zum ersten Mal wird in Bayern eine Ausstellung zu sehen sein, die sich der Schule von Pont-Aven widmet, die »ebensoviele Ideen angeregt, ebensoviele Künstler beeinflußt hat wie einst die Schule von Fontainebleau« – so schreibt Maurice Denis, einer ihrer Anhänger.
Dort fand die Begegnung von Gauguin und Emile Bernard sowie Paul Sérusier statt, den eigentlichen Begründern dessen, was man heute als die Schule von Pont-Aven bezeichnet.
Die Ausstellung umfaßt um die 160 Werke. Unter ihnen befinden sich zahlreiche Arbeiten von Gauguin, an denen sich die Entwicklung seiner Kunst von 1886 bis 1894 – dem Jahr seines letzten Aufenthalts in Pont-Aven – erkennen läßt.
Weitere französische Künstler sind: Ernest Ponthieu de Chamaillard, Maurice Denis, Charles Filiger, Charles Laval, Maxime Maufra, Henry Moret, Ferdinand de Puigaudeau, Armand Seguin. Dazu kommen: der Schweizer Cuno Amiet, die Holländer Meyer de Haan und Jacob Vercade, die Dänen Mogens Ballin und Jens Ferdinand Willumsen, der Ire Roderic O'Conor und der Pole Wladyslas Slewinski. Die Präsenz dieser, schon zu Lebzeiten sehr angesehenen Künstler verdeutlicht den internationalen Charakter der Schule von Pont-Aven und trägt auch dazu bei, das aktuelle Interesse an dieser Epoche der europäischen Malerei verständlich zu machen.
Wir danken allen Leihgebern für die großzügige Unterstützung dieser Ausstellung, dem Musée d'Orsay und der Bibliothèque Nationale de France in Paris, den Museen in Pont-Aven, Quimper, Rennes und Reims, Cambridge (Massachusetts), New York, Oslo, Kopenhagen, Mailand und vielen anderen Museen sowie bedeutenden Pariser Galerien und großen amerikanischen und kanadischen, französischen, englischen und Schweizer Privatsammlungen.
Unser besonderer Dank gilt Isabelle Cahn und Antoine Terrasse, die die wissenschaftliche Bearbeitung dieser Ausstellung übernommen haben.

KUNSTHALLE
der Hypo-Kulturstiftung

»Je voulais à cette époque tout oser, libérer en quelque sorte
la nouvelle génération, puis travailler pour acquérir un peu de talent.
La première partie de mon programme a porté ses fruits,
aujourd´hui vous pouvez tout oser et qui plus est,
personne ne s'en étonne.«

*»Ich wollte damals alles wagen und
die nachfolgende Generation gewissermaßen befreien,
nicht zuletzt auch arbeiten, um mein Talent ein wenig zu üben.
Der erste Teil meines Programms hat Früchte getragen;
heute können Sie alles wagen, und, mehr noch,
kein Mensch wird sich darüber wundern.«*

Paul Gauguin an Maurice Denis,
Tahiti, im Juni 1899

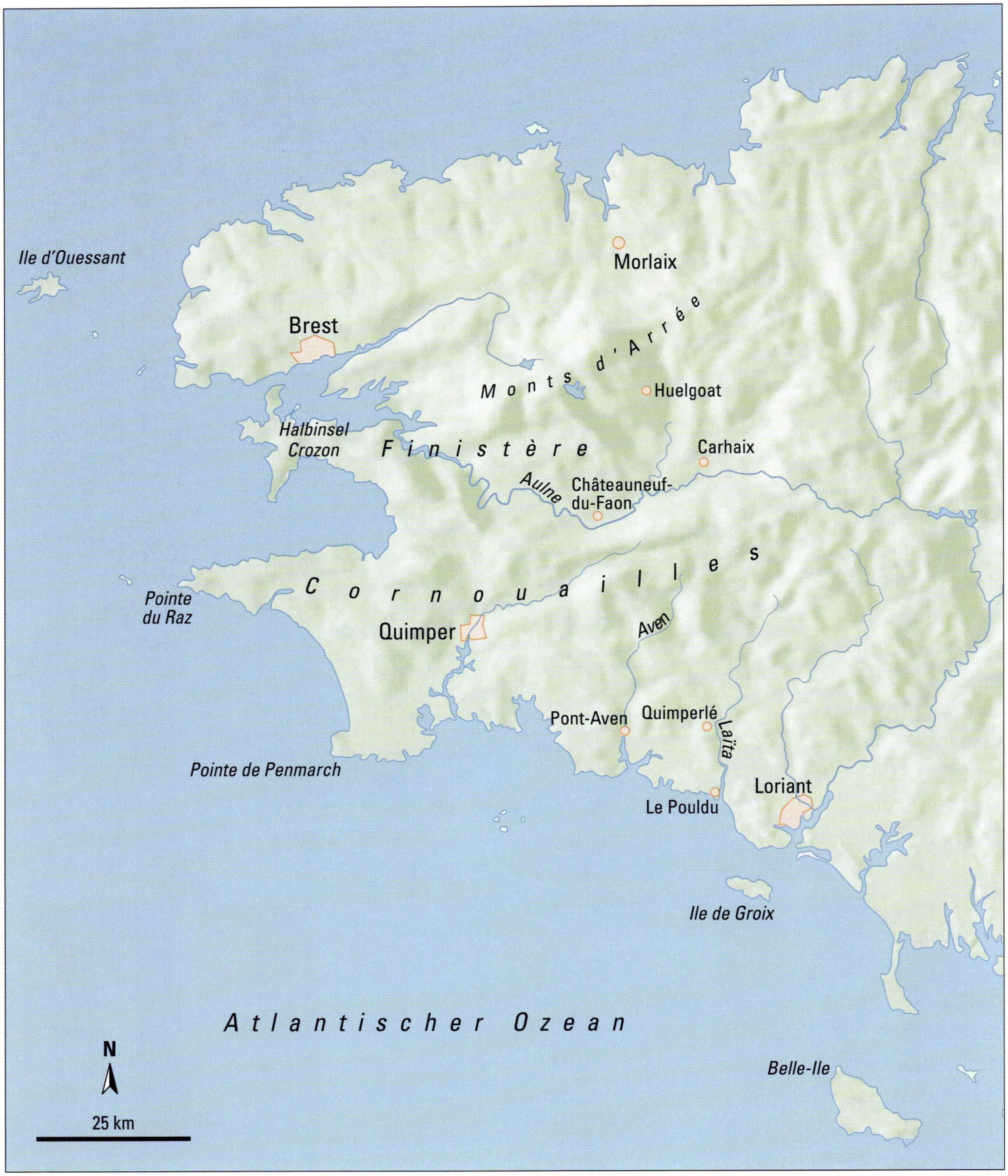
Ile d'Ouessant
Morlaix
Brest
Monts d'Arrée
Huelgoat
Halbinsel Crozon
Finistère
Carhaix
Aulne
Châteauneuf-du-Faon
Cornouailles
Pointe du Raz
Quimper
Aven
Pont-Aven
Quimperlé
Laïta
Pointe de Penmarch
Loriant
Le Pouldu
Ile de Groix
Atlantischer Ozean
N
25 km
Belle-Ile

Antoine Terrasse

Pont-Aven und Le Pouldu. Das Atelier in der Bretagne

Sehen Sie sich diese Bilder genau an. Es geht um eine ganz bestimmte Kunst, die Malerei, und um ein ganz bestimmtes Land, die Bretagne. Alle Maler, die sich in den Jahren 1886–1894 in Pont-Aven um Gauguin versammelten, hatten eine Schwäche für die Gegend. Sie haben ihren Konturen nachgespürt, sind über ihre Höhen geglitten, haben ihre Weiten umspannt. Sie haben ihren Duft eingeatmet. Ihre Heidelandschaften und Wälder besungen, und deren Spiegelungen in den Bächen der Talmulden. Sie haben ihre alten, buchenumstandenen Herrenhäuser gewürdigt und die Höfe aus grauem Stein besucht, deren Bewohner sie ins Herz schlossen. Sie gesellten sich zu ihnen und malten sie bei der täglichen Arbeit, wie sie Ginster und Tang sammeln, Buchweizen ernten, Wäsche waschen, wie sie Äpfel pflücken, Acker pflügen und Heu einfahren. Sie nahmen Anteil am Tagewerk der Holzfäller, der Holzschuhmacher und der Leintaurötter, mit ihnen allen tranken und tanzten sie, wann immer es Feste zu feiern gab.

Wenn sie die Augen dann wieder dem Himmel zuwandten, erlagen die Maler erneut dem eigenartigen Licht, in das die Landschaft getaucht ist. Die Klarheit, die die feuchte Luft mit sich bringt, erinnerte sie an die Allgegenwart des Meeres, aus dem die phantastischen Felsen hervorragen. Eine Unendlichkeit anderer Art ließ den Blick weit über den Meereshorizont schweifen: das Jenseits, das Leben nach dem Tod. Dieses seit Urzeiten vorhandene Bedürfnis nach Spiritualität war bei den Kelten in besonderer Weise ausgeprägt. In diesem Landstrich gehen überlieferte Riten und praktizierte Religiosität ineinander über, wie am Beispiel der heiligen Brunnen der Druiden deutlich wird, an deren Seite in späterer Zeit christliche Kreuze auftauchten. Die Maler haben diesen tiefen Glauben ihrer Gastgeber respektiert; in den kleinen, moosbedeckten Kapellen, in den steinernen Bildstöcken und den holzgeschnitzten Christusfiguren fanden sie Inspiration.

So schufen sie mit Leib und Seele das Porträt der Bretagne. Und das eigentliche Wunder ist: Sie stellten die Kraft der Natur mit ihren künstlerischen Mitteln dar. Den Wiesen gaben sie mehr Grün, dem reifen Buchweizen mehr Rot, den Schieferdächern mehr Blau, den dichtgedeckten Strohdächern der alten Bauernhöfe mehr Gelb. Mehr Farbe lag auch im Graublau der Steine. Ob mit Stift und Kohle, ob als Radierung oder Lithographie – sie hoben ihre Umrisse in all ihrer Sanftheit oder Unebenheit hervor, sie beschrieben das leichte Wiegen oder die stürmische Bewegung, die je nach Wind Buchen und Eichen ergriff, und fingen den mitreißenden Kontrast von Licht und Schatten ein. Ob Felsen oder Baum, Gatter oder Mauer oder aber ein Gesicht – sie ließen deren Formen und Eigenarten in Erscheinung treten. In Pont-Aven und später in Le Pouldu gab es eine Orientierung: Über das Beobachtete hinauszugehen und die persönliche Empfindung bei jedem Anblick, der sich bot, nachvollziehbar zu machen. Daher auch die Verherrlichung der reinen

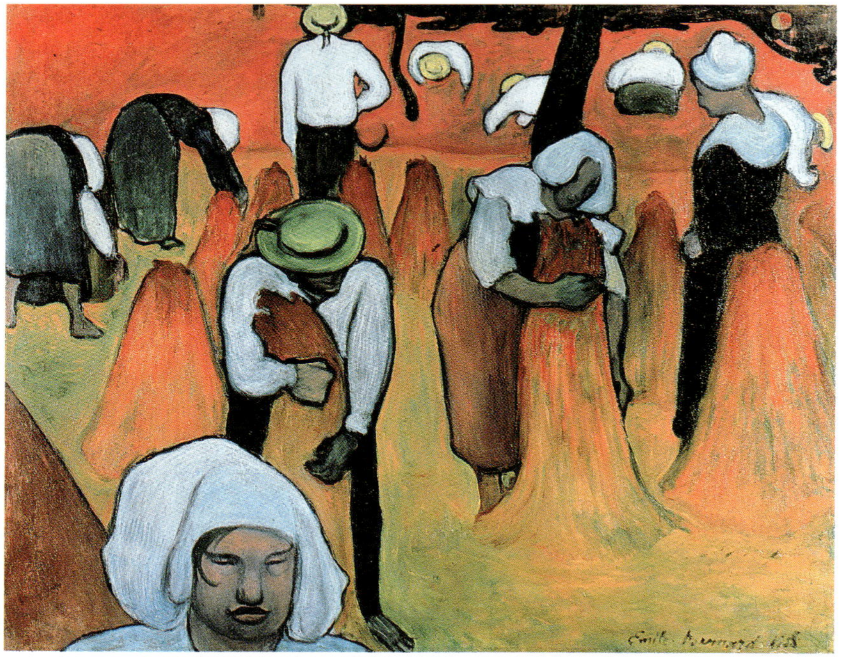

Emile Bernard, *Die Buchweizenernte* (*Le Blé noir*), 1888, Privatsammlung

Farbe, die Augenfälligkeit der Form als Zeichen, was deren Eigenschaften akzentuiert. Eine unmittelbare Technik, die dem Flimmern der Impressionisten genau entgegenstand. Diese hatten Meisterwerke geschaffen, deren Farben in vibrierender Strichelung miteinander kontrastieren; der um zehn, fünfzehn Jahre jüngere Gauguin war den Malern begegnet, als sie selbst diese Auflösung als Gefahr empfanden. Es galt, zu mehr Solidität in der Zeichnung zurückzukehren, zu mehr Originalität in der Komposition. Hierher rührte auch Gauguins Bewunderung vor allem für Degas und für Cézanne, sowie sein Interesse an den Studien und Gemälden eines erst zwanzigjährigen, »überaus begabten« Mannes: Emile Bernard.

Die Begegnung der beiden Maler im August 1888 in Pont-Aven ist heute allseits bekannt. Emile Bernard kam aus Saint-Briac, von wo er schematische, mattfarbige Studien mitbrachte. Gemeinsam mit seinem Freund Louis Anquetin hatte er bereits mehrere Versuche unternommen, die als »Cloisonnismus« von sich reden machten: klare Konturen, die gleich den Bleifassungen bemalter Fenster die Farben umschlossen. Er nahm die *Bretoninnen mit Seetang* und das expressive Bild *Die Buchweizenernte* in Angriff und stellte damit unter Beweis, daß er bei einer Kunst der »Synthese« und der »Verkürzung« angelangt war. Es folgte ein überraschendes Bild: *Bretoninnen auf der Wiese*. Kein Himmel, nicht die geringste Öffnung, die einen Ausblick erlaubt hätte; vielmehr eine gleichmäßig grüngelbe Fläche, von der sich die Figuren abheben, ein Raum, dessen Ebenen nur durch die Größenunterschiede der starr in ihrer Haltung festgeschriebenen Personen angezeigt werden. Wenige Farben, aber klar konturiert mithilfe eines dunklen Strichs. Gauguin war überwältigt von dem Bild und tauschte es sofort gegen ein eigenes ein. Und er malte *Die Vision von der Predigt* oder *Jakobs Kampf mit dem Engel*, das von einem feuergleich brennenden Rot beherrscht wird. Mit ihrer dezentralen Komposition, den kräftigen, willkürlichen Farben und den dekorativen Linien besiegelten die beiden Bilder eine neue Richtung in der Malerei.

Einige Wochen nach Fertigstellung der *Vision von der Predigt* im Oktober 1888 stattete ein anderer junger Maler aus Paris Gauguin einen Besuch ab: Paul Sérusier. Noch berauscht von einem Werk und einer Entwicklung, deren Tragweite ihm überaus bewußt war, führte Gauguin ihn zum Malen in den Bois d'Amour, von wo aus man auf Pont-Aven blicken konnte, und erläuterte ihm seine Ansichten. Maurice Denis sollte später den Wortlaut dieses berühmten Dialogs Sérusiers Bericht folgend wiedergeben: »Wie sehen Sie diesen Baum? Er ist doch grün? Tragen Sie Grün auf, das schönste Grün auf Ihrer Palette; und dieser Schatten, nicht eher blau? Haben Sie keine Angst und malen Sie ihn so blau wie möglich…« Daraus entstand jene relieflose kleine Landschaft mit den klaren Farben, die andere junge Künstler, die mit Sérusier befreundet waren, als *Talisman* kennenlernten.

Vincent van Gogh, der im Februar desselben Jahres nach Arles gegangen war, wußte über sämtliche Neuerungen in Pont-Aven bestens Bescheid. Gauguins und Bernards Briefe gaben Kunde von den Umwälzungen, und umgekehrt hielt auch er sie über seine Fortschritte auf dem laufenden; eine »Unterhaltung in Episteln«, wie Emile Bernard es formulierte, häufig versehen mit lebhaften Randskizzen. Den Dialog setzten van Gogh und Gauguin lautstark fort, als letzterer ihn Ende Oktober in Südfrankreich besuchte. Gauguin hatte nur ein einziges Bild mitgebracht: *Bretoninnen auf der Wiese* von Emile Bernard. Van Gogh kannte den »lieben Freund Bernard« sehr gut; er hatte mit ihm gemeinsam in Asnières an den Ufern der Seine gemalt und bereits Bilder mit ihm getauscht. Auch er war begeistert von dem Bild »mit dem schönen Aufbau und der unprätentiös auffälligen Farbe« und beschloß, eine Kopie davon anzufertigen. »Bitte Theo, Dir das Aquarell zu zeigen, daß ich nach diesem Gemälde gemalt habe, es war so eigen, daß ich unbedingt eine Kopie davon haben wollte«, schrieb er seiner Schwester Wilhelmine – auch dies ein unschlagbarer Beweis für die Neuartigkeit des Werkes. Wahrscheinlich ließ van Gogh sich davon inspirieren, als er *Der Tanzsaal in Arles* malte, eines der Gemälde, die dem Stil der in Pont-Aven herrschenden Auffassung am nächsten kamen, der er sich jedoch nicht anschloß. Er war nicht überzeugt von

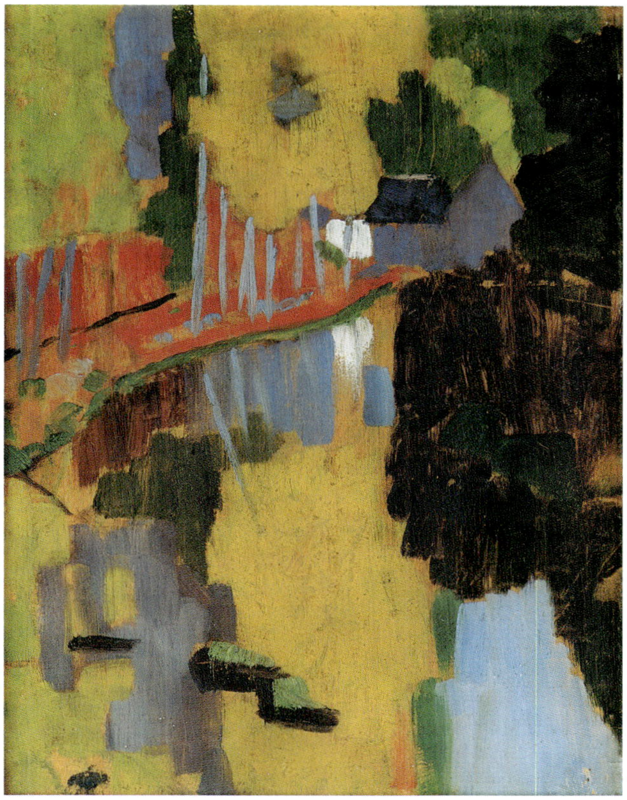

Paul Sérusier, *Der Talisman* (*Le Talisman*), 1888, Paris, Musée d'Orsay

der Rolle, die man Gedächtnis und Phantasie zuschrieb, und sollte die Welt auch künftig kraft seiner gesteigerten Sensibilität wahrnehmen. Im ständigen Austausch über ihre Malerei und ihre Ideen bestärkten Gauguin und van Gogh sich indes gegenseitig auf ihrem jeweiligen Weg. »Hier haben zwei Männer eine ungeheure Leistung vollbracht, die beiden zugute kam«, schrieb Gauguin.

Zurück in Paris, konnte Paul Sérusier es kaum erwarten, den Freunden von der Académie Julian und der Ecole des Beaux-Arts das Landschaftsbild vom Bois d'Amour zu zeigen, das »auf Anweisung von Gauguin« entstanden war. Auf diese Weise wurden Maurice Denis und Paul Ranson, Pierre Bonnard und Edouard Vuillard, Ker-Xavier Roussel und Henri-Gabriel Ibels als erste eingeweiht. Alle waren verblüfft und aufs Äußerste ergriffen von den intensiven Farben, umso mehr, als sie nie impressionistische Bilder gesehen hatten. Mit ihnen machte Sérusier sie bei Durant-Ruel, bei Boussod und Valadon und im Laden von Père Tanguy vertraut. Eine weitere Offenbarung war die erste Ausstellung der »impressionistischen und synthetistischen Gruppe« – der Gruppe aus Pont-Aven – im Juni 1889 im Café Volpini unweit des Eiffelturms. Impressionistisch nannte sie sich als Hommage an die Bewegung von Renoir und von Monet, synthetistisch, um klarzumachen, daß es sich um eine neue Richtung handelte. Gauguin hatte die Veranstaltung organisiert und Emile Bernard einen vorrangigen Platz eingeräumt. Um diese beiden Protagonisten scharten sich Charles Laval, Louis Anquetin, Daniel de Monfreid sowie Louis Roy, Léon Fauché und Emile Schuffenecker. Die jungen Maler, die von Sérusier initiiert worden und von ihm halb im Ernst, halb im Scherz einem hebräischen Wort folgend zu N*abis*, also Propheten der Kunst Gauguins ernannt worden waren, zeigten sich laut Maurice Denis unmittelbar beeindruckt von den »farbgewaltigen Flächen, die kräftig ausgemalt und mit deutlichem Strich eingefaßt« waren. Sérusier erklärte Gauguin sogleich: »Ich bin einer der Ihren«, und begab sich schon im Juli zu ihm nach Pont-Aven.

Zwischen Sommer 1889 und Herbst 1890 schlossen sich zahlreiche Künstler der kleinen Phalanx an, die sich rasch um Gauguin gebildet hatte. Nach Charles Laval und Sérusier kamen Meyer de Haan und Charles Filiger, Henry Moret, Ernest Ponthieu de Chamaillard. Später gesellten sich auch Wladyslas Slewinski und Jens Ferdinand Willumsen dazu. Gauguin sah es nicht ungern, daß sich diese kleine Gemeinde um ihn scharte. Oft hatte er, wie van Gogh auch, an eine kleine Künstlergemeinschaft gedacht: ein Atelier in Südfrankreich für van Gogh, eines in den Tropen für ihn; letzteres sollte schließlich in Le Pouldu entstehen... Zur gleichen Zeit flüchteten Meyer de Haan, Filiger und Sérusier vor der Touristeninvasion in Pont-Aven in den benachbarten Weiler und bezogen Quartier in der »Buvette de la plage« von Marie Henry. Es war eine Phase intensiver Arbeit, aus der viele Meisterwerke stammen. Landschaften, Marinestücke, Bilder von der Feldarbeit und Stilleben; aber auch Porträts und Selbstbildnisse sowie Kompositionen, die von der bretonischen Bildhauerkunst inspiriert waren. Und in der Herberge fand sich kaum etwas, das nicht als Malgrund geeignet gewesen wäre: Truhen und Töpfe, Teller, Vasen und Schüsseln, Fässer und Holzschuhe. Rings um die Bilder und Skulpturen, die im Speisesaal zu Ehren kamen, waren kleine Szenen direkt auf Türen und Schränke aufgetragen. Maxime Maufra kam in Begleitung von Henry Moret, um an diesem Wettstreit teilzunehmen. Trotz der großen Niedergeschlagenheit, die ihn von Zeit zu Zeit befiel, beeindruckte Gauguin seine Freunde mit seiner Kraft und Energie. »Durch die Kunst des Meisters und seiner Schüler«, erinnerte sich Armand Seguin, »verwandelte sich eine gewöhnliche Herberge innerhalb kürzester Zeit in einen Tempel Apolls.« Der Meister war zweifellos Gauguin, und jeder lernte von ihm, doch profitierte auch er von dem Austausch, den er in Gang gebracht hatte. Sérusier, Meyer de Haan und Filiger kommt das nicht geringe Verdienst zu, seine bevorzugten Gesprächspartner gewesen zu sein. Ihre Intelligenz und Bildung und ihr Eifer beflügelten die Entwicklung von Gauguins Schaffen. Genau darauf spielte er wohl in einem Brief an Willumsen an: »Sie haben recht, wenn Sie sagen, wir seien verwandt. Wir werden die Kraft haben, unser Werk allmählich zur Vollendung zu bringen, wenn wir lernen, dafür einzutreten und uns wie Anhänger einer neuen Religion zusammenschließen, und wenn wir uns in unserem Glauben durch gegenseitige Zuneigung stärken.« Dies war das aufrichtige Bekenntnis zur Gemeinschaft, wie er oft unter Beweis stellte, obwohl er ansonsten in sonderbarer Weise auf sich selbst bezogen war.

Das alles gehört zu den heroischen Zeiten in Pont-Aven. Jeder drückte sich aus, wie es ihm beliebte. Wohl gab es eine gemeinsame Orientierung, jedoch kein Dogma. Bis zuletzt beharrte Gauguin darauf, daß das persönliche Empfinden angesichts des Sujets ausschlaggebend sei. Es bereitete ihm Vergnügen, ein originäres Werk zu entdecken: »Es freut mich, wenn ich bei anderen auf Talent stoße.« Man bedenke, wie groß die Unterschiede allein zwischen Bernard und ihm waren, zwischen Meyer de Haan und Filiger, zwischen Sérusier und allen anderen. Bei Verkade, Ballin und Filiger fällt die oft unternommene Identifizierung leichter, was sich weitestgehend durch ihre schwärmerische Natur erklärt. Die Freiheit war aber immer vorhanden. Aus Tahiti schrieb Gauguin im Juni 1899 an Maurice Denis: »Ich wollte damals alles wagen und die nachfolgende Generation gewissermaßen befreien, nicht zuletzt auch arbeiten, um mein Talent ein wenig zu üben. Der erste Teil meines Programms hat Früchte getragen; heute können Sie alles wagen, und, mehr noch, kein Mensch wird sich darüber wundern.«

So lautete die Maxime: Ausschlaggebend war die Phantasie; sie sollte die Beobachtung und das Erinnerungsvermögen stärken. Die Farbe mußte in ihrer emotionalen Kraft wiederhergestellt werden; ein Strich – und sei es auch eine dekorative Linie – sollte Akzente setzen. Der Geist hatte für sämtliche Ausdrucksformen offen zu sein: alle Künste galten gleichviel. Die Kunst aller Zeiten und Kontinente sollte gegenwärtig einbezogen werden. Gauguin fuhr nach Ozeanien, Sérusier – der Verbündete – hatte den Zuletztgekommenen die Botschaft übermittelt, wie schon damals bei den Nabis in Paris. Und auch Maurice Denis, der geradlinige und präzise Schriftsteller, machte sich zum Herold der Bewegung.

Doch zurück in die Bretagne. Zu all den Malern, die auch aus Holland und Dänemark stammten, aus Polen, Irland oder der Schweiz. Ihre Gemälde, Zeichnungen und Radierungen zeigen Liebliches und Urwüchsiges. Die sanften Hügel und die steil abfallenden Täler. Die bunten Felder, umrandet von hohen Hecken oder niedrigen Mauern aus sprödem Stein. Die Felsen, liebkost oder gepeitscht vom Meer, das bis an den Fuß der Klippen reicht. Diese je nach den Launen des Lichts stets wechselnde Physiognomie. Hier wurde ein vielversprechender Bund besiegelt und von einem Charme beflügelt, der den Künstlern nicht zuletzt den Weg zu sich selbst gewiesen hat.

Catherine Puget

Der Ort Pont-Aven

»Hätte ich dreihundert Taler Rente, ich würde nach Quimper gehen, wo die schönste Kirche Cornouailles steht und wo auf den Dächern der Häuser die Wetterhähne sitzen; hätte ich 200 Taler, ginge ich nach Carhaix wegen der Heideschafe und dem Wild dort; hätte ich aber nur 100 Taler, würde ich meine Zelte in Pont-Aven aufschlagen: denn da ist von allem am reichlichsten vorhanden.

In Pont-Aven bekommt man Butter zum Preis von Milch, eine Henne zum Preis von einem Ei und Stoff, der soviel kostet wie der Lein auf dem Feld. Auch sehr anständige Bauernhöfe, in denen dreimal die Woche gepökeltes Schweinefleisch gereicht wird und selbst die Hirten nach Belieben ihr Mangkornbrot[1] essen…« Emile Souvestre, *Le Foyer Breton*, 1844.

So beginnt die mündlich überlieferte Geschichte von den vier Gaben, die Pont-Aven in der Mitte des 19. Jahrhunderts als Schlaraffenland erscheinen lassen. Mit der einsetzenden Romantik kam die Bretagne in Mode; Reisende, Schriftsteller und Künstler zog es auf die Halbinsel, auf der sich in vollkommener Abgeschiedenheit Traditionen und Bräuche bewahrt hatten. Die Eisenbahn brachte immer mehr Maler auf der Suche nach der bretonischen Eigenart in den äußersten Winkel Armorikas. Einer Redensart zufolge standen in Pont-Aven fast ebensoviele Mühlen wie Häuser. In Wirklichkeit war der Ort kein unbedeutender Flecken, sondern eine kleine Stadt mit Notar und Friedensrichter, ein Zentrum der Müllerei,in dem Märkte aller Art stattfanden, und ein betriebsamer Küstenhafen.

Die erste Künstlergemeinde wurde von Amerikanern gegründet, deren Pionier Robert Wylie sich 1865 in der Bretagne niedergelassen hatte. Ihm schlossen sich in den darauffolgenden Jahren unter anderem Frederick Bridgman, Benjamin Champney, William Lamb Picknell und Lowell Birge Harrison an. In den siebziger und achtziger Jahren folgten Schüler von Léon-Germain Pelouse und Jules Bastien-Lepage sowie zahlreiche englische und irische Aquarellmaler.

Gleich drei Gasthöfe öffneten ihre Pforten: auf dem großen dreieckigen Platz, dessen Mitte vom sogenannten Baum der Freiheit beherrscht wurde, das Hôtel du Lion d'or, das Hôtel des Voyageurs und die Herberge Gloanec: Doch auch dort konnten längst nicht alle Künstler untergebracht werden; etliche mieteten sich privat ein, und so verwandelten sich nicht wenige Dachböden in Ateliers. Die Bewohner zeigten sich aufgeschlossen für diese Art des Zusammenlebens, und bereitwillig standen Männer, Frauen und Kinder Modell – was andernorts längst nicht immer der Fall war.

Die Künstler, die die Ursprünglichkeit der Bretagne gelockt hatte, waren beeindruckt von dem Streben nach Unabhängigkeit, vom herrschenden Mystizismus und der vielseitigen Volkskunst. Auch das milde Klima, der rasch wechselnde Himmel und nicht zuletzt die niedrigen Preise hatten es ihnen angetan.

Zwischen 1876 und 1883 verdoppelte sich die Zahl der Künstler in Pont-Aven von fünfzig auf hundert. Die Gemeinderäte sahen sich gezwungen, den Lebensgewohnheiten der Künstler des öfteren entgegenzukommen, was sich in folgendem Erlaß vom 26. August 1883 betreffend die Öffnungszeiten von Gaststätten zeigt: »Angesichts der Tatsache, daß sich in Pont-Aven fortwährend eine Kolonie von Künstlern und Reisenden aufhält, die Bevölkerung 1400 Einwohner zählt und die Polizei wegen des friedlichen Charakters der Bewohner wenig Aufwand hat, spricht sich der Rat dafür aus, den Getränkeausschank ganzjährig bis zehn Uhr freizugeben.«

Mehrere Zeugnisse vermitteln einen Eindruck von der Lebendigkeit Pont-Avens; so schrieb beispielsweise der Dichter François Coppée: »Eine köstliche Zwischenstation, eine fast zu hübsche Gegend, mit Schiffen auf dem Meer und Mühlen am Wasser inmitten wuchernden Laubwerks. Dieser zauberhafte Winkel, diese Opernkulisse hat bereits eine Künstlergemeinde und eine Kolonie von Engländern angezogen. In der Herberge sind die Wände des Speisesaals bemalt wie in Marlotte oder in Barbizon, lauter Phantasiezeichnungen, die einen grün wie ein Teller Sauerampfer, die anderen goldbraun wie überbackene Makkaroni. Anhänger geruhsamer Reisen, macht Euch schnell auf nach Pont-Aven, denn bald schon werden Maler und Urlauber den Ort ungenießbar gemacht haben.«

1885 schildert Edgar Courtois den Ort in der *Revue Politique et Littéraire* folgendermaßen: »Pont-Aven ist nichts anderes als ein riesiges Freiluftatelier. Man kann keinen Schritt tun, ohne auf eine alte ausgedrückte Farbtube oder Abfall von Paletten zu treten,

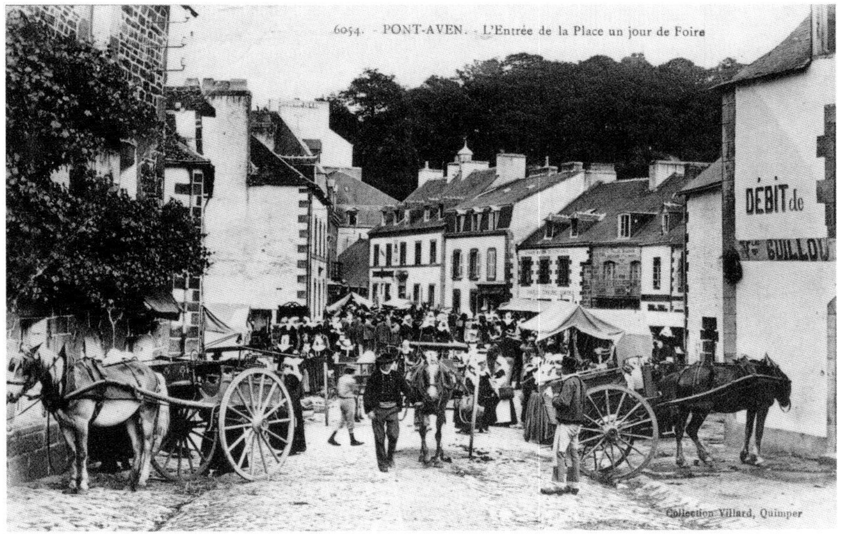
6054. - PONT-AVEN. - L'Entrée de la Place un jour de Foire
DÉBIT de
Collection Villard, Quimper

Das alte Pont-Aven. Blick auf den Dorfplatz an einem Markttag

ohne daß die Augen auf ein Stück farbbekleckstes Stück Wathman-Papier fallen. Von morgens bis abends sieht man nichts als eine lange Prozession von Zwei- und Dreirädern, die Maler und Malerinnen zu ihrer Arbeit in der freien Natur oder zu strohgedeckten Hütten befördern, wo sie bretonische Interieurs malen. Ohne ihre Farbtöpfe, ihre Leinwände und ihre sonstigen Utensilien, die sie auf dem Rücken

Anlegestelle in Pont-Aven

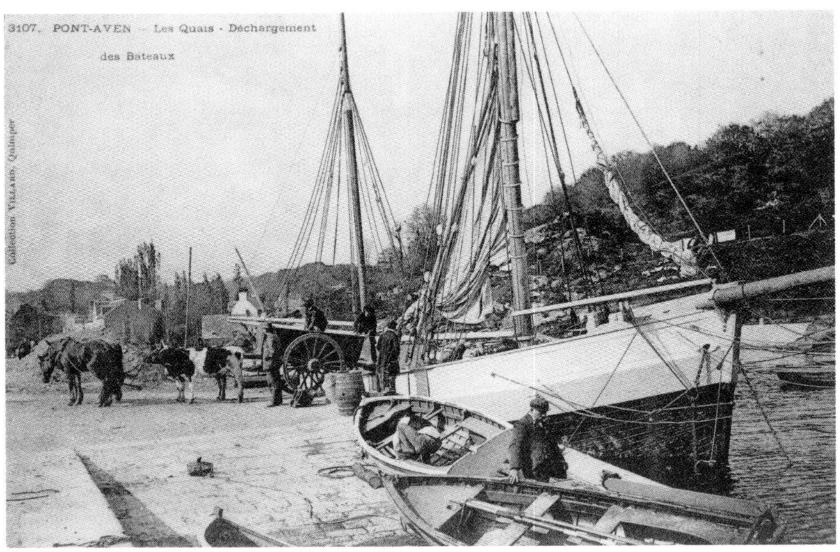
3107. PONT-AVEN — Les Quais - Déchargement des Bateaux
Collection Villard, Quimper

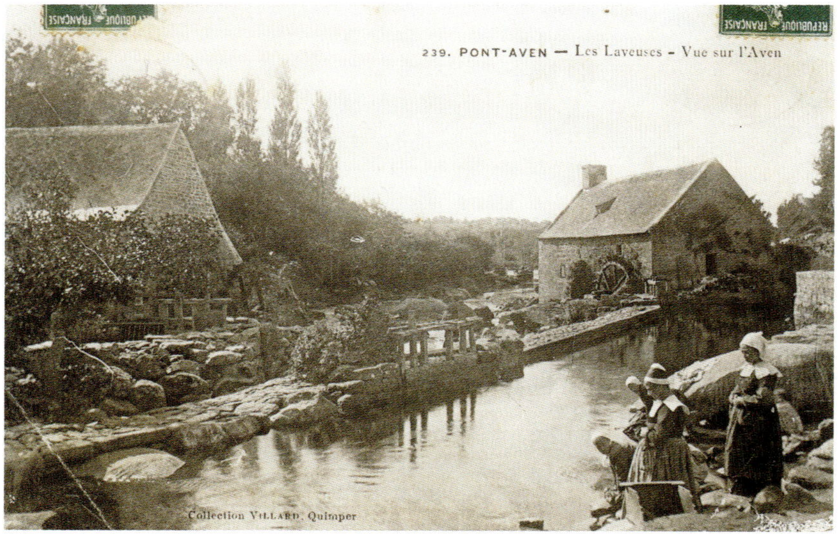
239. PONT-AVEN — Les Laveuses - Vue sur l'Aven
Collection VILLARD, Quimper

Wäscherinnen am Fluß Aven

mit sich herumtragen, die kleinen Schirmmützen, die sie übers Ohr ziehen wie deutsche Studenten, ihre kurzen, eng anliegenden Hosen und die dickrippigen Wollstrümpfe hielte man sie eher für waschechte Radler bei einem Wettrennen als für Künstler, die sich der Betrachtung der Natur hingeben... Was ist das für ein Land, für eine Welt, die so groß ist, daß sie einen derartigen Konsum der Ware Bretagne verursacht? Wohin fahren all diese kleinen ›*brettes*‹[2]?«

Als Gauguin 1886 an die Ufer des Aven kam, schloß er sich lediglich einer dort bereits etablierten Bewegung an, denn schon seit über zwanzig Jahren bestand eine Künstlergemeinde, die das ganze Jahr in Pont-Aven zubrachte.

Wohl suchte Gauguin das »Wilde, Ursprüngliche«, nicht aber die Einsamkeit; er wußte, daß er ein geeignetes Umfeld für die Arbeit und den gegenseitigen Austausch vorfinden würde, eine Gemeinschaft von Künstlern, innerhalb derer er einen Platz behaupten und sich durchsetzen könnte. Er verspürte den Wunsch, zum Wesentlichen zurückzukehren, Denkgewohnheiten abzulegen, die Erziehung und Anpassung mit sich gebracht hatten. In Pont-Aven fand er den Ort, an dem seine Berufung als Maler zur vollen Entfaltung kam.

Das Eintreffen Gauguins und seiner Freunde sorgte dafür, daß sich noch mehr Maler in der Gegend niederließen, wie Albert Clouard und G. Brault in dem 1892 veröffentlichten Buch »Tro-Breiz« hervorhoben: »Maler, in kleine Buchten gekauert, hoch droben auf den Anhöhen sitzend oder im Schatten der Bäume lagernd, beugen sich über ihre wackeligen Staffeleien und fertigen liebevoll ihre Skizzen, denn seit einigen Jahren ist Pont-Aven ja eine bedeutende Künstlerkolonie. Alle Wege, alle Täler, alle Unterkünfte und Herbergen sind vollgestopft mit Sonntagsmalern, die Matrosenjacken oder Flanellwesten tragen, große Strohhüte mit umgeschlagener Krempe oder Matrosenmützen, und denen ständig eine Pfeife im Mundwinkel klemmt. Die reine Luft dieses schönen Eden ist verpestet mit einem Gestank aus Öl, Benzin und Sikkativen, von dem man Migräne bekommt, und alles ist derartig malerisch zugekleckst, daß es fast ein Akt der Barmherzigkeit wäre, überall große Schilder aufzustellen, auf denen geschrieben stünde: »Vorsicht, Farbe!« Dann wüßten die Spaziergänger, daß sie sich an keinen Baum lehnen dürfen, wenn sie sich die Strickjacke nicht mit Sienaerde beschmieren wollen, und sich auf keinen Felsen setzen dürfen, wenn sie das Hinterteil ihrer Hose vor entlarvenden Abdrücken des Rinmann-Grüns bewahren wollen...

Wenn wir dann ins Dorf zurückkehren, so befinden wir uns in Gesellschaft von Landarbeitern und Malern, die einen mit der Sichel in der Hand, die anderen mit Gerätschaften, die von der Schulter baumeln.

Diejenigen Künstler, die bereits heimgekehrt sind, sitzen rauchend auf den Türschwellen und plaudern mit den Frauen; viele sind wie Bauern gekleidet und laufen unbeholfen in schweren, eisenbeschlagenen Holzpantinen herum. Einige reinigen sich am nahen Brunnen, andere nutzen das letzte Tageslicht, um ihre Wäsche zu waschen.

In der Herberge sind die Wände des Speisesaals über und über mit Bildern unterschiedlichster Sujets bedeckt, die von den Künstlergästen stammen. Stilleben, Meeresvögel, Hunde, Katzen, Pferde, Bauerngesichter, Chouannerien[3] ... Bei Tisch viele Engländer und noch mehr Sonntagsmaler.«

Die Stimmung in Pont-Aven war fröhlich: Maler und Einheimische lebten einvernehmlich zusammen, und letztere bewiesen Humor, wenn die »Sonntagsmaler« sich zuweilen als Gespenst verkleideten oder betrunkene Gänse mimten, die zuviel schnapsgetränkte Kirschen gefressen hatten, oder wenn des Nachts Ladenschilder vertauscht wurden...

Gauguin und seine Freunde vertrieben sich die Zeit unter anderem in einem Fechtsaal, in dem der Hafenkapitän Kerluen Unterricht erteilte und wo Bouffar Boxstunden gab; und natürlich ging man im Aven zum Schwimmen und war auf den Zöllnerbooten von Kapitän Jacob unterwegs.

Pont-Aven hat sich als fruchtbarer Boden für die Malerei erwiesen, die sich hier, fernab der großen Städte und der üblichen kulturellen Zentren, neu entfalten konnte. Gauguin, der der kräftezehrenden Hektik von Paris entfliehen wollte, fand hier den Ort, der ihm entsprach und die nötige Gelassenheit, eine authentische, unverfälschte Umgebung, in der seine Seele zur Ruhe kam.

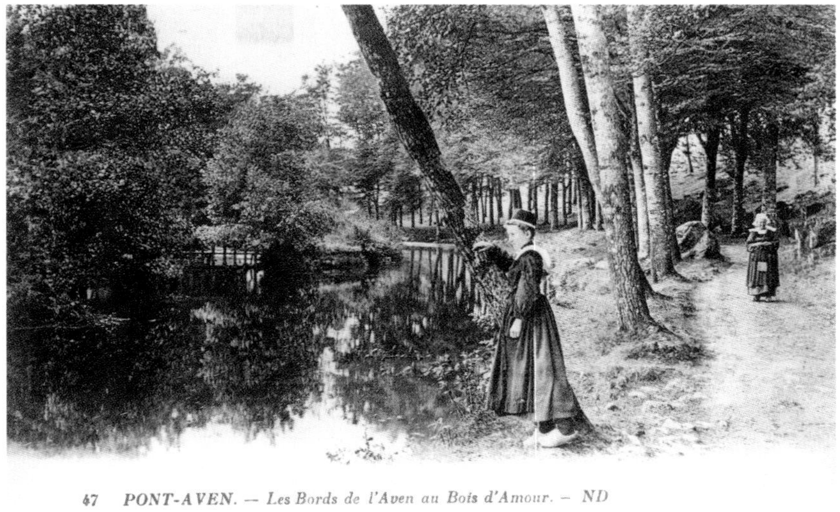

Pont-Aven. An den Ufern des Aven im Bois d'Amour

Die revolutionäre Künstlerbewegung erhielt den Namen *Ecole de Pont-Aven*. Dies war ein Glücksfall für den kleinen Ort, der ja zunächst zwanzig Jahre zuvor von amerikanischen Malern entdeckt worden war, und in dem sich – einem Geheimtip folgend – Gauguin niedergelassen hatte: Ihm ist es zu verdanken, daß der Name Pont-Aven auf der Weltkarte verewigt ist.

Anmerkungen

1 Getreide aus dem Mischanbau von Roggen und Weizen.
2 Weibliche Form zu *bret*, Kurzform von »bretonisch«, im Vulgärlatein *brittus*.
3 Ländliche heroische Darstellungen; Jean Chouan lautet der Spitzname eines royalistischen Anführers von Aufständischen im Westen Frankreichs, die einen Partisanenkrieg gegen die Revolution führten. *Les Chouans* ist auch der Titel eines Romanes von Honoré de Balzac.

Alle Abbildungen mit freundlicher Genehmigung des Musée de Pont-Aven.

Isabelle Cahn

Gauguin in der Bretagne

Ein Schlaraffenland

Über die Umstände seiner ersten Reise in die Bretagne im Jahr 1886 hat sich Gauguin ausführlich geäußert: Er wollte sich in einer Gegend niederlassen, in der das Leben nicht so teuer war wie in Paris, denn seit er 1883 den Dienst an der Börse quittiert hatte, befand er sich ständig in Geldnöten.[1] Der bretonische Maler Félix Jobbé-Duval[2] hatte ihm ein Dorf im Finistère in der Nähe von Quimperlé empfohlen: Pont-Aven. Dort lebte eine kleine Künstlergemeinde, überwiegend Skandinavier und Amerikaner, denen die Ursprünglichkeit von Land und Leuten ans Herz gewachsen war. Die Bretagne war bis dahin in ihrer Abgeschiedenheit jenseits jeder zeitlichen Vorstellung und unangefochten von den Folgeerscheinungen der modernen Zivilisation geblieben; sie galt als Schlaraffenland, in dem man für nur wenige Francs im Monat Kost und Logis fand. Ihr wilder Charakter war es, der Gauguin reizte, nicht das Beharren auf Traditionen, dem er nichts abgewinnen konnte. »In diesem für ihn archaisch anmutenden Landstrich hielt er Ausschau nach einer Atmosphäre, die sich von unserem überzivilisierten Milieu unterschied, um so in den eigenen Werken zur einfachen Kunst zurückzufinden.«[3] Gauguin gab der Natur den Vorzug vor der Zivilisation und bekundete damit, wie grundverschieden seine Neigungen von denen der Impressionisten waren, denen es die Moderne und das städtische Leben angetan hatten.

Mit einem Darlehen des Bankiers Eugène Mirtil[4] verließ ein freudig gestimmter Gauguin im Juli 1884 Paris, um »sich in einem Kaff der Kunst zu widmen«.[5] Er ging allein nach Pont-Aven; seine Frau und seine fünf Kinder, von denen er seit mehreren Monaten getrennt lebte, blieben in Dänemark. In der Herberge von Marie-Jeanne Gloanec, in der Nähe der Brücke, bezog er

Paul Gauguin im Jahr 1891. Photographie von Boutet de Monvel. Saint-Germain-en-Laye, Archiv des Musée départemental Maurice Denis, Le Prieuré (Schenkung von Maurice Malingue)

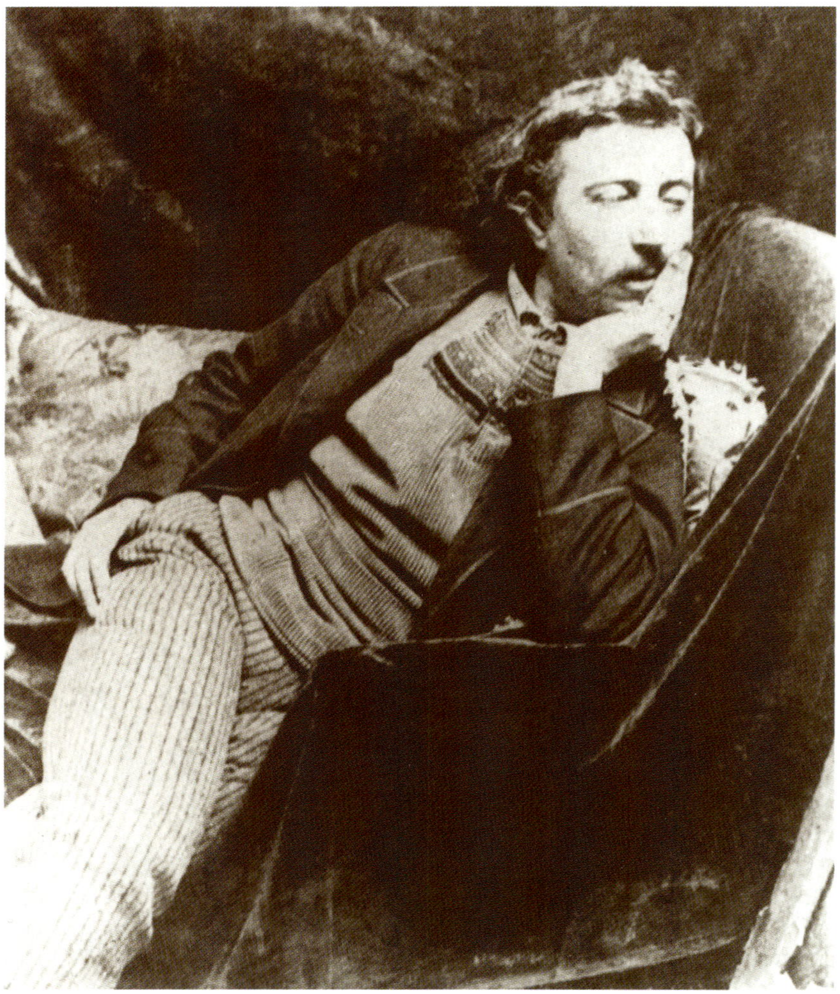

Quartier.[6] Dieser erste, dreimonatige Aufenthalt galt der Orientierung. Pont-Aven und die Umgebung übertrafen alle Erwartungen des Künstlers, der in der rauhen Gegend Kräfte für eine Erneuerung seiner Kunst verspürte. Regelmäßig kehrte er in der nachfolgenden Zeit dorthin zurück, um zu arbeiten;[7] er war der erste Maler, dem es gelang, die reizvolle Urwüchsigkeit des Landstrichs einzufangen. Schon in seinem ersten Sommer in der Bretagne konnte Gauguin einen Platz in der kleinen Künstlergemeinde in Pont-Aven behaupten und begann, sich mit den Einwohnern anzufreunden. »Ich arbeite hier viel und mit Erfolg«, schrieb er seiner Frau, »man achtet mich als den größten Maler von Pont-Aven.«[8] Zweifelsohne genoß der Pariser Künstler, der auf ein ausgereiftes Werk zurückblicken konnte, in dem Dorf einen besonderen Ruf: Hatte er nicht gemeinsam mit den Impressionisten, diesen Revolutionären, ausgestellt? Seine Erfahrung, seine äußere Erscheinung, seine Präsenz geboten Respekt und riefen Neugierde und bisweilen auch ein wenig Furcht hervor.[9]

Gleich nach seiner Ankunft in Pont-Aven machte sich Gauguin an die Arbeit und fertigte etliche Kohle- und Pastellzeichnungen von Landschaften, Tieren und Menschen an, die ihm als vorbereitende Studien zu Gemälden dienten. Er malte nicht ausschließlich in der freien Natur, sondern kreierte im Atelier anhand einzelner Elemente, die er draußen beobachtet und gezeichnet hatte, komplexe und teils rätselhafte Szenen wie *Bretonische Bäuerinnen* (Kat. 6). Verschiedene Figuren und Motive kehren immer wieder, unter Verwendung so unterschiedlicher Techniken wie Stift, Pastell, Kohle, Aquarell, Öl und Ton. In der Bretagne arbeitete Gauguin erstmals nach dieser Methode der Neugestaltung einzelner Versatzstücke in wechselnden Kompositionen. Allerdings behielt der Künstler trotz mancher Versuche mit neuen Bildausschnitten oder kühnen Perspektiven eine naturalistische Sicht bei, die er von den »romantischen« Impressionisten übernommen hatte.[10] 1886 stand er noch immer in der Nachfolge Pissarros[11] und auch Cézannes: Kleine, gegeneinander versetzte Schraffuren fügen sich zu einem fein vibrierenden Farbraster. Diese »gestreifte« Faktur hielt bis 1888 vor und taucht in manchen Gemälden auch später noch auf.[12]

Die Abkehr vom Impressionismus

Zu einer wirklichen Veränderung im Stil Gauguins kam es im Verlauf von dessen zweitem Aufenthalt in Pont-Aven im Jahr 1888. Zwei bedeutende Umstände hatten den Wandel eingeleitet, der zur Abkehr vom Impressionismus führen sollte: die regelmäßige Arbeit im Atelier des Keramikers Ernest Chaplet ab dem Frühjahr 1886 und eine Reise nach Panama[13] und Martinique[14] von April bis Oktober 1887. Die tropische Natur mit ihren klaren, lebendigen Farben vermittelte ihm eine großzügigere, weniger analytische Auffassung von der Landschaft. Die in Martinique einsetzenden Vereinfachungen lenkten seine Kunst in abstraktere und mysteriösere Bahnen. Diese Wandlung ging beschleunigt im Sommer 1888 vonstatten, als Gauguin erneut auf den jungen Maler Emile Bernard traf, dem er bei ihrer ersten Begegnung 1886 wenig Beachtung geschenkt hatte. Bernard hatte ein gerade fertiggestelltes Gemälde bei sich, das bretonische Frauen auf einer Wiese in Form eines grün-gelben Hintergrunds zeigte

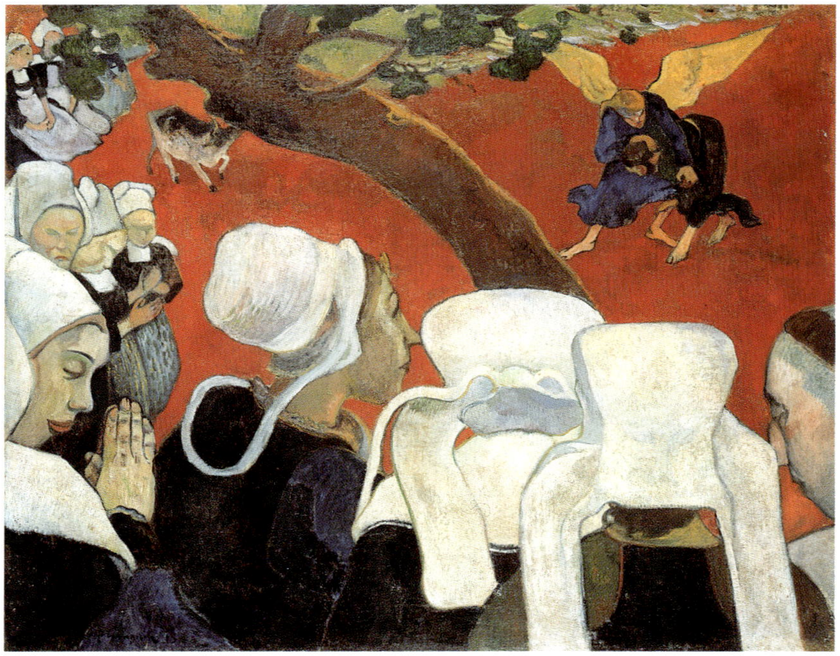

Paul Gauguin, *Die Vision von der Predigt*, 1888, Edinburgh, National Gallery of Scotland

(Kat. 42). Diese reduzierte, bretonisch-traditionell und zugleich japanisch anmutende Version von Seurats *La Grande-Jatte*[15] zeichnete sich durch eine vollkommen neue Behandlung von Linie, Farbe, Licht und Raum aus. Die Personen waren lediglich Silhouetten, der Raum eine Projektionsfläche ohne Tiefenwirkung. Ausgewählte Motive wie die Hauben der bretonischen Frauen waren ähnlich hervorgehoben, wie man es von japanischen Holzschnitten oder romanischen Skulpturen kennt. Die reduzierten und stark konturierten Farben, gleich denen des Cloisonnismus von Anquetin, und die distanzierte Behandlung des Themas verstärkten den rätselhaften Charakter der Szene. »Endlich einer, der vor nichts zurückschreckt«, rief Gauguin beim Anblick dieses Bildes aus.[16]

Es stellte einen radikalen Bruch mit dem Naturalismus dar und hinterließ einen nachhaltigen Eindruck bei Gauguin, der gleich darauf *Die Vision von der Predigt* anfertigte, ein nach eigenem Bekunden »sehr schlecht gemachtes religiöses Bild, das zu malen mich jedoch interessiert hat, und das mir gefällt«.[17] Das eigenartige Gemälde bildete in der Tat den Schlußpunkt seiner jüngsten Studien und war eine Antwort auf das Bild des »kleinen Bernard«, wie Gauguin ihn nannte. Mit seinem dominierenden Zinnoberrot erinnerte das Bild an keinen realen Raum und an kein konkretes Thema. Mit Zufriedenheit sollte Gauguin die Kluft wahrnehmen, die ihn fortan vom Impressionismus trennte. »Sie [die Impressionisten] behandelten die Farbe einzig und allein nach ihrer dekorativen Wirkung, jedoch ohne jede Freiheit und stets im Rahmen einer beengenden Plausibilität. Für sie gibt es keine erträumte Landschaft, die gänzlich aus dem Nichts entsteht. Ihr Wahrnehmen und Betrachten folgte den Regeln der Harmonie, doch war es vollkommen zweckfrei: Ihr Gebäude entbehrte eines soliden Fundaments, das auf der Logik der durch die Farbe hervorgerufenen Eindrücke beruht hätte. Sie suchten rund um das Auge, nicht aber im mysteriösen Zentrum des Denkens, und verfielen von dort auf wissenschaftliche Erklärungen.«[18] Von da an widmete sich Gauguin, der kurz zuvor die Mystik für sich entdeckt hatte, uneingeschränkt der Darstellung einer subjektiven, erdachten Welt.

»Kunst ist Abstraktion«

»Kunst ist Abstraktion«, pflegte Gauguin zu sagen, »sie muß die Sinnestäuschung meiden.«[19] Zu Beginn des Sommers 1888 entstand eine Reihe von Aktdarstellungen, die junge Männer beim Zweikampf und beim Baden zeigen (Kat. 10). »Mit Degas hat das nichts zu tun«, erläuterte er;[20] vielmehr handele es sich um eine Mischung aus »Japanischem« und »Wildem«, einen vollkommen neuen Stil also, aus dem jeder naturalistische Ansatz verbannt sei. In seinem Bemühen um mehr Ausdrucksstärke deformierte der Künstler die Körper und reduzierte den Raum auf eine vertikale Ebene. Vereinfachung: so lautete das Schlüsselwort zu seiner neuen Methode. Er vermied ausgefeilte Details und überhaupt eine genauere Ausarbeitung. »Sorgfalt«, vertraute er van Gogh einmal an, »spielt in der Kunst nur eine geringfügige Rolle.«[21] Gauguin wollte dem Traum, dem Geistigen und Seelischen zu seinem Recht verhelfen,[22] und nirgends als in der Bretagne gelang es ihm besser, einen Eindruck von diesem unsichtbaren Universum zu vermitteln. »Ich bin kein Maler, der nach der Natur malt, heute weniger denn je«, erklärte er 1900. »Bei mir spielt sich alles in meiner verrückten Phantasie ab.«[23] Jungen Malern in seinem Umfeld riet er dazu, nach dem Gedächtnis zu malen[24] und nur das Wesentliche eines Motivs festzuhalten – wenige schlichte Linien, ein paar reine Farbtöne – und sich von Erlerntem freizumachen, um den wirklichen Empfindungen auf die Spur zu kommen. Bilder müßten aus dem Inneren kommen, wenn sie die Gedanken des Künstlers zum Ausdruck bringen sollen, erklärte er, und dürften keine Wiedergabe der Wirklichkeit sein, sondern Abbild einer subjektiven Sicht der Welt. Das war in groben Zügen das ästhetische Programm, das er im Bois d'Amour bei Pont-Aven vermittels der radikalen Lektion von *Der Talisman* an Sérusier weitergab.

Wie van Gogh in seinen Briefen, äußerte sich auch Gauguin ausgiebig über seine Arbeit und seine Studien, ohne jedoch einer Doktrin anzuhängen oder Kunst je auf Formeln zu reduzieren.[25] Ihn beschäftigten eher Fragen der Technik. Er experimentierte gern mit den unterschiedlichsten Verfahren: »Er ist jemand, der wie besessen arbeitet und sich in allem versucht«, wie van Gogh über ihn sagte.[26] Ab 1877 beschäftigte er sich mit Bildhauerei; 1882 begann er mit Töpferarbeiten und stellte in der alten Aufbautechnik Keramikskulpturen her. Das Ursprüngliche am Modellieren war es, was ihn faszinierte. Der formbare Ton ließ jede Kühnheit zu und verlieh seinen Gedanken und seiner Vorstellung unmittelbar Gestalt. Mehr noch als in der Malerei ließ sich Gauguin bei den Keramiken von seiner Phantasie leiten. Nicht ohne Humor räumte er ein, daß seine Töpferarbeiten zu künstlerisch und mit ihren extravaganten Formen und den üppigen barocken Mustern zum Verkauf nicht geeignet wären,[27] und zeigte sich amüsiert angesichts der Reaktionen seiner Freunde auf die »kleinen Produkte [seiner] maßlosen Verstiegenheit«. 1889 fertigte er ein grobschlächtiges, durch den Brennvorgang deformiertes Selbstporträt in Form eines Topfes an (Kat. 13). Dieses seltsame und schmerzvolle Bildnis, das in die Tonmasse eingezwängt zu sein scheint, zeugt nach eigenem Bekunden des Künstlers vom wilden Charakter seiner Persönlichkeit;[28] an ihr hatte er über Jahre hinweg gefeilt in dem Bemühen, sein Anliegen als möglichst unverfälscht darzustellen. Er habe, wie er betonte, ein instinktives und unmittelbares Wesen, was auf seine peruanischen Vorfahren zurückgehe. »Die Töpferkunst«, schrieb er in der Zeit, da er an dem Porträt arbeitete, »ist keine Belanglosigkeit. Schon in frühester Zeit war diese Kunst bei den Indianern Amerikas sehr beliebt. Gott schuf den Menschen aus einem Klumpen Erde. Mit einem Klumpen Erde lassen sich Metall und Edelsteine machen, mit nichts als

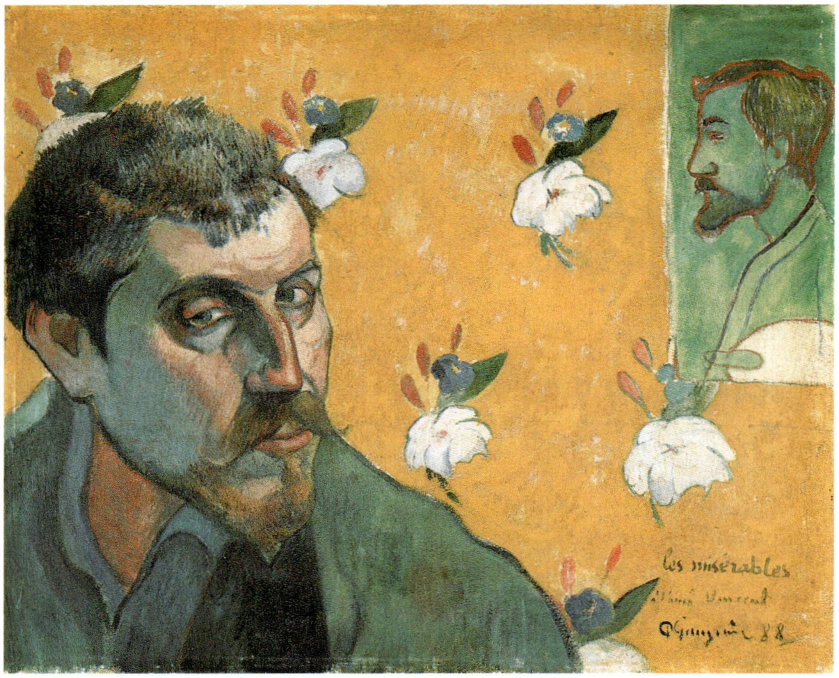

Paul Gauguin, Selbstporträt, *Les misérables*, 1888, Amsterdam, Van Gogh Museum (Vincent van Gogh Foundation)

einem Klumpen Erde und einem bißchen Genie obendrein!«[29] In einer Zeit, da der Eiffelturm Frankreich spaltete und der Kitsch überall Triumphe feierte, hielt Gauguin dekorativer Verkleidung und visuellen Täuschungsmanövern die Authentizität des Materials entgegen.

Bretonische Motive und Themen

Bei aller »abstrakter« Orientierung blieb Gauguins Kunst nach wie vor dicht an den Themen aus seinem unmittelbaren Umfeld. Er malte zahlreiche Landschaftsbilder von Pont-Aven und Le Pouldu: Felder, Dörfer, Bauernhöfe, verlassene Gestade, an denen die Tangsammlerinnen arbeiten, Klippen, an denen Kinder Kühe hüten, melancholische Heidelandschaften mit rotbraunen und violetten Tupfen. Auch die malerischen Mühlen und Felsen des Aven, des Flusses, der das Dorf durchquerte und dessen schneller Lauf das Reich der Waschfrauen war. War das Wetter zu schlecht, um draußen zu arbeiten, arrangierte Gauguin ein Stilleben aus Blumen und Früchten auf dem Tisch in der Herberge Gloanec.

Hochtrabende Sujets interessierten ihn nicht. Er ließ sich ausschließlich von dem einfachen Leben der Bauern und deren Tätigkeiten inspirieren, von den Tieren, die sie umgaben, und den Festen, die sie feierten. Auf diesem Umweg über das Alltagsleben gelang es ihm, die einzigartige Atmosphäre dieser in sich geschlossenen Welt einzufangen. Vor Ort fand er Modelle und Freunde, die für Akte und Porträts posierten. Die Gemälde, die daraus hervorgingen, ließen den bewußten Verzicht auf jegliche Anmut erkennen. Gauguin malte wuchtige Körper mit langen, dünnen Gliedmaßen und disproportionierten Füßen. Den Gesichtern wohnte ein Ausdruck von Trübseligkeit und bisweilen auch Verstocktheit inne; Theo van Gogh bewog das rätselhafte Porträt *Die schöne Angèle* – für das Angèle Satre, eine der schönsten Frauen Pont-Avens, Modell gestanden hatte – zu der Äußerung, es handle sich um eine »junge hübsche Kuh«. Gerade diese Absage an das Gefällige und Pittoreske hielt Gauguin in der Bretagne. »Er setzte den Schnitt ohne jede Betäubung«, schrieb Maxime Maufra, »und verklärte so jene ungelenken Wesen, die alle anderen nur oberflächlich gesehen hatten und zu idealisieren glaubten, indem sie ihnen Grazie verliehen.«[30]

Der karge Charakter der Bretagne stand mit der Natur des Malers in tiefem Einklang. Charles Morice bemerkte dazu folgendes: »Als ich ihn sehr viel später einmal fragte, was ihn dazu veranlaßt habe, sich ausgerechnet in die Bretagne zurückzuziehen, antwortete er mir mit nur einem Wort: ›Das Trostlose‹.«[31] Einen solchen Zug der Hoffnungslosigkeit, gepaart indes mit einem Ausdruck ungezähmter Energie, las van Gogh aus einem Selbstporträt heraus, das Gauguin ihm im Herbst 1888 schickte.[32] Seine Verzweiflung nahm bisweilen mystische Dimensionen an; die in der Gegend verbreitete Stimmung, eine gewisse Hingebung, tat ein Übriges. Gauguin setzte die Leiden Christi mit denen des Künstlers gleich, der dem Spott der Gesellschaft ausgeliefert ist, und stellte sich als verratenen Christus auf dem Ölberg dar. Wenige Wochen, bevor er zum ersten Mal nach Tahiti aufbrach, schuf er mit seinem letzten Selbstporträt einen deutlichen Bezug zu dem Bildnis des gelben Christus in der Kapelle von Trémalo.

Die Ausstellung im Café Volpini – erster Auftritt der Synthetisten

Nach mehrmonatiger Arbeit und fruchtbaren Erkenntnissen in der Abgeschiedenheit der Bretagne beschloß Gauguin, seine Werke gemeinsam mit denen einiger weniger Freunde in Paris anläßlich der Weltausstellung von 1889 zu zeigen.[33] Emile Schuffenecker fand einen idealen Ort in der Nähe des Palais des Beaux-Arts, ein Café, dessen Besitzer, Monsieur Volpini, einverstanden war, die dort normalerweise hängenden Spiegel durch Kunstwerke auszutauschen.[34] Die »Ausstellung der impressionistischen und synthetistischen Gruppe« wurde am 10. Juni 1889 eröffnet: Gauguin präsentierte eine Auswahl von Gemälden und Pastellzeichnungen sowie ein Aquarell, alle in der Bretagne, in Martinique und in Arles entstanden. Er verzichtete indes darauf, *Die Vision von der Predigt* zu zeigen, das in Brüssel im Salon des XX kurz zuvor einen Skandal hervorgerufen hatte.[35] Neben ihm stellten in dem großen, mit granatrotem Stoff ausgestatteten Saal Charles Laval, Léon Fauché, Emile Schuffenecker, Louis Anquetin, Georges Daniel de Monfreid, Louis Roy und Emile Bernard aus, letzterer auch unter dem Pseudonym Ludovic Nemo. Ein Album mit Lithographien (Kat. 11, 46) von Gauguin und Emile Bernard war »auf Wunsch einzusehen«.[36] Vincent van Gogh drückte sein Bedauern darüber aus, daß er aus gesundheitlichen Gründen nicht an der Ausstellung bei Volpini teilnehmen konnte; er hatte den Werdegang der neuen Schule von Anfang an verfolgt und gefördert und ahnte, daß dieser erste öffentliche Auftritt nicht folgenlos bleiben würde.[37]

Die Volpini-Ausstellung zog zahlreiche Besucher und Künstler auf ihrem Weg in den nahegelegenen Palais des Beaux-Arts an; auch die Presse berichtete darüber.[38] »Aus Paris«, schrieb Gauguin, der gleich im Anschluß an die Eröffnung in die Bretagne zurückgereist war, »ist das laute Geschrei zu mir gedrungen, das meine letzten Bilder verursacht haben. Ich behaupte nicht, daß sie gut sind, aber ich bin mir sicher, daß auf sie etwas folgen wird, das vollendeter ist als meine früheren Bilder.«[39] Die jungen Künstler aus dem Kreis um Sérusier, die regelmäßig im Atelier Julian zu Gast waren und den *Talisman* gesehen hatten, waren zutiefst beeindruckt von der Ausstellung. Noch viele Jahre später erinnerte sich Maurice Denis an den lebhaften Eindruck, den »der eigenartige Anblick dieser weiß umrandeten Bilder« ausgelöst hatte:[40] »Was für ein Schauspiel, und was für eine Offenbarung! Anstelle von Fenstern, die sich wie bei den impressionistischen Bildern auf die Natur öffneten, waren hier reichverzierte, farbenprächtige Flächen zu sehen, die stark umrandet waren, und so sprach man in diesem Zusammenhang in der Tat auch von *Cloisonnismus* oder *Japonismus*. In diesen kühnen Werken fanden wir vom japanischen Holzschnitt über den Bilderbogen von Epinal und die Schildermalkunst bis hin zu romanischer Stilisierung die verschiedensten Einflüsse. Auch dachten wir an Pissarros derb vereinfachte Bauernszenen und vor allem an Puvis de Chavannes [...], dessen Einfluß auf das ausgehende 19. Jahrhundert gar nicht hoch genug veranschlagt werden kann.«[41] An anderer Stelle fügte er hinzu: »Diese Auswahl stand stellvertretend für die neue Malerei, für die Schule Gauguins, die Schule von Pont-Aven, für die Zukunft.«[42] Mit der Volpini-Ausstellung wurde die damals noch namenlose Schule von Pont-Aven bekannt, und Gauguin durfte sich freuen, sein Ziel erreicht zu haben – wenn auch kein einziges Werk verkauft worden war: »Wir haben in diesem Sommer eine eigene Richtung entwickelt, die, wenn auch eher schlecht als recht, immerhin ausgestellt wurde; es ist die Kunst von Bernard und mir und einiger Nachrückender.«[43]

Die symbolistische Versuchung

Dieses erste Auftreten des Synthetismus deutete auf eine Wiedergeburt des Idealismus in der Malerei. »Natürlich steckt die symbolistische Richtung voller Tücken«, gestand Gauguin, kurz nachdem er *Die Vision von der Predigt* fertiggestellt hatte, »und ich habe mich erst ein kleines Stück vorgewagt, aber im Grunde ist sie Teil meines innersten Wesens, und seiner Natur soll man immer gehorchen.«[44] Daran hielt er fest und wurde 1891 von seinem Freund, dem Dichter Charles Morice, in den Kreis der Symbolisten eingeführt.[45] Er besuchte ihre Treffen in der Brasserie Gangloff in der Rue de la Gaîté und im Café Voltaire gegenüber vom Odéon, wo er Jean Moréas begegnete, ferner Stéphane Mallarmé, Paul Verlaine und Paul Fort; sie waren die Hauptvertreter dieser rein literarischen Bewegung, die als Gegenreaktion zum Naturalismus entstanden war. Unter ihnen allen fühlte sich Gauguin Mallarmé am nächsten. Dessen Definition vom Künstler als »höchstem primitiven Wesen«[46] schien unmittelbar auf ihn zuzutreffen.

Dank dieser Verbindung avancierte Gauguin zum führenden Maler des Symbolismus. 1891 pries Albert Aurier »den unbeschreiblichen Zauber von Traum, Mysterium und symbolischer Verschleierung«, den *Die Vision von der Predigt* auf ihn ausübte.[47] Gauguin teilte manche Vorstellungen mit dem kleinen Kreis aus dem Café Voltaire – ein Sinn für Innerlichkeit, Spiritualität und Mystizität war ihnen gemeinsam;[48] doch schloß er sich den symbolistischen Theorien oder der Esoterik der Künstler des Rosenkreuzer-Ordens nie an. Das Literarische – das Sujet und sein Ausdruck – hatte in seinem Schaffen einen eigenen Stellenwert. Poesie und Musikalität eines Werkes waren für ihn von grundlegender Bedeutung. »Ich liebe die Bretagne«, schrieb er Anfang 1888 an Schuffenecker, »dort finde ich das Wilde, Ursprüngliche. Wenn meine Holzpantinen auf dem Granitboden widerhallen, höre ich den dumpfen, matten und mächtigen Ton, nach dem ich in der Malerei suche...«[49] Diese herrliche, oft zitierte Beschreibung erschließt sich erst richtig im Zusammenhang mit dem Symbolismus, bei dem »Töne und Farben einander bedingen«.

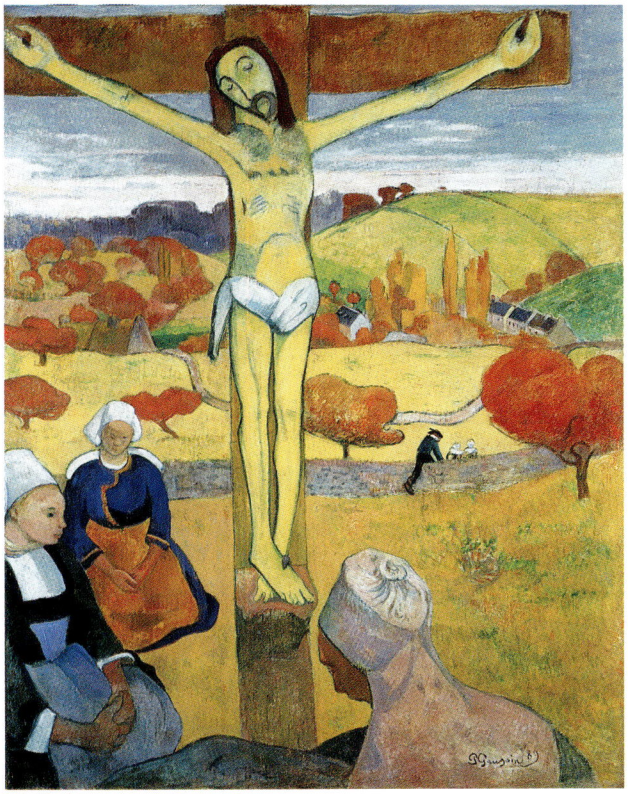

Paul Gauguin, *Der gelbe Christus*, 1889, Buffalo, Albright-Knox Art Gallery

Gauguin wurde in seinem Hang zum Symbolismus bei Gesprächen mit seinen Malerfreunden in der Bretagne noch bestärkt, hier vor allem mit Sérusier und Meyer de Haan, die begeistert den Ideen von Schopenhauer[50] und Hegel anhingen. In diesen Kontext gehört auch eine Äußerung von Rémy de Gourmont, nach der die Welt nur in der Vorstellung existiert, die man sich von ihr macht, weswegen jeder Mensch »den anderen die Welt veranschaulichen [muß], die sich ihm in seinem individuellen Spiegel auftut«.[51] Wir nehmen lediglich Phänomene und Erscheinungen wahr, die Wahrheit an sich aber entzieht sich uns. Einzig die Intuition, und nicht etwa die Wissenschaft, macht Erkenntnis möglich. Die rätselhafte und wilde Bretagne bot Gauguin ein ideales Klima für seine poetische und intellektuelle Suche. Seine Philosophie schnitt er in derbe Bretter aus Lindenholz: »Seid verliebt, dann seid Ihr glücklich« und »Seid rätselhaft«, riet er den Frauen.[52] Die Frau gelange nur über die Hingabe zur Verwirklichung ihrer selbst, ähnlich Wagners Undine, die sich in die grünen Fluten stürzt. Die rothaarige, rebellische Undine tauchte erstmals im Frühjahr 1889 in Gauguins Werk auf. Liebe, Versuchung, Schmerz, die Trostlosigkeit einer Welt ohne Gott – dies waren die wesentlichen Anstöße, die sich ihm in der Bretagne boten. In dieser düsteren Atmosphäre schöpfte Gauguin die Kraft und die Hoffnung auf eine Wiedergeburt in einem mythischen Anderswo, einer ursprünglichen Welt, wo der Mensch in Einklang mit der Natur und dem Göttlichen leben würde.

Die Dekoration der Herberge von Marie Henry

»Le Pouldu war für Gauguin ein französisches Tahiti: Dort, bei Marie Henry, die jetzt Mme Mothéré heißt, an der Seite von Meyer de Hahn [sic], Laval, Sérusier, Filiger und Seguin – zu denen korrekterweise auch Maufra und Moret zu rechnen sind, die dem Impressionismus treu geblieben waren –, nahm er die Rolle des Oberhaupts einer Schule wahr, wobei er sich gegen diese Behauptung natürlich mit der scharfen Ironie verwahrte, die seinem Charakter und seiner Zeit eigen war.«[53] Gauguin hielt sich 1889 und 1890 regelmäßig in Le Pouldu auf und vollbrachte dort Bemerkenswertes:[54] Im Kreise seiner Freunde und mit der finanziellen Unterstützung von Meyer de Haan malte er gemeinsam mit diesem sowie mit Sérusier und Filiger den Speisesaal der Herberge von Marie Henry aus.[55] Künstlerherbergen waren nicht selten mit Werken der Gäste geschmückt, und möglicherweise schwebte Gauguin als Vorbild der Aufenthaltsraum in der Herberge Gloanec in Pont-Aven vor, wo Türen und Schränke von den Stammgästen bemalt waren. »Diese Türen sind bei Regen unser Atelier«, erklärte der amerikanische Maler Frederick A. Bridgman 1866.[56] »Wenn es für Landschaftsstudien zu sehr regnet, arbeiten wir hier.«

In der Tat begannen Gauguin und Meyer de Haan in der regnerischen Jahreszeit mit der Ausmalung. Ob von vornherein ein bestimmtes ikonographisches Konzept und eine feste Reihenfolge für die Ausführung der Werke vorlag, ist nicht bekannt.[57] Den ältesten Aussagen zufolge entstand zunächst ein Gemälde von Meyer de Haan, auf dem zwei Bretoninnen Lein rötten. Alsbald reagierte Gauguin mit einer eigenen Komposition, und so widmeten sich die beiden Künstler mit großem Eifer ihrer Aufgabe und überzogen in nur zwei Monaten die Wände mit ihren Werken. Gauguin arbeitete mit Begeisterung, handelte es sich doch, »[...] das sei noch einmal wiederholt, bei [ihm] wie bei allen Ideisten[58] vor allem um einen Dekorateur«, wie Aurier 1891 bemerkte. »Seine Kompositionen sind auf das schmale Bildfeld von Gemälden zugeschnitten. Man möchte sie beinahe für Fragmente riesiger Fresken halten, und fast immer scheinen sie den Rahmen, der sie willkürlich begrenzt, im nächsten Moment sprengen zu wollen. [...]. Kein noch so kleines Palais, kein noch so bescheidenes offizielles Gemäuer gesteht unsere idiotische Gesellschaft von Bankiers und Polytechnikern diesem begnadeten Künstler zu, damit er sie mit seinen prunkvollen Träumen auskleiden könnte.«[59] Da ihm offizielle Gebäude verwehrt blieben, mußte Gauguin sich mit dem bescheidenen Speisesaal von Marie Henry zufriedengeben.

Unterhalb der Vertäfelung in der Mitte der ersten Wand kündete eine Wagner-Inschrift von der Verdammnis all jener, die von der Kunst und den Künstlern profitieren.[60] Die Frage nach der Stellung des Künstlers in der Gesellschaft, die Versuchung, der Sündenfall des Menschen, die Vertreibung aus dem Paradies, der auf die Sünde folgende Niedergang standen im Zentrum der Gespräche zwischen Gauguin und de Haan und bildeten auch bei der Dekoration der Wände die zentralen Themen. Symbolistische Werke fanden sich unmittelbar neben prosaischen Sujets, Genreszenen, Landschaften und kulinarischen Stilleben, die den Bezug zu dem bemalten Raum herstellten. Ihn schmückten zusätzlich zum Wanddekor Skulpturen, Steingut und buntbemalte Fenster. »ONI SOIE ki mâle y panse«[61] – dieses dürftige Wortspiel aus der Feder Gauguins zierte die Decke des Speisesaals, die 1890 mit stilisierten Tiermotiven und Zwiebeln dekoriert wurde.[62] Die vielen Porträts, Selbstbildnisse und biographischen Elemente verliehen dem Ganzen eine intime Note ganz im Sinne eines ästhetischen Manifests: Hier sind wir, und dies ist unser Werk, schienen sie zu sagen. Die Ausschmückung von Marie Henrys Herberge kündigte die Revolution des Jugendstils an, der die Aufhebung der Grenzen zwischen den einzelnen Genres und vor allem zwischen Kunst und Dekor proklamierte. »Etwa Anfang 1890«, erinnerte sich Verkade, »ging ein Kriegsgeschrei von einem Atelier zum nächsten: ›Nie mehr Staffeleibilder! Weg mit dem nutzlosen Gestell!‹ Die Malerei darf keine Eigenständigkeit für sich behaupten, die sie von den übrigen Künsten isoliert. Die Arbeit des Künstlers beginnt da, wo der Architekt seine Arbeit als beendet betrachtet. Her mit den Wänden, die dekoriert sein wollen!«[63] Gauguin hatte die Bewegung von der Bretagne aus lanciert, die Herberge in Le Pouldu entwickelte sich zu einem Palast, der sich allerdings anspruchslos und bescheiden präsentierte. »Um diesen kleinen Saal wirklich einladend zu gestalten, haben wir sämtliche Wände mit Ornamenten versehen, die Eigenart und Geschmack verraten«, so lautete der schlichte Kommentar von Meyer de Haan.[64] Er vergaß hinzuzufügen, daß in dieser Malerei auch Ideen ihren Platz hatten.

Sein Leben lang bewahrte sich Gauguin seine herzzerreißende, nostalgische Liebe zur Bretagne. Sein letztes Gemälde, das nach seinem Tod in seiner Hütte auf den Marquesas-Inseln gefunden wurde, zeigt eine bretonische Landschaft, ein kleines weißes Dorf, dessen fünf reetgedeckte Dächer einen schlichten Kirchturm umstehen und das von der nackten Trostlosigkeit des Winters zeugt.[65] Diese »primitive«, in ihrer Natur unveränderte Bretagne war die Kulisse zu einer einzigartigen ästhetischen Revolution, bei der Gauguin eine kleine Phalanx Erleuchteter in die Schlacht geführt hatte. »Die schönen intellektuellen Scharmützel – bei denen es manchmal auch zu Handgreiflichkeiten kam –, weit weg, in der gottverlassenen Bretagne! [...] Sie hat sich ihre Nische geschaffen, diese Schule von Pont-Aven. Nach ersten gemächlichen Schritten ist sie langsam emporgestiegen und hat sich in dem Gerangel tapfer geschlagen; und jetzt steht sie da, in diesem köstlichen Moment des Aufstiegs, da der nahe Gipfel die Anstrengung vergessen macht [...].«[66] Nach über hundert Jahren ist diese bretonische Episode noch immer ein bedeutender Moment der Kunstgeschichte.

Anmerkungen

1 1883 hatte Gauguin seinen Beruf als Finanzmakler aufgegeben, um sich der Malerei zu widmen.

2 Jobbé-Duval war der Eigentümer des Hauses in der Nr. 8, Rue Carcel, das Gauguin vom Sommer 1880 bis Ende 1883 gemietet hatte.

3 Charles Chassé, *Gauguin et le groupe de Pont-Aven*, Paris 1921, S. 10.

4 Eugène Mirtil zählte zu dem Kreis seiner langjährigen Börsenkontakte. Marcel Mirtil, der Sohn des Bankiers, berichtet über die näheren Umstände dieses Darlehens: »Er [Gauguin] bat meinen Vater, er möge ihm ein paar hundert Francs leihen. Mein Vater streckte ihm den Betrag vor und fragte, was er mit dem Geld anzufangen gedachte. Gauguin antwortete, daß es ihm die Reise in die Bretagne ermögliche, wo er malen wolle. Die Antwort verblüffte meinen Vater, denn in Bankkreisen war über diese Vorlieben Gauguins nichts bekannt. Ein Jahr später trat Gauguin in Fischerskluft vor den Schreibtisch meines Vaters und brachte ihm zur Begleichung seiner Schulden ein Gemälde: *L'Eglise de Pont-Aven*.« Es handelte sich um *Champ Derout-Lollichon I* (W 199).

5 Brief Gauguins an Bracquemond [8.–12. Juli 1886], Merlhès, *Correspondance*, 1984, Nr. 105, S. 132.

6 Die Herberge zog später an den Dorfplatz um.

7 Die chronologische Auflistung der Besuche Gauguins in der Bretagne erweist sich als nicht ganz einfach. Nach einem ersten Aufenthalt im Sommer 1886 kehrte der Künstler Ende Januar oder Anfang Februar 1888 nach Pont-Aven zurück und blieb bis zum 21. Oktober. Von Mitte Februar bis Mitte April 1889 und im darauffolgenden Juni hielt er sich erneut dort auf. Ende Juni 1889 verbrachte er ein oder zwei Monate in Le Pouldu; ein zweites Mal kam er im Oktober 1889 und blieb bis Anfang Februar 1890. Von Anfang Juni 1890 bis Anfang November 1890 hielt er sich abwechselnd in Le Pouldu und in Pont-Aven auf. 1894, zwischen zwei Reisen in Tahiti, besuchte Gauguin die Bretagne zum letzten Mal.

8 Brief Gauguins an Mette [Ende Juli 1886], Merlhès 1984, Nr. 110, S. 137. Derselben schrieb er we-

nig später: »[...] irgendwie habe ich hier in Pont-Aven das Sagen. Bei allen Künstlern bin ich respektiert und wohlgelitten: Nicht einer widersetzt sich meinen Anschauungen [...].« Brief Gauguins an Mette, 15. August 1886, Merlhès 1984, Nr. 111, S. 138.

9 »Groß, dunkle Haare und braungebrannt, die Wimpern schwer; schöne Züge in Verbindung mit einer kraftvollen Natur [...]. Er war auf eine bestimmte Weise zurückhaltend und selbstsicher, schweigsam und fast streng [...]. Die meisten Menschen hatten eher Angst vor ihm.« Beschreibung Gauguins aus dem Sommer 1886 von A. S. Hartrick, zitiert bei V. Merlhès 1984, S. 438–439.

10 Die »romantischen« Impressionisten waren gegen die wissenschaftliche Betrachtungsweise der Neoimpressionisten (Seurat, Signac).

11 Mit Pissarro war Gauguin sehr gut bekannt; in den Jahren 1883 und 1884 hatte er an seiner Seite gearbeitet.

12 Delavallée zitiert bei Ch. Chassé, »De quand date le synthétisme de Gauguin?«, *L'Amour de l'art*, April 1938, S. 130.

13 »[...] ich gehe nach Panama, um wie ein *Wilder* zu leben. Ich kenne eine Seemeile vor Panama eine kleine Insel im Pazifik, *Tabogas*; sie ist so gut wie unbewohnt, frei und sehr fruchtbar. Ich nehme meine Farben und Pinsel mit und hole mir fern von allen Menschen neue Kräfte.« Brief Gauguins an Mette [Ende März 1887], Merlhès 1984, Nr. 122, S. 147.

14 Ständig auf der Suche nach einem noch geeigneteren Ort, an dem er sich niederlassen könnte, und getrieben von der Hoffnung auf baldigen Reichtum, ließ Gauguin sich vom 30. April bis zum Juni 1887 in Panama nieder, wo sein Schwager Juan Uribe lebte. Von Juli bis Oktober 1887 lebte er in Martinique, ein Paradies in seinen Augen. Die Krankheit vertrieb ihn von dort.

15 Das Gemälde war bei der 8. und letzten Ausstellung der Impressionisten 1886 gezeigt worden.

16 Brief an Schuffenecker, 14. August 1888, Merlhès 1984, Nr. 159, S. 210.

17 Brief an van Gogh [um den 25.–27. September 1888], Merlhès 1984, Nr. 165, S. 230.

18 Paul Gauguin, *Diverses choses*, Anhang zu *Noa Noa*. Manuskript im Musée du Louvre, Département des Arts graphiques, Fonds Orsay, Paris.

19 Brief an van Gogh [um den 24. oder 25. Juli], Merlhès 1984, Nr. 158, S. 200. Brief an Schuffenecker, 14. August 1888, Merlhès 1984, Nr. 159, S. 210.

20 Brief an Schuffenecker, 8. Juli 1888, Merlhès 1984, Nr. 156, S. 197.

21 Brief an van Gogh [24. oder 25. Juli 1888], Merlhès 1984, Nr. 158, S. 200.

22 »Was für schöne Gedanken man doch mit Form und Farbe hervorrufen kann.« Brief an Schuffenecker [dritte Augusthälfte 1888], Merlhès 1984, Nr. 162, S. 216.

23 Zitiert nach dem Ausstellungskatalog »Gauguin et le groupe de Pont-Aven«, Quimper, Musée des Beaux-Arts, Juli–September 1950, S. 7.

24 »Ich gebe Ihnen einen Rat«, schrieb er an Emile Schuffenecker, »malen Sie nicht allzuhäufig nach der Natur... Kunst ist Abstraktion, holen Sie sie sich aus der Natur, indem Sie von dieser träumen und denken Sie lieber an die Schöpfung, die daraus hervorgeht.« 14. August 1888, Merlhès 1984, Nr. 159, S. 210.

25 Wie Daniel de Monfreid mit folgendem Zeugnis bestätigt: »Wenn sie wüßten, [...] wie ...*scheißegal* Gauguin all diese Theorien waren, auch schon 1888 oder 1889! ...Bereits damals hatte er van Gogh vor all diesen Techniken gewarnt: Abstufung der Töne, optische Mischung der Farben usw. Und selbst der famose »Synthetismus« ließ ihn, ich erinnere mich noch gut, nur mit den Schultern zucken und ironisch lächeln, als er sich 1891 nach Tahiti einschiffte.« Chassé 1921, S. 38, Anm. 1.

26 Brief van Goghs an Wilhelmine van Gogh [31. Juli 1888], zitiert bei Merlhès 1984, Nr. LVII, S. 204.

27 Brief an Mette, 26. Dezember 1886, Merlhès 1984, Nr. 115, S. 142.

28 »Wissen Sie,« schrieb er an Emile Bernard, »[...] schon lange suche ich bei jedem Material nach dem eigentlichen Charakter. Der Charakter von Steingut beispielsweise erweckt den Eindruck von loderndem Feuer, und diese Figur, die in einem derartigen Höllenfeuer geschmort hat, bringt, wie ich glaube, seinen Charakter sehr deutlich zum Ausdruck. Wie auch der Künstler, den Dante bei seinem Besuch in der Hölle erblickt.« Brief Gauguins an Emile Bernard [Juni 1890], Malingue 1949, Nr. CVI, S. 194.

29 Gauguin, »Notes sur l'Art à l'Exposition universelle«, *Le Moderniste illustré*, 4. und 13. Juli 1889, S. 84–86 und 90–91.

30 Gezeichnet X [Maufra], »Gauguin et l'Ecole de Pont-Aven«, *Essais d'Art Libre*, November 1893, S. 165.

31 Ch. Morice, *Paul Gauguin*, 1920, zitiert bei Chassé 1921, S. 11.

32 Van Gogh, der davon träumte, Bernard und

Gauguin nach Südfrankreich zu holen, um eine kleine Künstlergemeinde zu gründen, hatte darum gebeten, untereinander Porträts auszutauschen.

33 »Seien Sie sich immer darüber im klaren, daß dies keine Ausstellung für die *anderen* ist. Folglich sollten wir es bei einem kleinen Kreis von Freunden belassen, und dazu sei bemerkt, daß ich darin möglichst *viel* vertreten sein möchte.« Brief an Schuffenecker [Frühjahr 1889], von Malingue fälschlicherweise auf Dezember 1888 datiert, Malingue 1946, Nr. LXXVII, S. 152.

34 Zum Entstehen der Ausstellung s.a. E. Bernard, *Souvenirs inédits sur l'artiste-peintre Paul Gauguin et ses compagnons...*, Imprimerie du Nouvelliste du Morbihan [1939].

35 O. Maus, »Le Salon des XX à Bruxelles (VIe exposition annuelle), *La Cravache*, 2. März 1889, Nr. 419. Maus berichtet von dem Vorwurf an den Künstler, er habe sich »in ungehöriger Weise über die Besucher mokieren wollen«.

36 Am 20. Januar 1889 schrieb Gauguin an van Gogh: »Ich habe mit einer Serie von Lithographien begonnen, die veröffentlicht werden sollen, damit ich bekannt werde.«, Douglas Cooper, *Paul Gauguin: 45 lettres à Vincent, Theo et Jo Van Gogh*, Lausanne, Bibliothèque des arts 1983, Nr. 35, S. 259-261.

37 Brief an Vincent und seine Schwester [Anfang Juli 1889], *Correspondance* 1960, Bd. III, S. 360.

38 F. Fénéon, *La Cravache*, 6. Juli 1889; G. Kahn, »L'Art français à l'exposition«, *La Vogue*, August 1889, S. 136; J. Antoine, »Impressionnistes et Synthétistes«, *Art et Critique*, Nr. 24, 9. November 1889, S. 369-371.

39 Brief an Schuffenecker [16. November 1889], Malingue 1946, Nr. XCIV, S. 178.

40 Sérusier, ABC *de la peinture, suivi d'une étude sur la vie de et l'œuvre de* P. *Sérusier par Maurice Denis*, Paris 1942, S. 56.

41 M. Denis, »L'Epoque du symbolisme«, *Gazette des Beaux-Arts*, März 1934, S. 165-179, zitiert bei J.-P. Bouillon, *Le Ciel et l'Arcadie*, 1993, S. 207.

42 *Ibidem*.

43 Brief an Theo van Gogh [20. oder 21. November 1889], Cooper 1983, Nr. 22, S. 151.

44 16. Oktober 1888, Merlhès 1984, Nr. 172, S. 255.

45 Die Begegnung von Gauguin und Charles Maurice fand im November 1891 statt.

46 Ch. Chassé, »Gauguin et Mallarmé«, *L'Amour de l'art*, 1922, S. 255.

47 »Le Symbolisme en peinture. Paul Gauguin«, *Mercure de France*, März 1891, S. 156.

48 »In den zuweilen mysteriösen Winkeln meines Herzens habe ich so eine Ahnung von Poesie«, vertraute er van Gogh an. Brief an denselben [um den 7.–9. September 1888], Merlhès 1984, Nr. 163, S. 220.

49 Brief Gauguins an E. Schuffenecker [letzte Februarwoche oder 1. März 1888], Merlhès 1984, Nr. 141, S. 172.

50 Die französische Ausgabe von *Die Welt als Wille und Vorstellung* erschien 1888.

51 Aus dem ersten Buch des *Livre des Masques*.

52 Basrelief auf bemaltem Holz, angefertigt im September 1890.

53 M. Denis, »L'Epoque du symbolisme«, *Gazette des Beaux-Arts*, März 1934, S. 165-179, wiederaufgenommen in Bouillon, *Le Ciel et l'Arcadie*, 1993, S. 208.

54 Gauguin hatte beschlossen, sich in Le Pouldu niederzulassen, einem kleinen Küstendorf wenige Kilometer von Pont-Aven entfernt; er wollte dem Menschenandrang dort entgehen und versprach sich von dem abgelegenen Weiler mehr Authentizität.

55 Von Mitte November bis Mitte Dezember 1889 verzierten Gauguin und de Haan die Wände des Speisesaals. Im Sommer 1890 bemalte Gauguin die Decke; Sérusier und Filiger halfen bei der Fertigstellung.

56 Zitiert in *Pont-Aven. Impressions de voyageurs étrangers*, 1856–1910. Zusammengestellt und übersetzt von Fernande Rivet-Daoudal. Pont-Aven, 1998, S. 11.

57 Eine genaue Studie der Dekoration findet sich bei R. Welsh, »Gauguin et l'auberge de Marie Henry au Poldu«, *La Revue de l'art*, Nr. 86, 1989, S. 35–43.

58 Nach der damals geprägten Bezeichnung der »peintres idéistes«.

59 G.-A. Aurier, »Néo-traditionnistes. Paul Gauguin«, *La Plume*, 1. September 1891, S. 300.

60 »Ich glaube an ein jüngstes Gericht, das alle diejenigen furchtbar verdammen wird, die es wagten, in dieser Welt Wucher mit der hohen keuschen Kunst zu treiben, die sie schändeten und entehrten aus Schlechtigkeit des Herzens und schnöder Gier nach Sinnenlust; – ich glaube, daß diese verurteilt sein werden, in Ewigkeit ihre eigne Musik zu hören. Ich glaube, daß dagegen die treuen Jünger der hohen Kunst in einem himmlischen Gewebe von sonnendurchstrahlten, duftenden Wohlklängen verklärt, und mit dem göttlichen Quell aller Harmonie in Ewigkeit vereint sein werden.« Richard Wagner, *Gesammelte Schriften und Dichtungen*, Leipzig, 1871–1883, Bd. 1, S. 166-167.

61 Verballhornung von »Honni soit qui mal y pense« («Verachtet sei, wer Arges dabei denkt«), dem Wahlspruch des Hosenbandordens, der davor warnt, moralische Urteile an Äußerlichkeiten festzumachen. Diese Inschrift tauchte bereits auf

dem Entwurf für den Teller mit Leda und dem Schwan auf, der als Umschlagseite Gauguins 1889 erstellte Serie mit Zinkographien schmückte (Kat. 11).

62 Diese heute nicht mehr existierende Bemalung ist auf Photographien erhalten.

63 J. Verkade, *Le Tourment de Dieu*, französische Übersetzung 1926, S. 94.

64 Zitiert bei R. Welsh 1989, S. 42.

65 W. Segalen, »Gauguin dans son dernier décor«, *Mercure de France*, Juni 1904, S. 682-683

66 Gustave Babin, »Les Salons. L'exposition Maufra (Galerie Le Barc de Boutteville)«, *Le Journal des artistes*, 4. Februar 1894, Nr. 5, S. 463.

Ausgestellte Werke

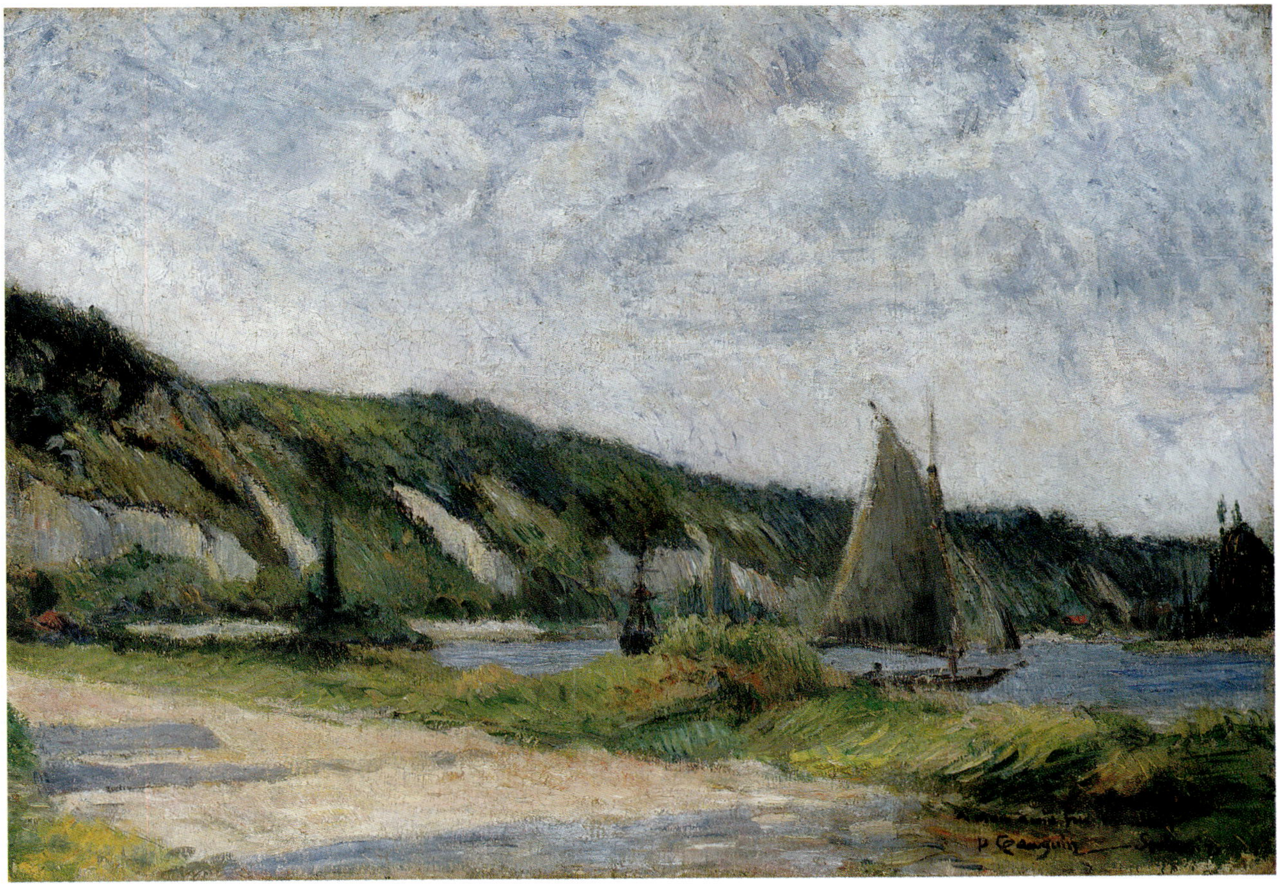

1

Segelboote, 1884

Les Voiliers

Öl auf Leinwand, 38x56cm. W 120
Bez., Datum, Widmung und Signatur u. re.: *La Bouille*, 1884, *à mon amie*, S. *Manthey*, P *Gauguin*. *Souvenir*.

Privatsammlung

Diese Uferlandschaft an der Seine in der Gegend von Rouen – gewidmet der Tochter des Konsuls von Norwegen und Schweden in Le Havre – entstand während Gauguins Aufenthalt in der Normandie. Von Januar bis Herbst 1884 hielt sich der Künstler in Rouen bei Pissarro auf. Damals malte er in rein impressionistischem Stil.

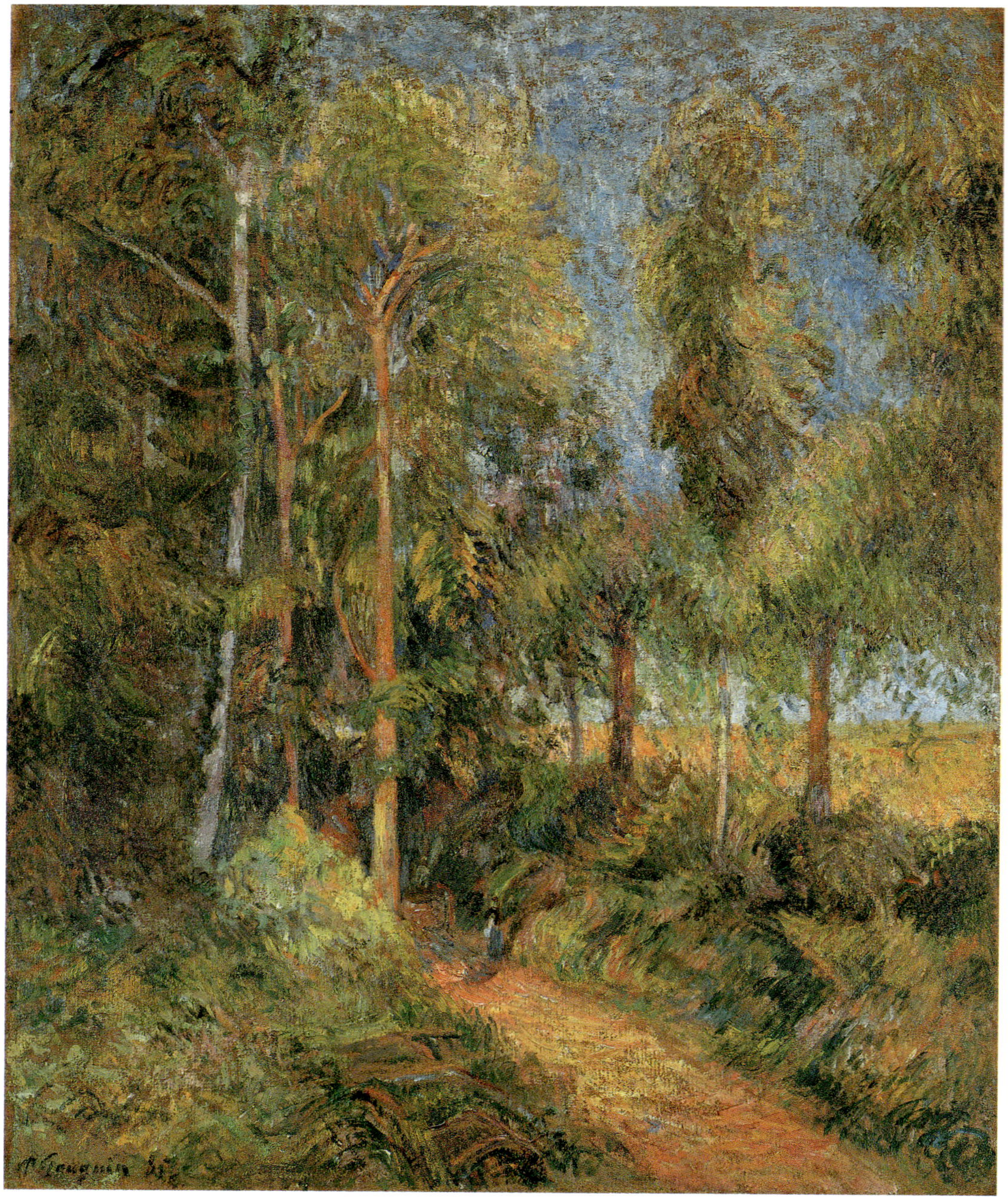

2
Waldrand (I), 1885

La Lisière de la forêt (I)

Öl auf Leinwand, 55,5 x 46 cm. W 150
Signatur und Datum u. li.: P *Gauguin* 85

Aargauer Kunsthaus Aarau

Die dichte Vegetation in impressionistischer Strichelung füllt fast das gesamte Bild aus; der Blick auf den Himmel ist verdeckt. In dieser Zeit entstanden mehrere, einander sehr ähnliche Landschaftsbilder, von denen manche auch Tierdarstellungen enthalten.

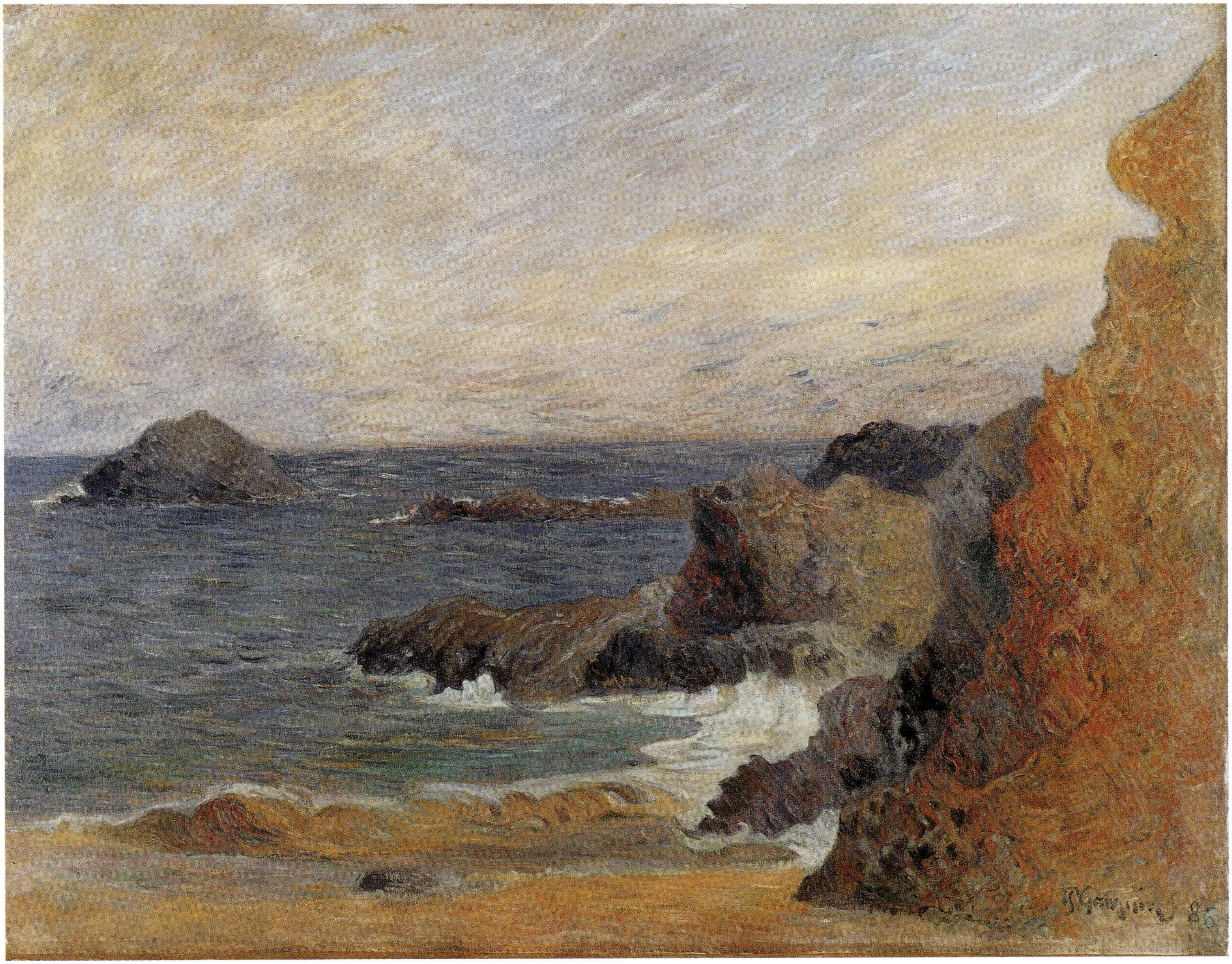

3
Felsen an der Küste, 1886
Rochers au bord de la mer

Öl auf Leinwand, 71 x 92 cm. W 205
Signatur und Datum u. re.: P *Gauguin* 86

Göteborg Kunstmuseum, Schweden

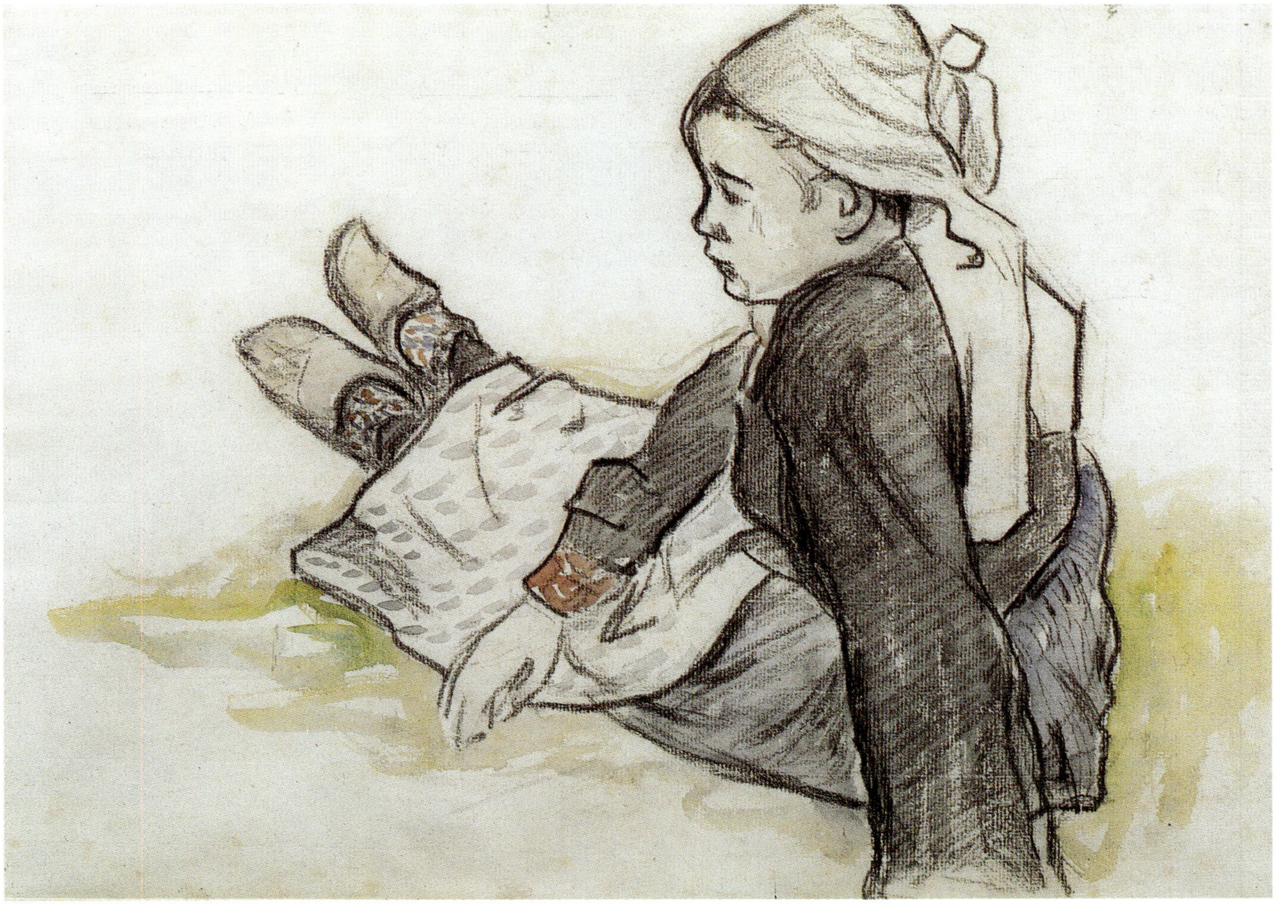

4
Sitzende junge Bretonin, 1886
Jeune bretonne assise
Kohle und Aquarell auf Papier, 30,5 x 42,2 cm
Paris, Musée national des Arts d'Afrique et d'Océanie

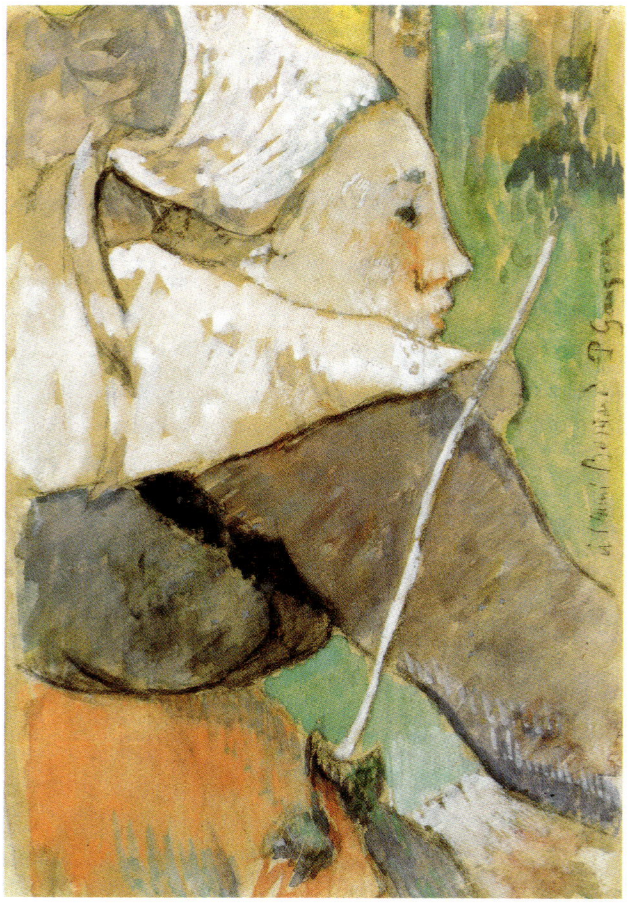

5

Bretonin aus Pont-Aven im Profil, nach rechts gewandt, 1886

Bretonne de Pont-Aven de profil, tournée vers la droite

Aquarell auf Papier, auf Pappe aufgezogen,
20 x 14 cm
Widmung und Signatur auf der rechten Seite:
à l'ami Bernard P Gauguin

Paris, Privatsammlung

Dieses Aquarell diente als vorbereitende Studie zu der Bretonin im Profil links auf dem Gemälde *Bretonische Bäuerinnen* (Kat. 6)

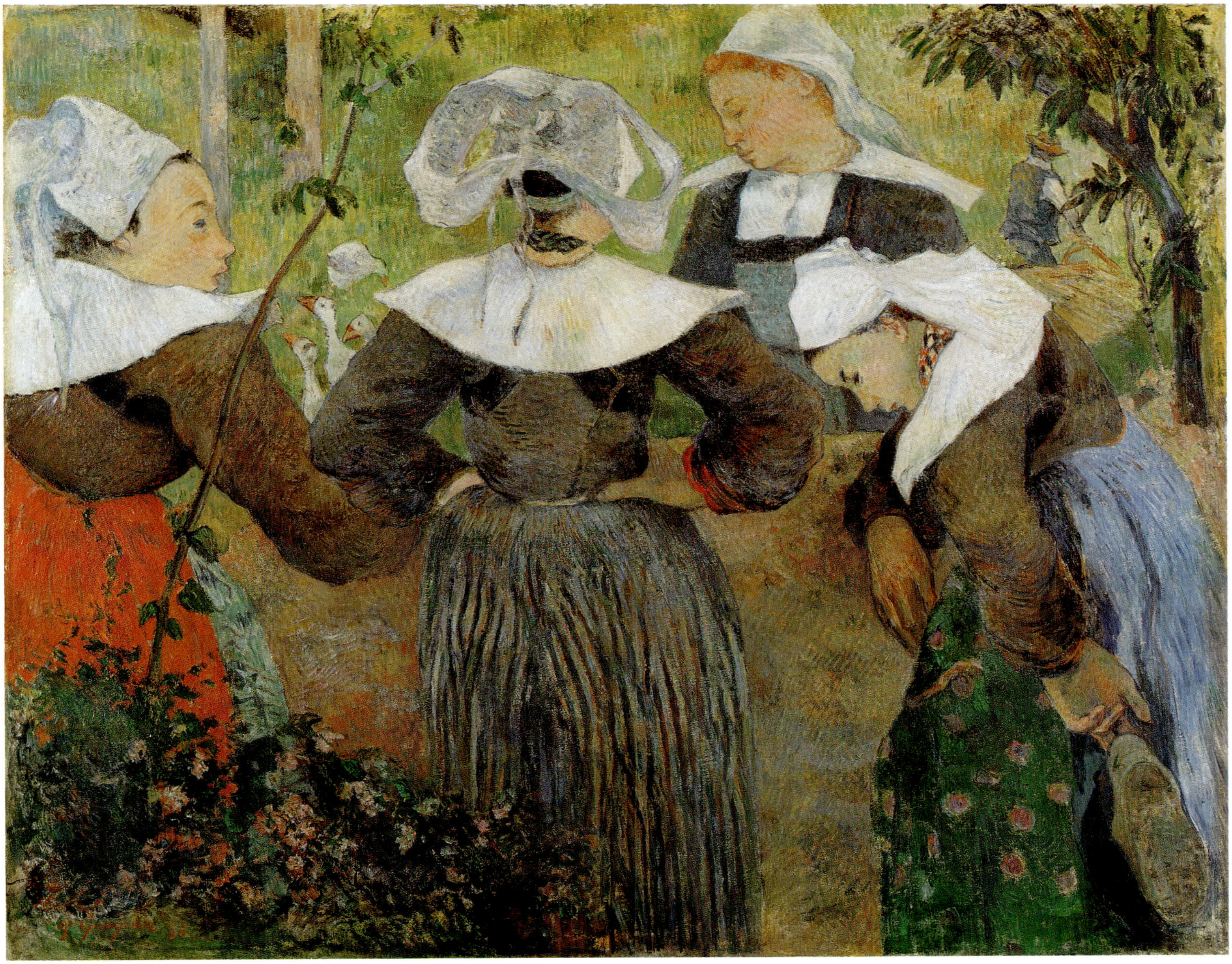

6

Bretonische Bäuerinnen, 1886

Les quatre bretonnes

Öl auf Leinwand, 72x91 cm. W 201
Signatur und Datum u. li.: P. *Gauguin* 86

München, Bayerische Staatsgemäldesammlungen, Neue Pinakothek, Schenkung zum Gedenken an Hugo von Tschudi

Im Verlauf seines ersten Aufenthalts in Pont-Aven fertigte Gauguin mehrere Studien und Arbeiten an, die mit diesem Bild in Zusammenhang stehen. Die Umrisse der vier aus der Nähe betrachteten Frauen in ihrer lebendigen Pose haben des öfteren an einen Tanz denken lassen.

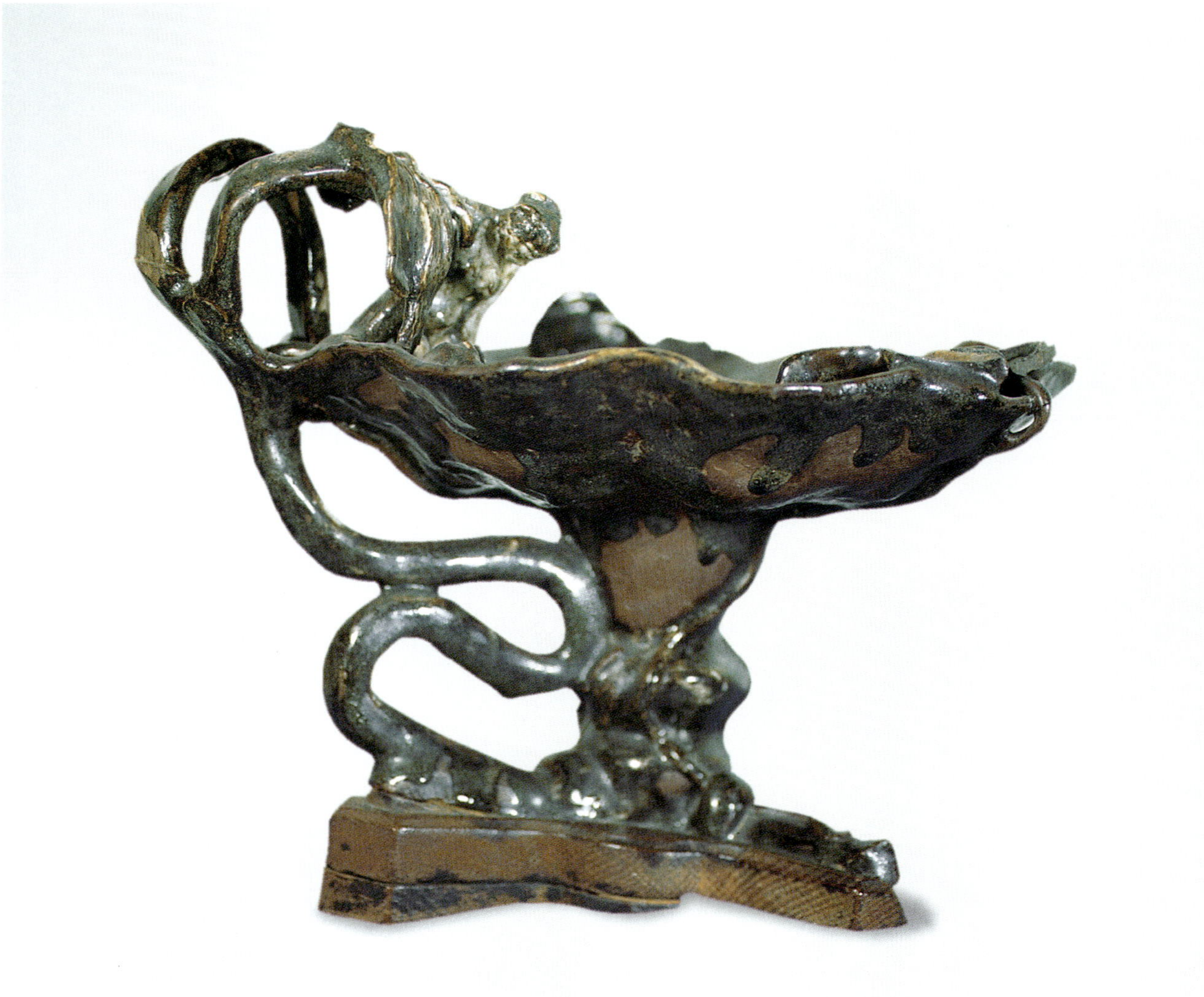

7
Schale mit Badender, 1887-1888
Coupe avec une baigneuse

Emailliertes Steingut, 29 x 29 cm

Privatsammlung

Gauguin hat diese wertvolle und ausgefallene Keramik in einem Stilleben von 1888 abgebildet, wo neben dem ästhetischen auch der praktische Aspekt der mit Früchten gefüllten Schale zur Geltung kommt.

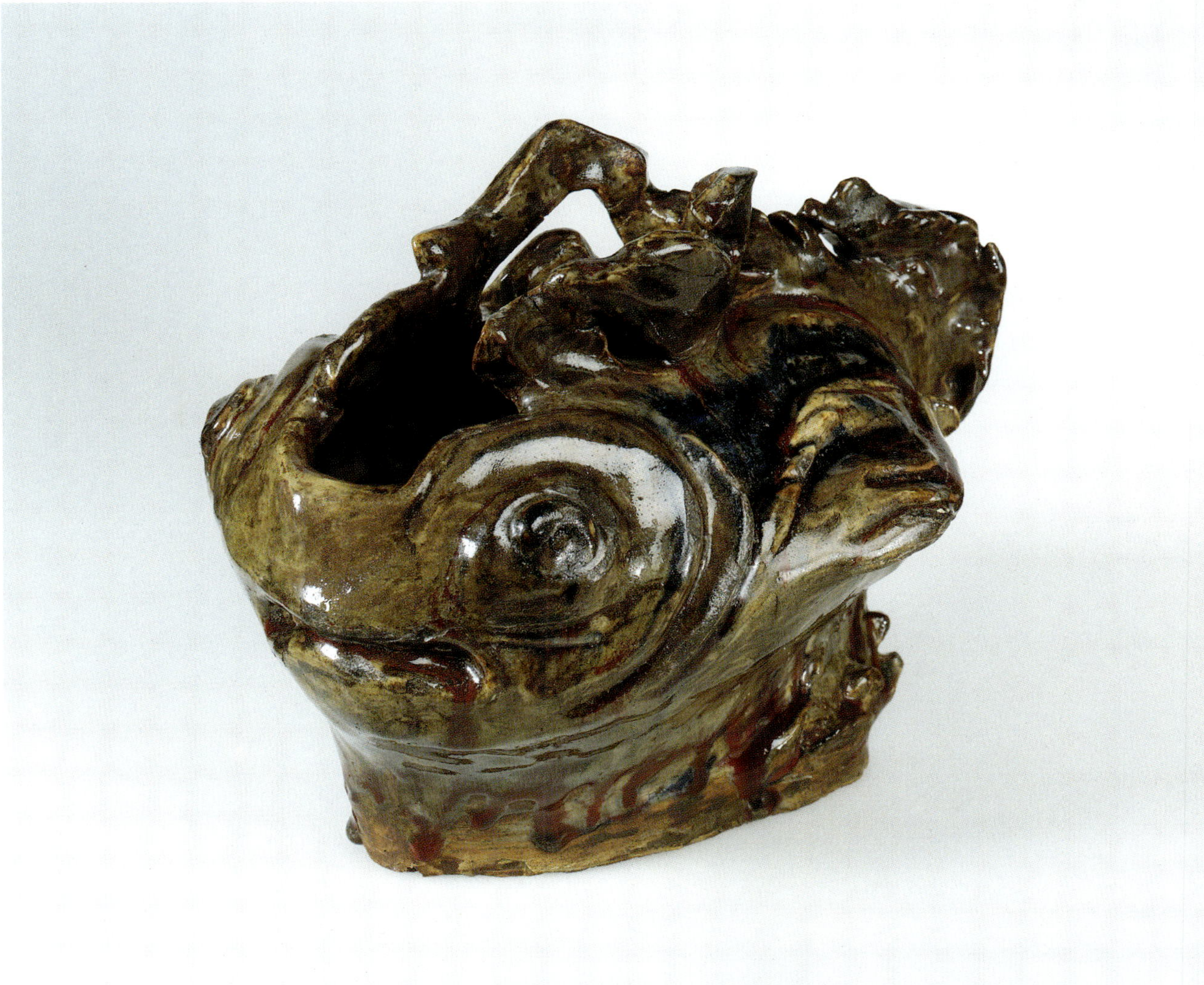

8
Gefäß in Form eines Mondfisches, 1887-1888
Vase en forme de poisson-lune

Emailliertes Steingut, 23x32cm
Signatur oberhalb des linken Auges: P. Go

Kopenhagen, The Danish Museum of Decorative Art

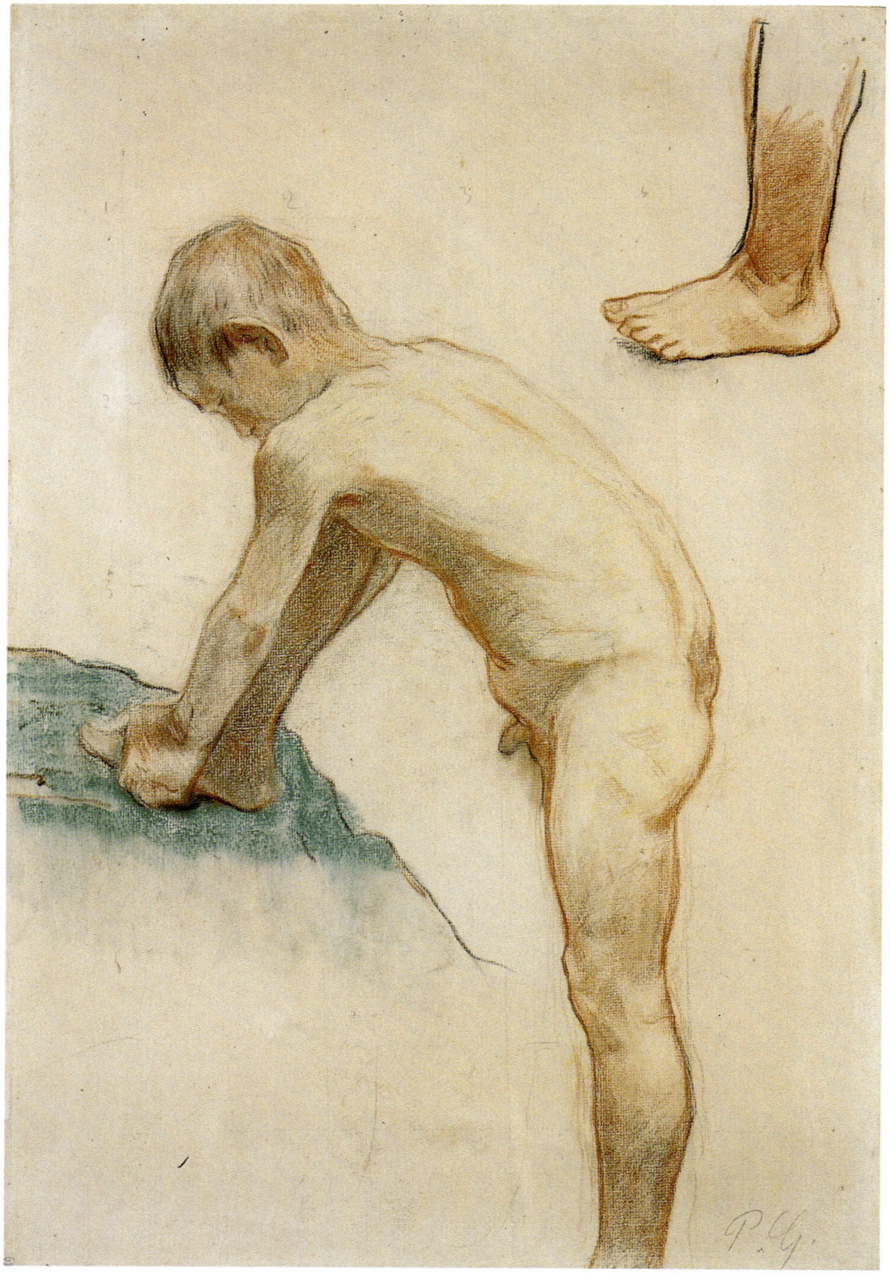

9

9

Nackter Knabe, den rechten Fuß mit beiden Händen haltend (Vorderseite), 1888

Rückseite: Stehende Bäuerin und Studien zu Gesicht und den strickenden Händen

Jeune garçon nu tenant son pied droit à deux mains (recto); Paysanne debout et étude du visage et des mains tricotant (verso)

Rötel, Pastell und Kohle auf Papier mit handgezogenem Gitternetz, 60,2 x 41,5 cm
Monogramm u. re.: P. G.

Paris, Musée du Louvre, Département des Arts graphiques, Fonds Orsay, Nachlaß Raymond Koechlin

Diese wunderbare Zeichnung ist die abschließende Studie zu dem Knaben auf der linken Seite von *Badende bretonische Knaben* (Kat. 10). Da das Blatt für die gesamte Darstellung nicht ausreichte, skizzierte der Künstler das linke Bein in der rechten oberen Ecke.

10

Badende bretonische Knaben, Sommer 1888

Jeunes baigneurs bretons

Öl auf Leinwand, 92 x 73 cm. W 275
Signatur und Datum u. li.: P. *Gauguin* 88

Hamburger Kunsthalle

»Mit Degas hat das nichts zu tun«, schrieb Gauguin am 8. Juli 1888 an Schuffenecker anläßlich der Fertigstellung einer Serie von Gemälden miteinander ringender Kinder und Badende; dabei waren ihm die Akte des genannten Malers sehr wohl gegenwärtig. Im Hintergrund dieser japanisch anmutenden Komposition ist der schnelle Flußlauf des Aven zu erkennen.

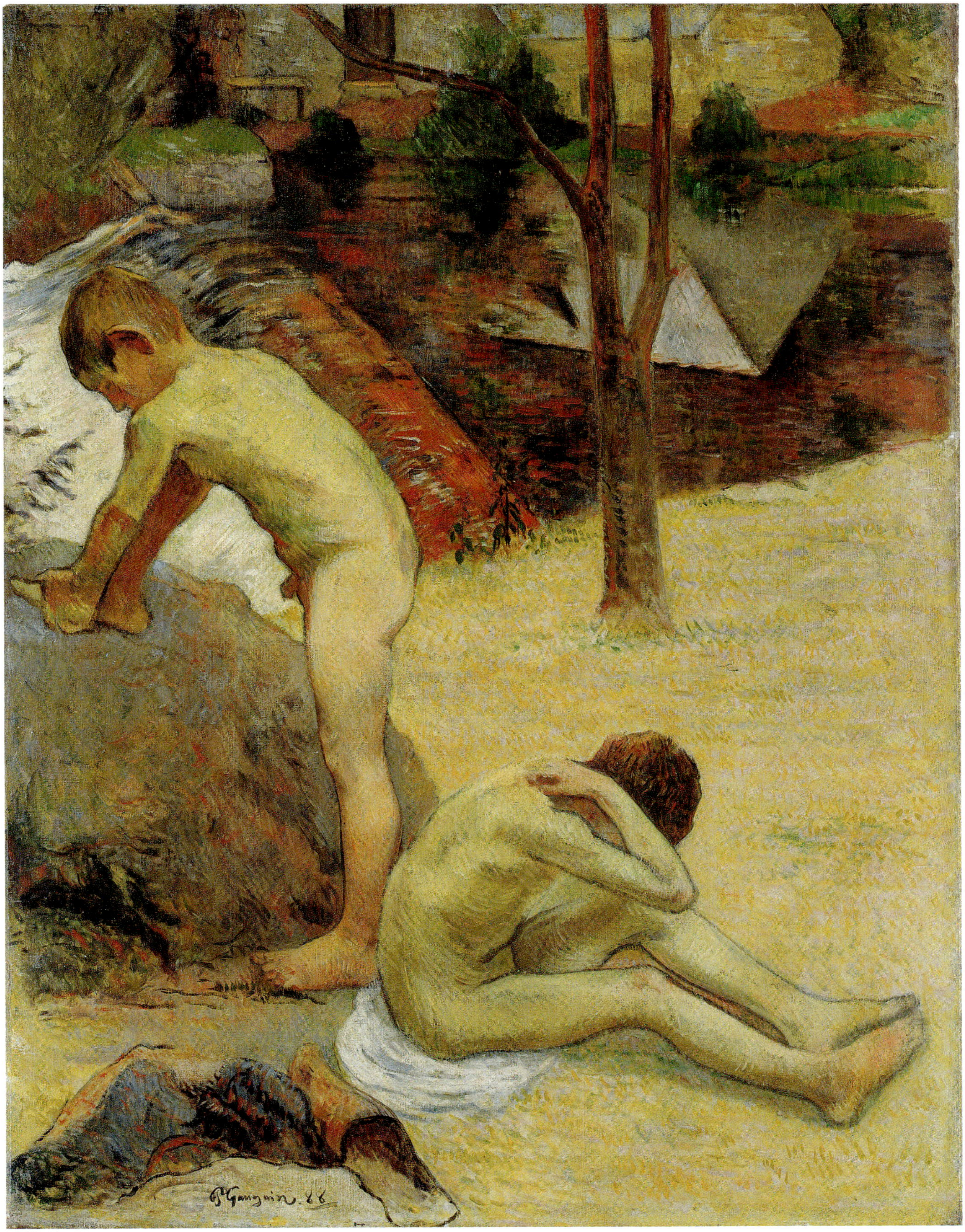
P Gauguin. 88

11
Serie von Zinkographien auf kanariengelbem Papier, 1889

Die hier abgebildeten neun Druckgraphiken sind Teil einer insgesamt elf Blätter umfassenden Serie, die erstmalig 1889 in Form eines »auf Wunsch einsehbaren« Albums im Café Volpini ausgestellt wurde. Die Themen gehen teils auf Erinnerungen an Martinique, die Bretagne oder Arles zurück, teils auf die Erzählungen von Edgar Allan Poe.

Reims, Musée des Beaux-Arts

11a
Entwurf zu einem Teller – Léda

Bildgröße 22,1 x 20,4 cm; Blattgröße 31,3 x 46,7 cm
Inschrift und Signatur spiegelverkehrt o. re.: *Homis* [sic] *soit qui mal y pense* PGo.
Inschrift und Datum spiegelverkehrt u. Mitte: *Projet d'asiet* [sic] *en* 89

Diese Zinkographie war auf den Umschlagdeckel des Albums zu der Serie geklebt.

11b
Dramen des Meeres, Bretagne
Les drames de la mer, Bretagne

Bildgröße 17,6 x 22,2 cm; Blattgröße 32,2 x 47,4 cm
Datum (spiegelverkehrt) und Signatur u. li.; Titel unterhalb des Bildes: 89 / *Paul Gauguin / Les drames de la mer / Bretagne*

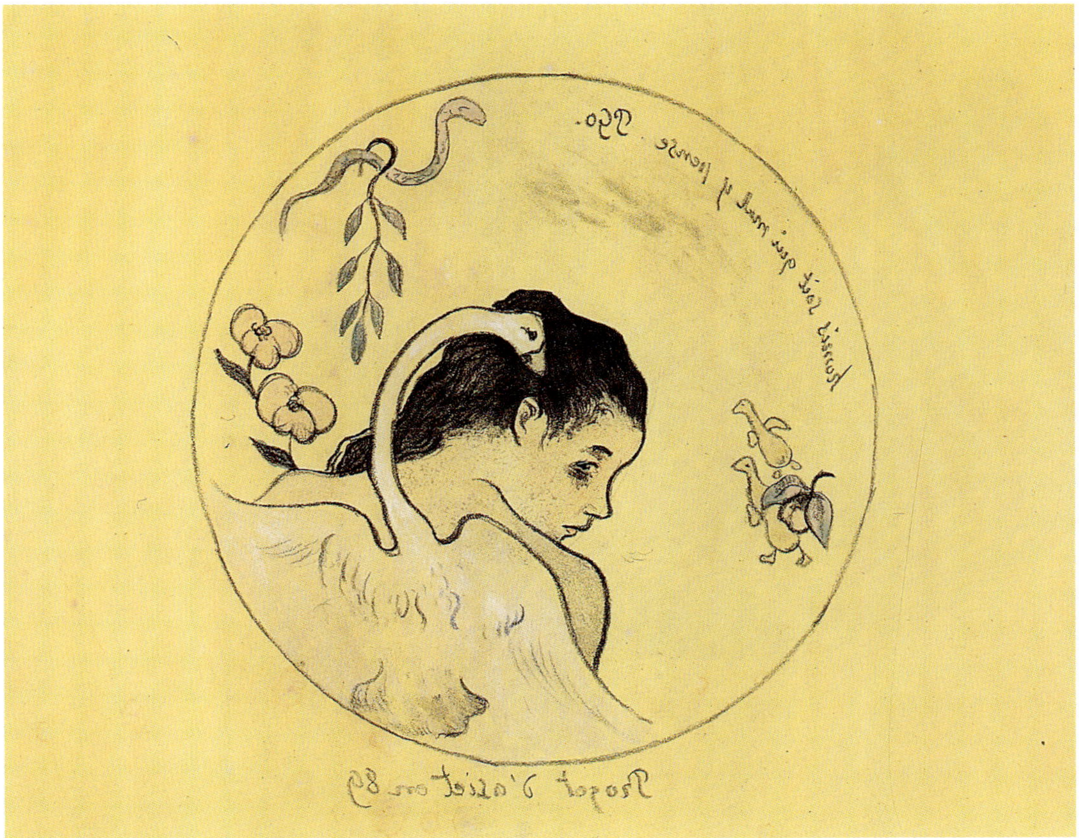

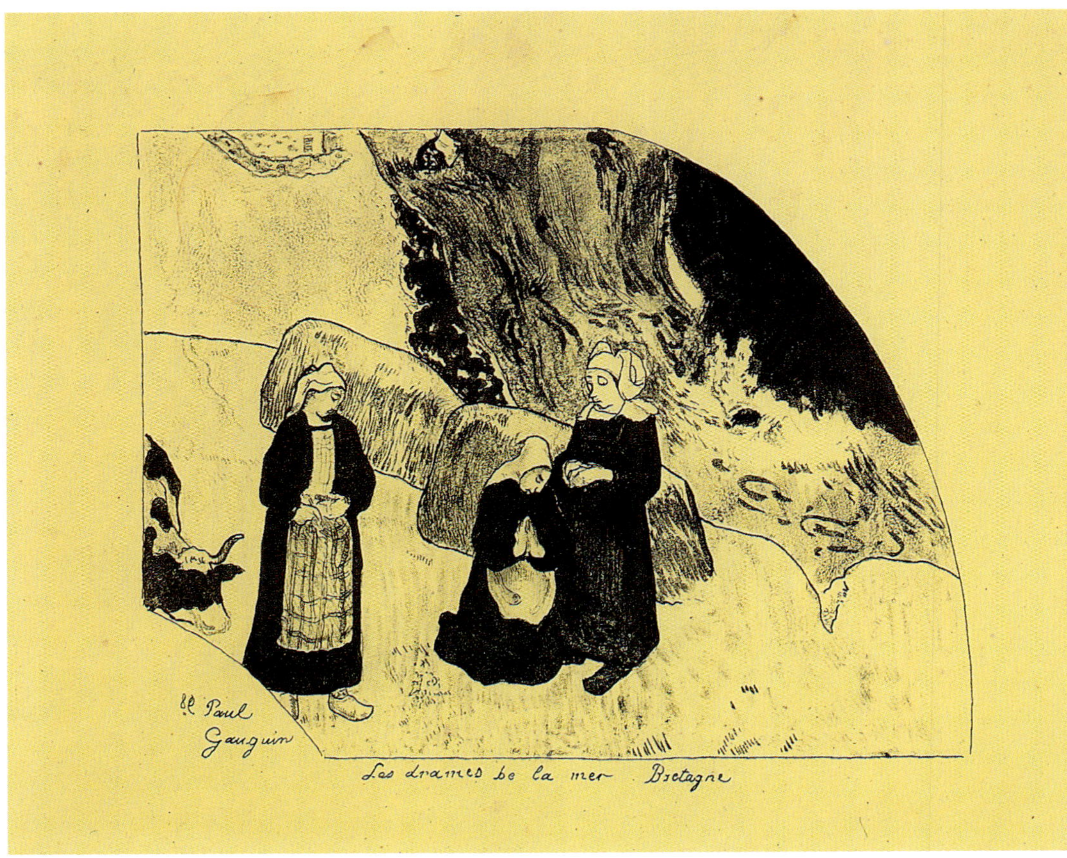
Paul
Gauguin
Les drames de la mer . Bretagne

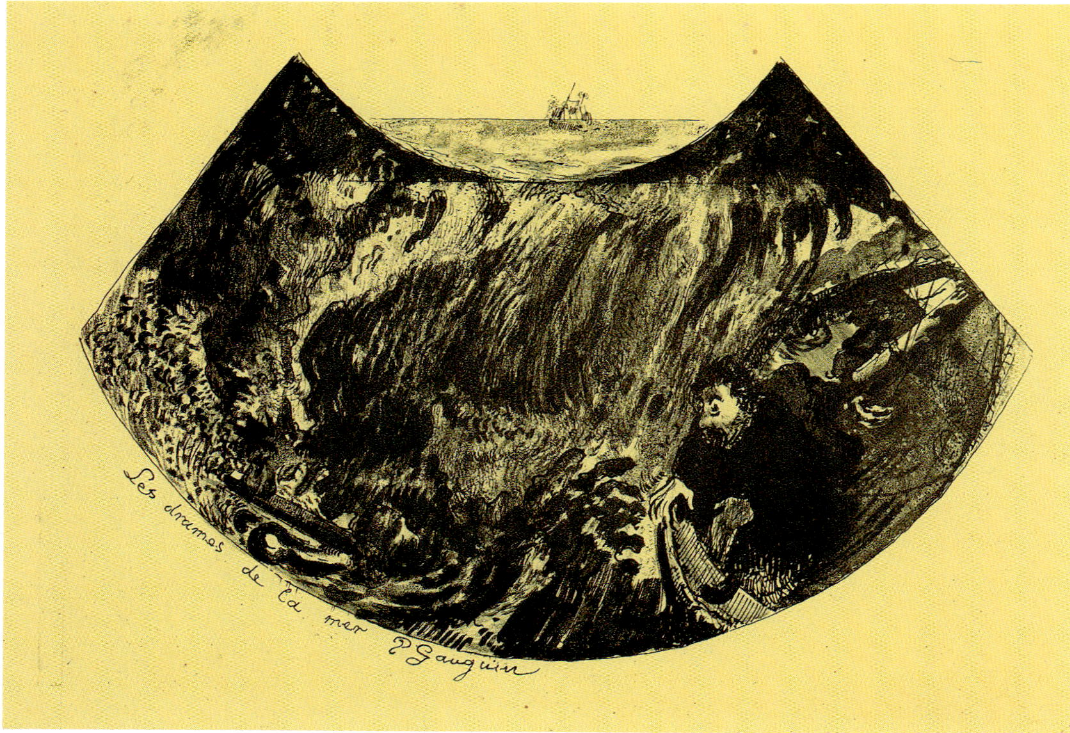

11c
Dramen des Meeres. Ein Sturz in den Maelstrom
Les drames de la mer. Une descente dans le Maelstrom

Bildgröße 18x27,2 cm; Blattgröße 31,4x46,9 cm
Titel und Signatur unterhalb des Bildes li.: *Les drames de la mer P Gauguin*

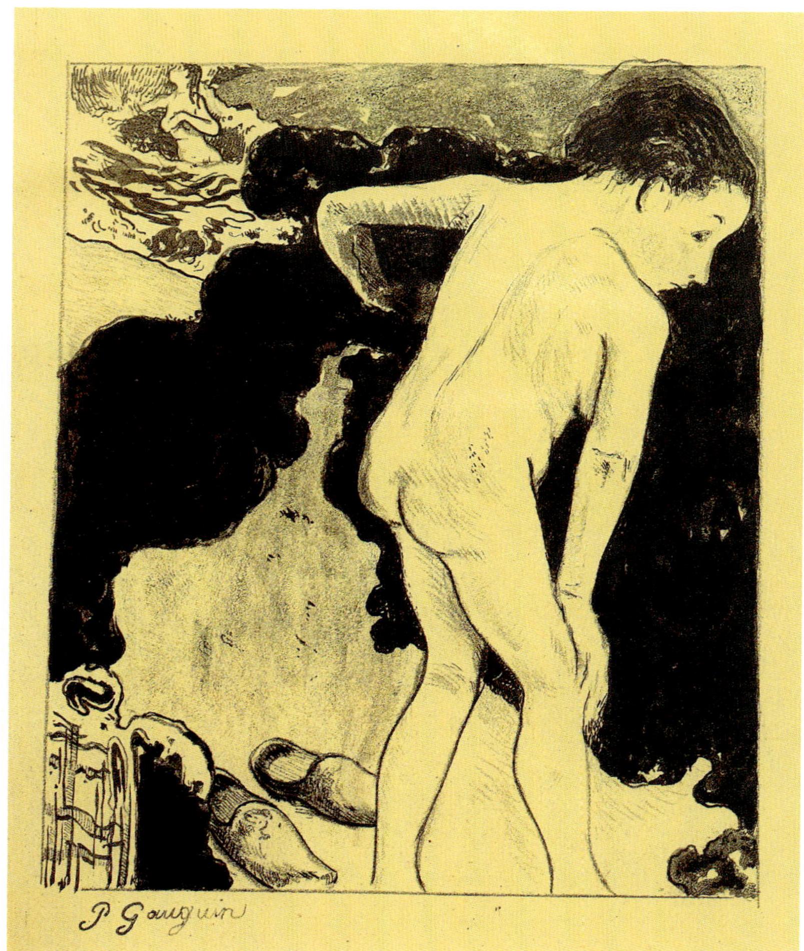

11d
Badende bretonische Frauen
Baigneuses bretonnes

Bildgröße 24,5x20 cm; Blattgröße 46,8x30,5 cm
Signatur unterhalb des Bildes li.: P *Gauguin*

11e
Zikaden und Ameisen
Les cigales et les fourmis

Bildgröße 21,6 x 26,1 cm;
Blattgröße 31,9 x 47,6 cm
Signatur am unteren Bildrand li.; Titel u. li.: *Paul Gauguin / Les cigales et les fourmis*

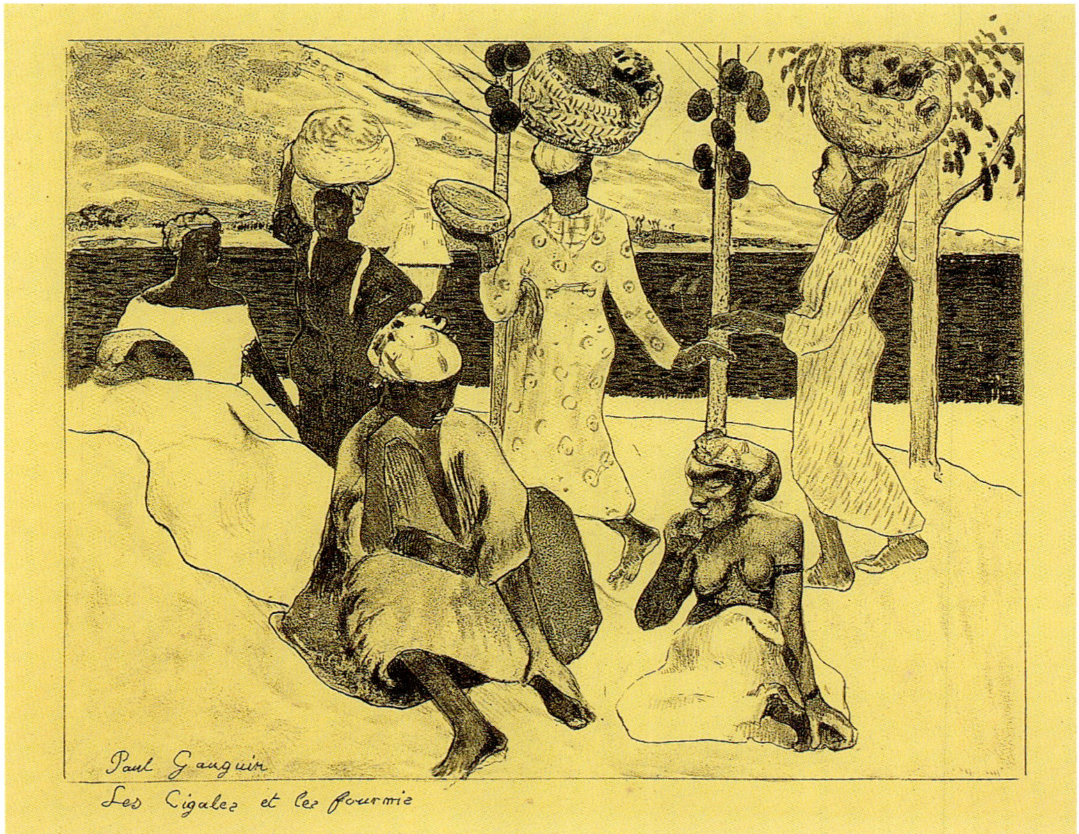

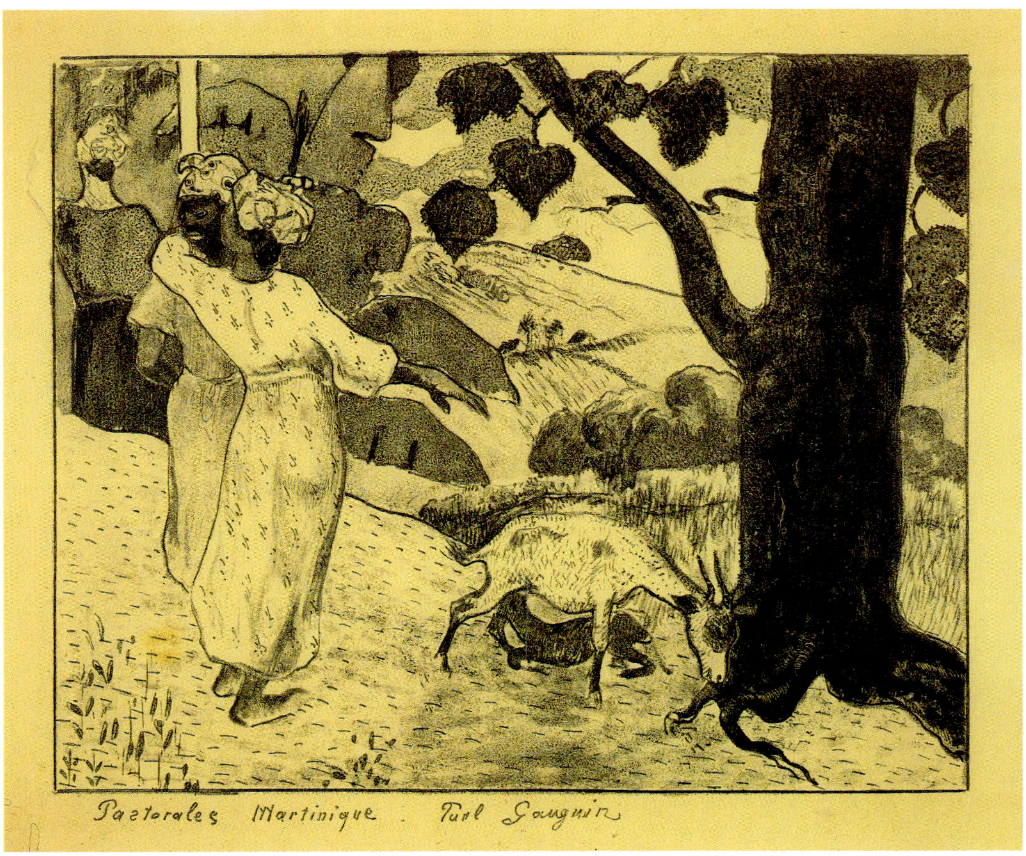

11f
Pastorale Martinique
Pastorales Martinique

Bildgröße 18,5 x 22,2 cm;
Blattgröße 32 x 46,8 cm
Titel und Signatur unterhalb des Bildes: *Pastorales Martinique Paul Gauguin*

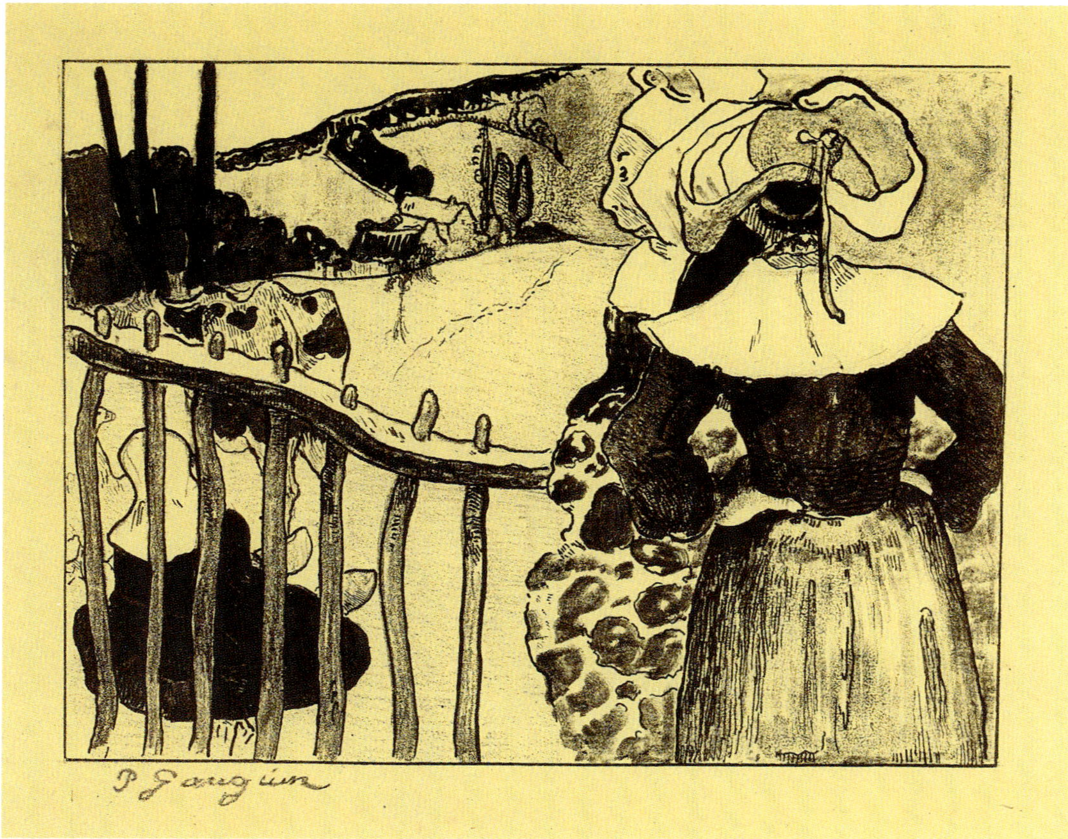

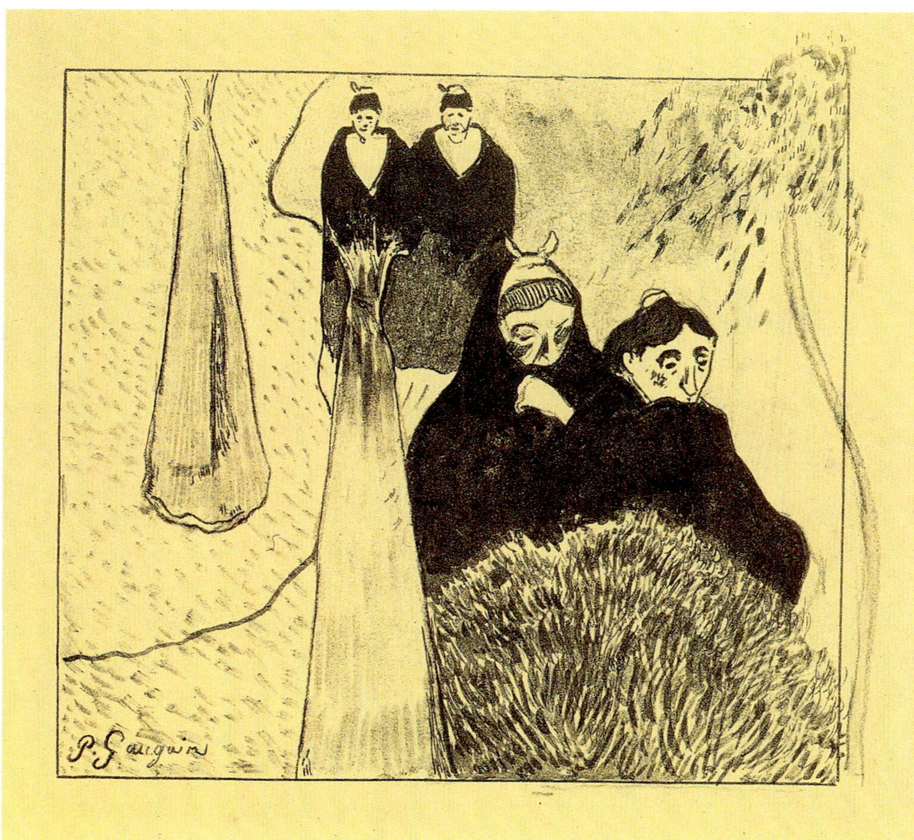

11g
Bretonin am Zaun
Bretonne à la barrière

Bildgröße 17 x 21,5 cm;
Blattgröße 46,8 x 21,3 cm
Signatur u. li.: P *Gauguin*

11h
Die alten Jungfern von Arles
Les vieilles Filles à Arles

Bildgröße 19,2 x 20,8 cm;
Blattgröße 46,8 x 31,2 cm
Signatur u. li.: P. *Gauguin*

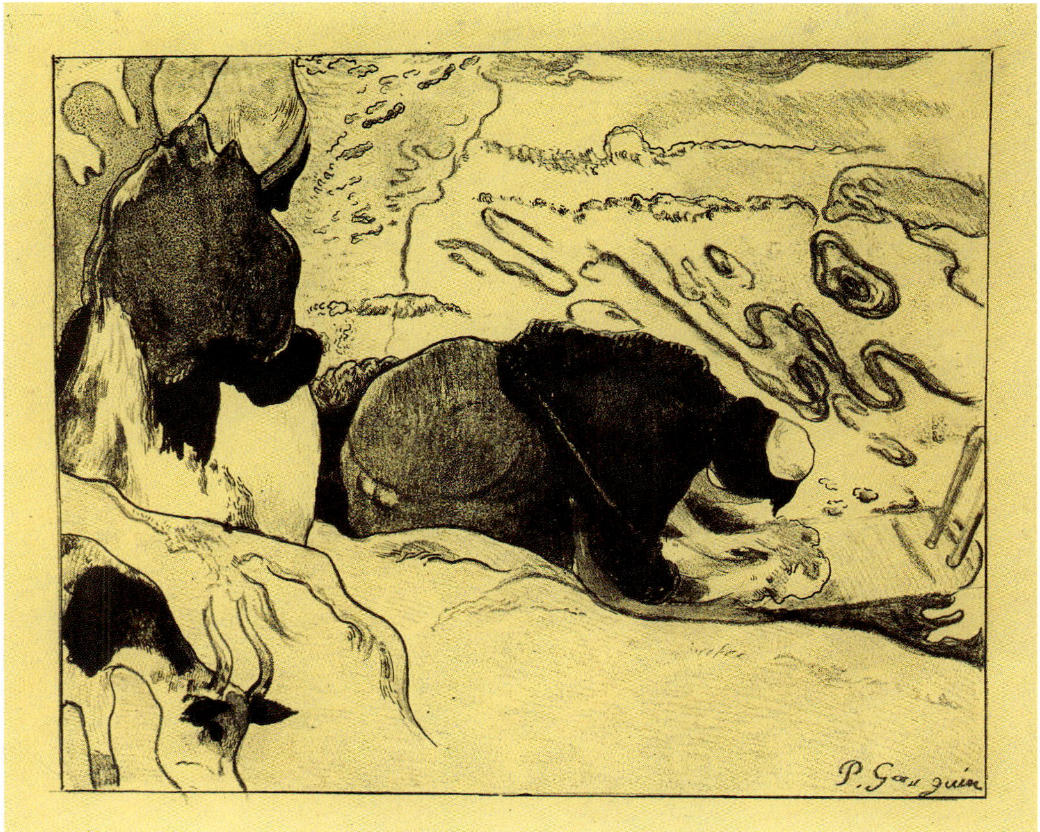

11i
Bretonische Wäscherinnen
Laveuses bretonnes

Bildgröße 21,2x26,5cm; Blattgröße 31,3x46,2cm
Signatur u. re.: P. *Gauguin*

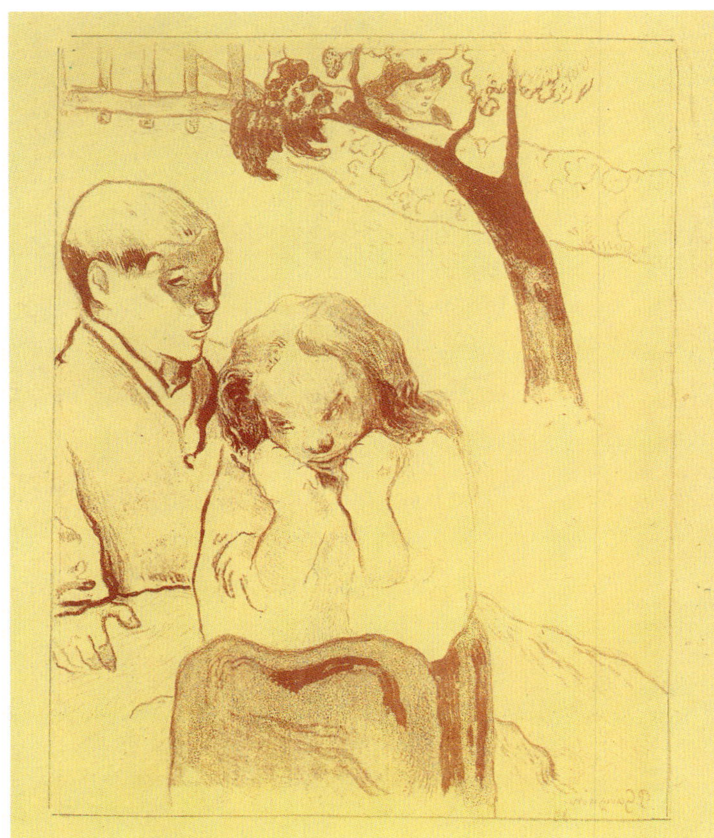

11j
Menschliches Leid
Misères humaines

Zinkographie mit brauner Tusche auf kanariengelbem Papier, 1889
Bildgröße 29,4x23,7cm; Blattgröße 49,6x64,8cm
Signatur und Datum spiegelverkehrt: P. *Gauguin* 89

Privatsammlung

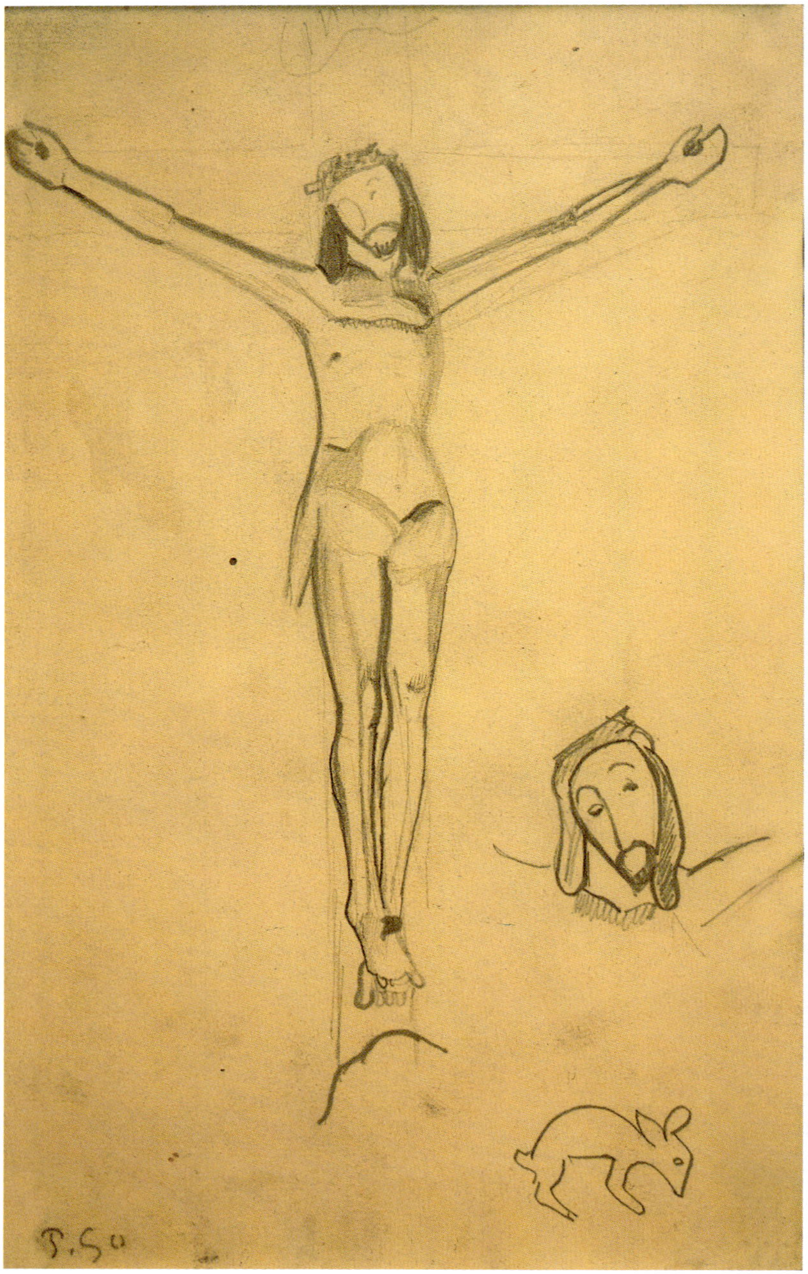

12

Studie zu *Der gelbe Christus*, 1889

Etude pour Le Christ jaune

Stift auf gelbem Papier, 24,4 x 15,5 cm
Monogramm u. li.: P. Go

Privatsammlung

Diese Zeichnung entstand nach einer bemalten Holzskulptur aus dem 17. Jahrhundert, die sich in der Kapelle von Trémalo in der Nähe von Pont-Aven befindet; der Kopf ist noch einmal vergrößert dargestellt. Die kleine Tierfigur unten rechts greift eine Darstellung auf einem der Querbalken der Kapelle auf. Im selben Jahr schuf Gauguin ein Gemälde, auf dem der Christus von Trémalo in gelber Farbe eine im Stil des Synthetismus dargestellte bretonische Landschaft überragt. Jenes Bild ist im Hintergrund eines bewegenden Selbstporträts zu sehen, das nur wenige Wochen vor der ersten Reise des Künstlers nach Tahiti fertiggestellt wurde.

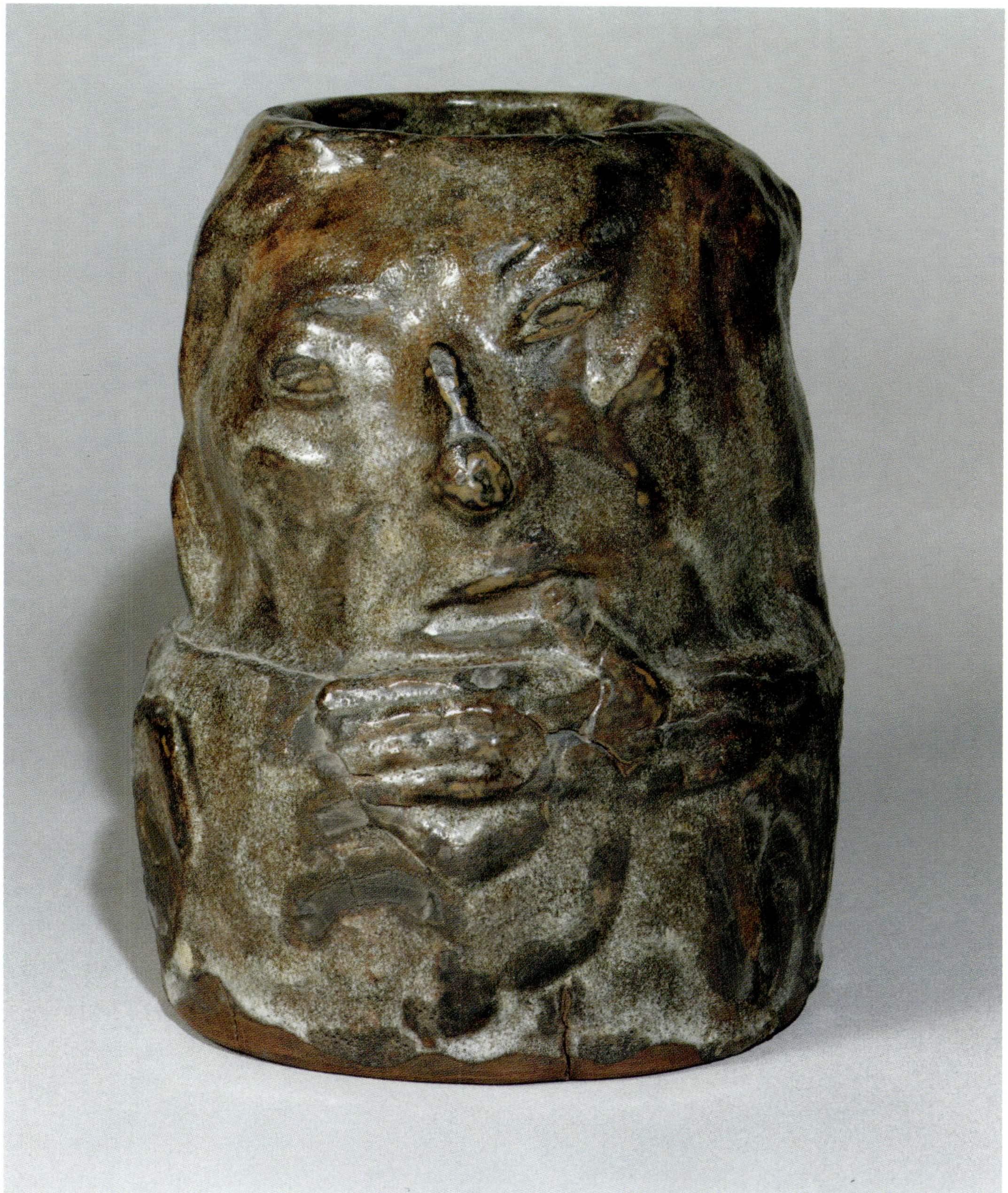

13

Krug in Form eines grotesken Kopfes, Selbstporträt, Winter 1889

Pot autoportrait en forme de tête de grotesque

Emailliertes Steingut, Höhe 28 cm
Widmung auf einem Aufkleber auf der Innenseite des Krugs: *La sincérité d'un songe à l'idéaliste Schuffenecker. Souvenir Paul Gauguin*

Paris, Musée d'Orsay

Gauguin widmete diesen zu Beginn des Jahres 1889 angefertigten Krug seinem Freund Schuffenecker, der ihn wiederholt beherbergt hatte. Später bot der Künstler diese Verzweiflung ausdrückende Maske »eines armen Teufels, der sich in sich zusammenkrümmt, um das Leid zu ertragen«, der Schwester Emile Bernards, Madeleine Bernard, an.

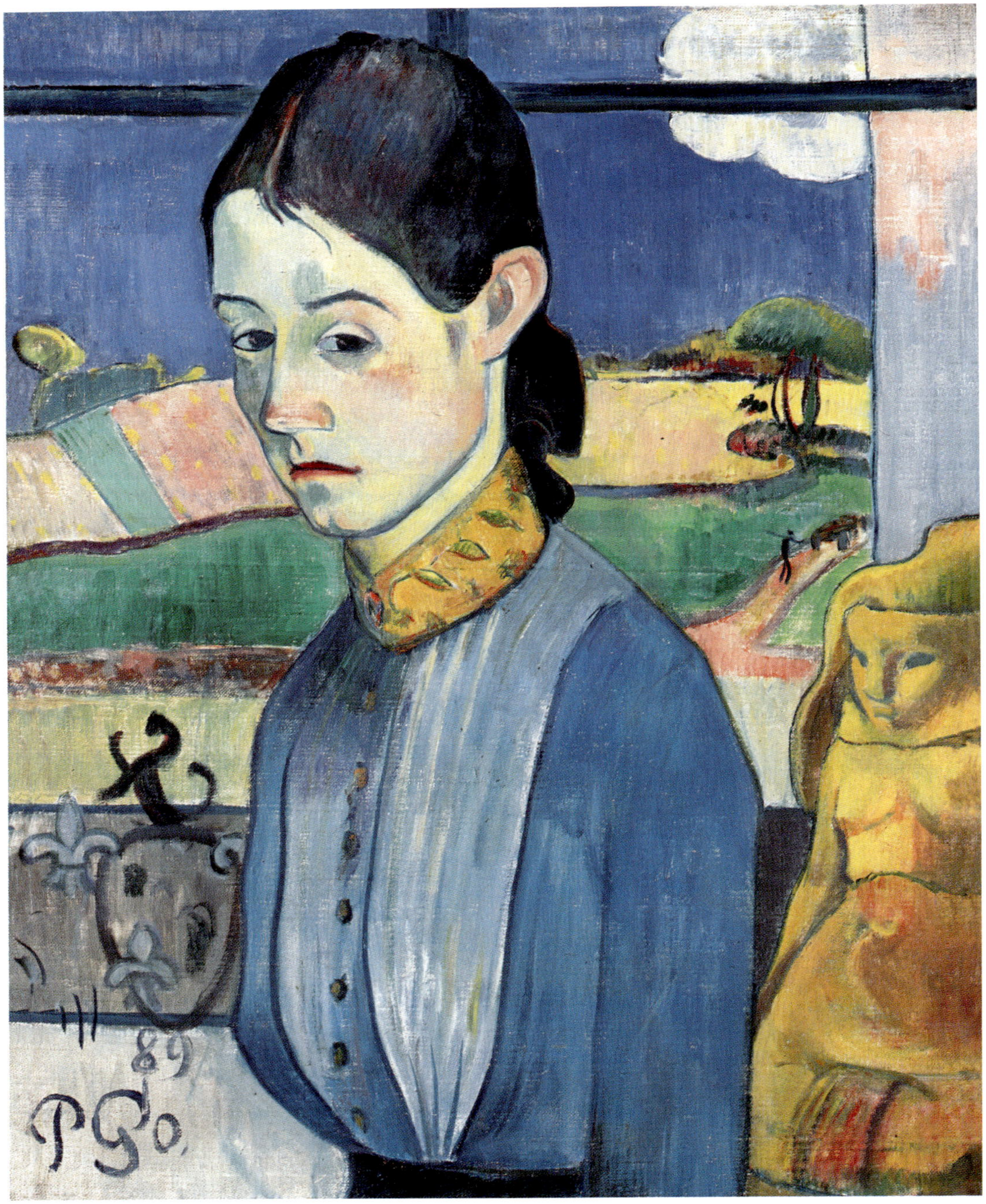

14

Junge Bretonin, 1889

Jeune bretonne

Öl auf Leinwand, 46x38 cm. W 316
Datum und Signatur u. li.: 89/P Go

Privatsammlung

Das Modell dieses Porträts ist unbekannt. Neben ihm im Vordergrund ist eine Keramik in peruanischem Stil zu sehen, deren Primitivismus eine Parallele zu dem scheuen Ausdruck der jungen Frau bildet. Auch auf dem berühmten Bild *Die schöne Angèle* von 1888 sind Porträt und Keramik als Sujets verbunden.

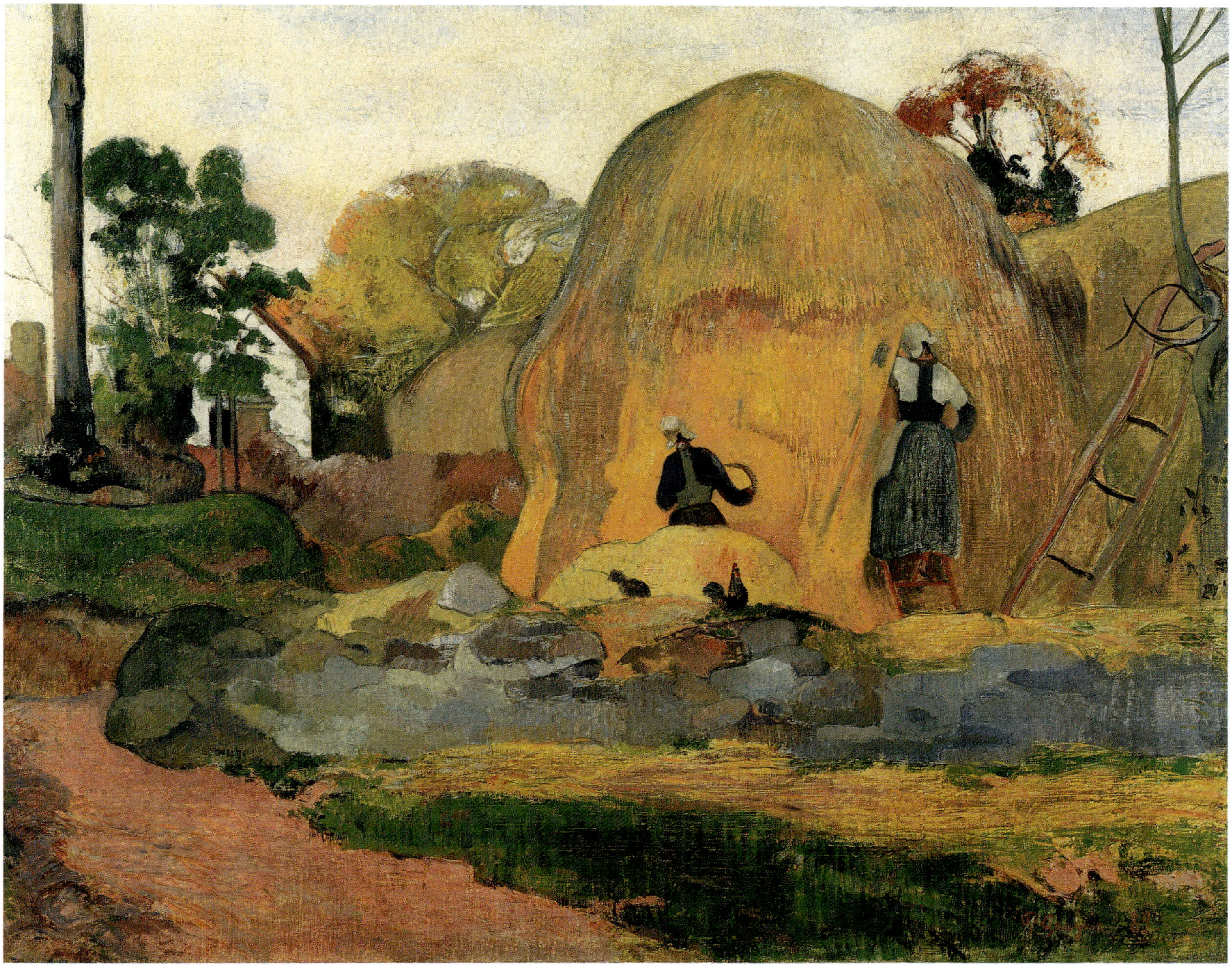

15
Die gelben Heuschober *oder* Goldene Ernte, 1889
Les Meules jaunes ou *La Moisson blonde*

Öl auf Leinwand, 73,5 x 92,5 cm. W 351
Signatur und Datum u. re.: P *Gauguin* 89

Paris, Musée d'Orsay, Schenkung von Madame Huc de Monfreid

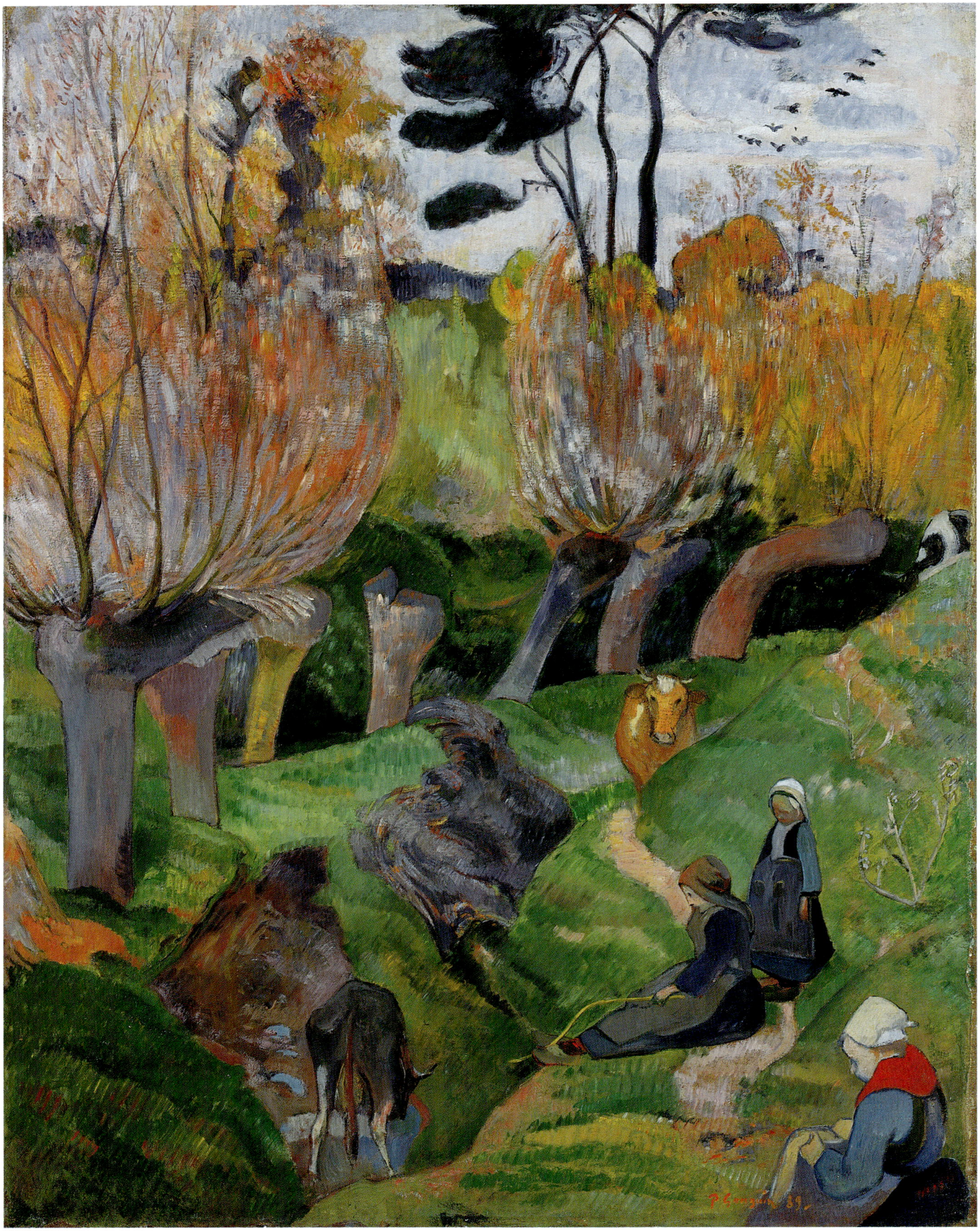

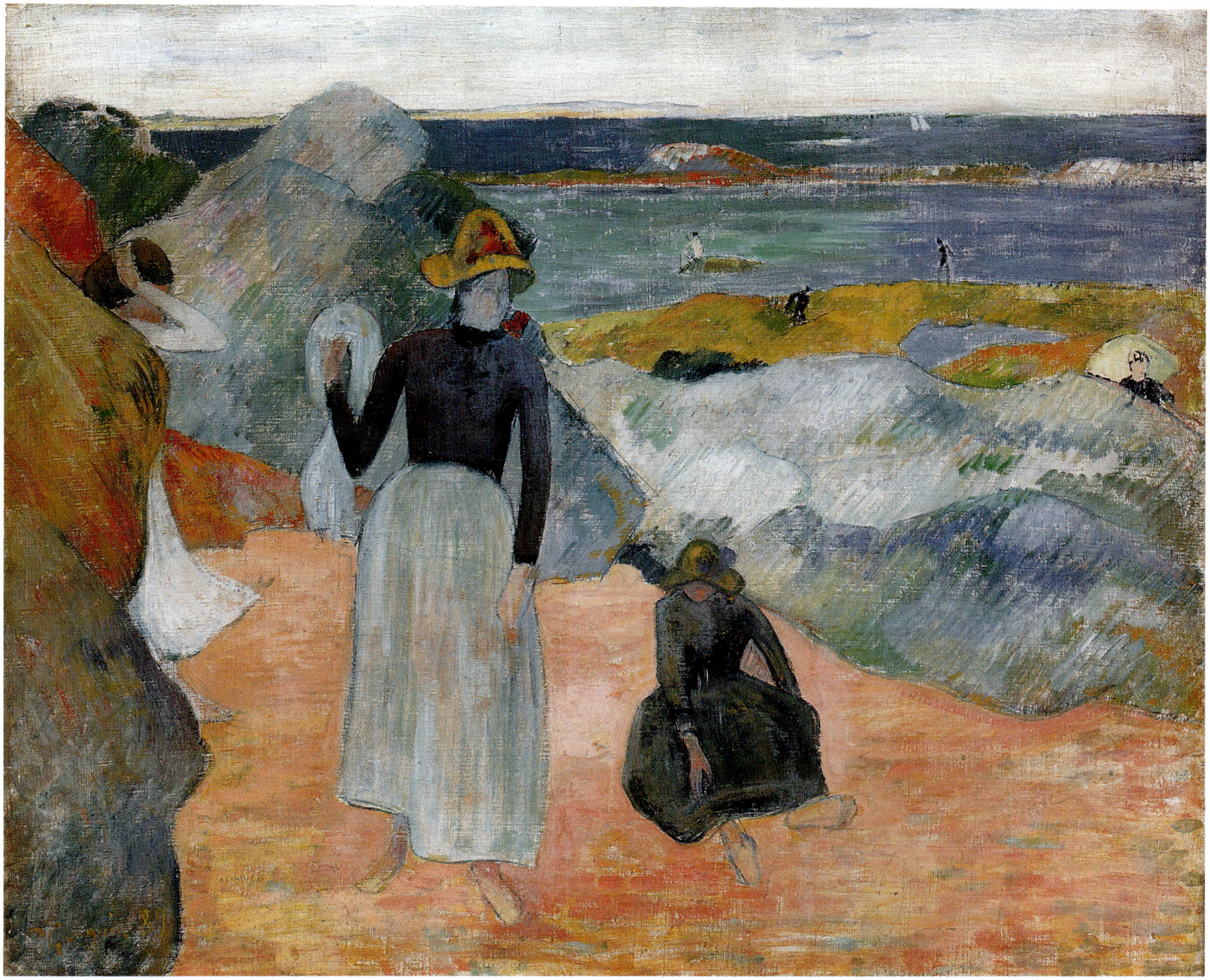

16
Die Weiden, 1889
Les Saules

Öl auf Leinwand, 92x73 cm. W 357
Signatur und Datum u. re.: P *Gauguin* 89

Oslo, Nasjonalgalleriet

Die Figuren in dieser Landschaft um Le Pouldu aus dem Herbst 1889 hat Gauguin auch separat in Studien und anderen Arbeiten festgehalten.

17
Am Strand, 1889
Sur la plage

Öl auf Leinwand, 60x73 cm. W 359
Signatur und Datum u. li.: P *Gauguin* 89

Oslo, Nasjonalgalleriet

Ausnahmsweise stellt Gauguin in dieser Landschaft um Le Pouldu keine bescheidenen Bauern bei der Arbeit dar, sondern Sommerfrischler, die die Freuden des Strandlebens genießen.

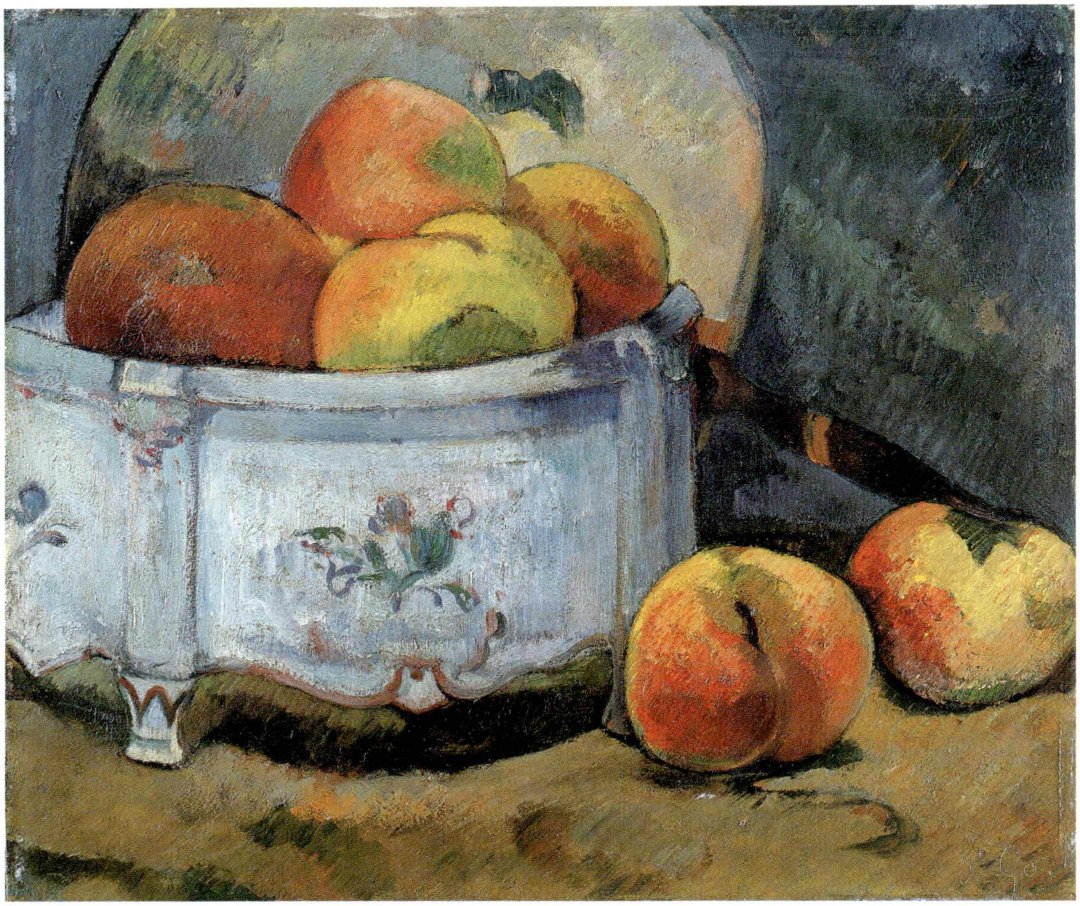

18
Stilleben mit Pfirsichen, um 1889
Nature morte aux pêches

Öl auf Holz, 26,04 x 31,75 cm. W 381
Signatur u. re. : P *Go*

Cambridge (Mass.), Fogg Art Museum, Harvard University Art Museums, Schenkung von Walter E. Sachs

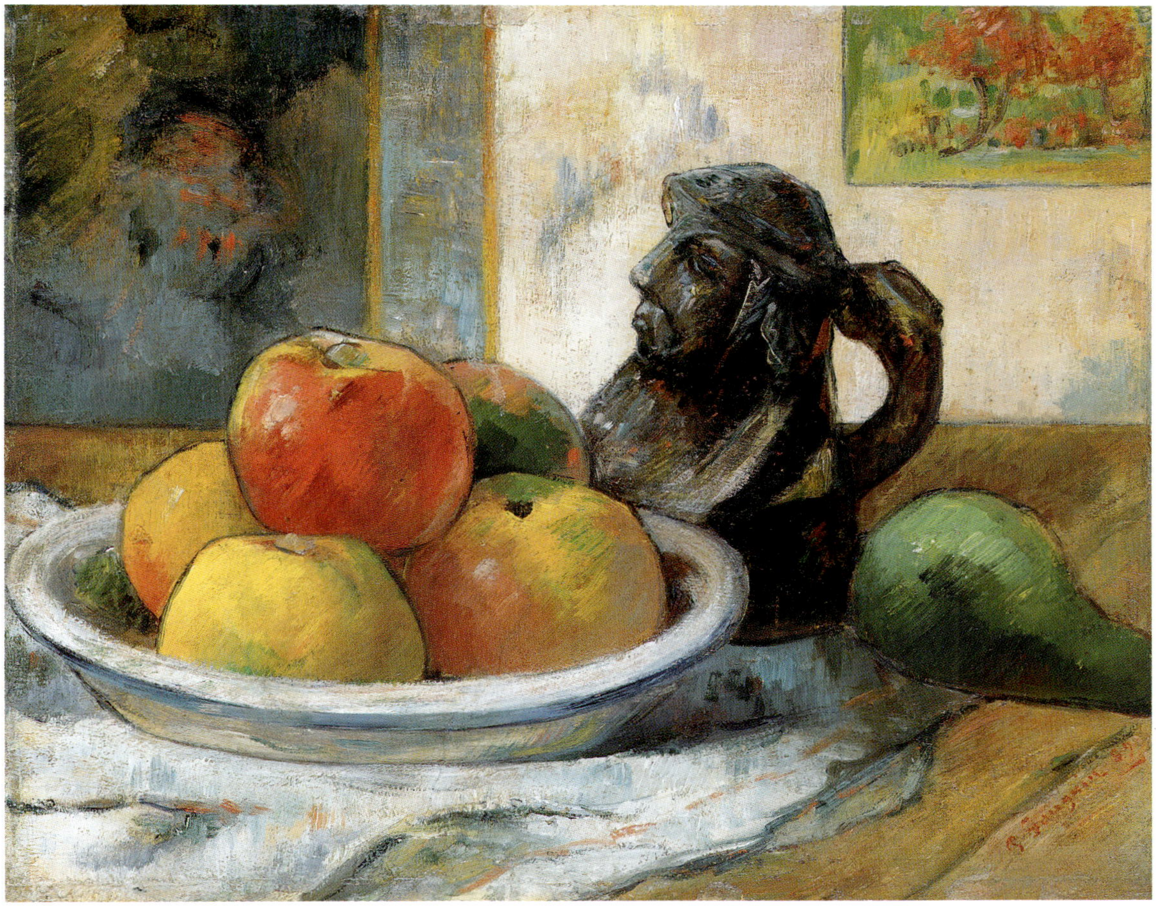

19

Stilleben mit Äpfeln, Birne und Krug in Form eines Kopfes, 1889

Nature morte avec pommes, une poire et une cruche en forme de tête

Öl auf Holz, 28,58x36,2cm. W 405
Signatur und Datum u. re.: P. *Gauguin* 89

Cambridge (Mass.), Fogg Art Museum, Harvard University Art Museums, Schenkung von Walter E. Sachs

Gauguin gibt auf seinen Gemälden oft Keramikfiguren wieder, häufig in Verbindung mit Personen, meistens jedoch umgeben von Blumen und Früchten. Der als Selbstporträt gestaltete Krug bildet gleichsam die Signatur dieses Stillebens, das mit seinem Motiv der Äpfel und dem länglichen, parallelen Pinselduktus unweigerlich an Cézanne erinnert.

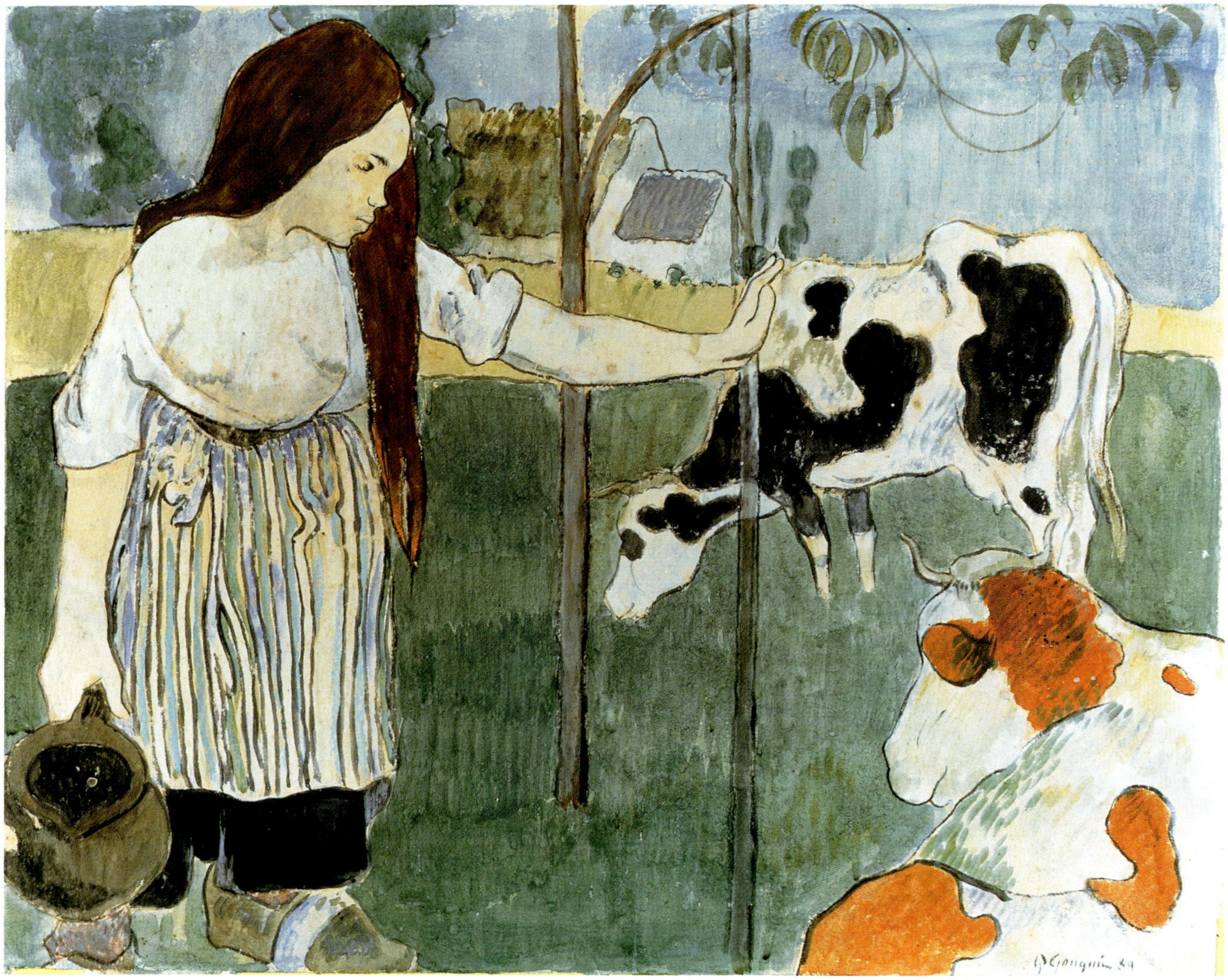

20

Die Kuhhirtin, 1889

La Vachère

Gouache auf Papier, 48 x 60 cm
Signatur und Datum u. re.: P *Gauguin* 89

Privatsammlung, mit freundlicher Unterstützung der Galerie Daniel Malingue

Unter dem Eindruck der melancholischen Stimmung in der Bretagne vertraute Gauguin van Gogh im Herbst 1889 folgendes an: »Ich habe in diesem Jahr vor allem einfache Bauernkinder gemalt, die teilnahmslos mit ihren Kühen die Küste entlangspazieren. Weil mir das Trügerische an der Freilichtmalerei und überhaupt jedoch nicht gefällt, versuche ich, diesen betrübten Figuren jene Wildheit zu geben, die ich an ihnen wahrnehme und die auch in mir selbst steckt.«

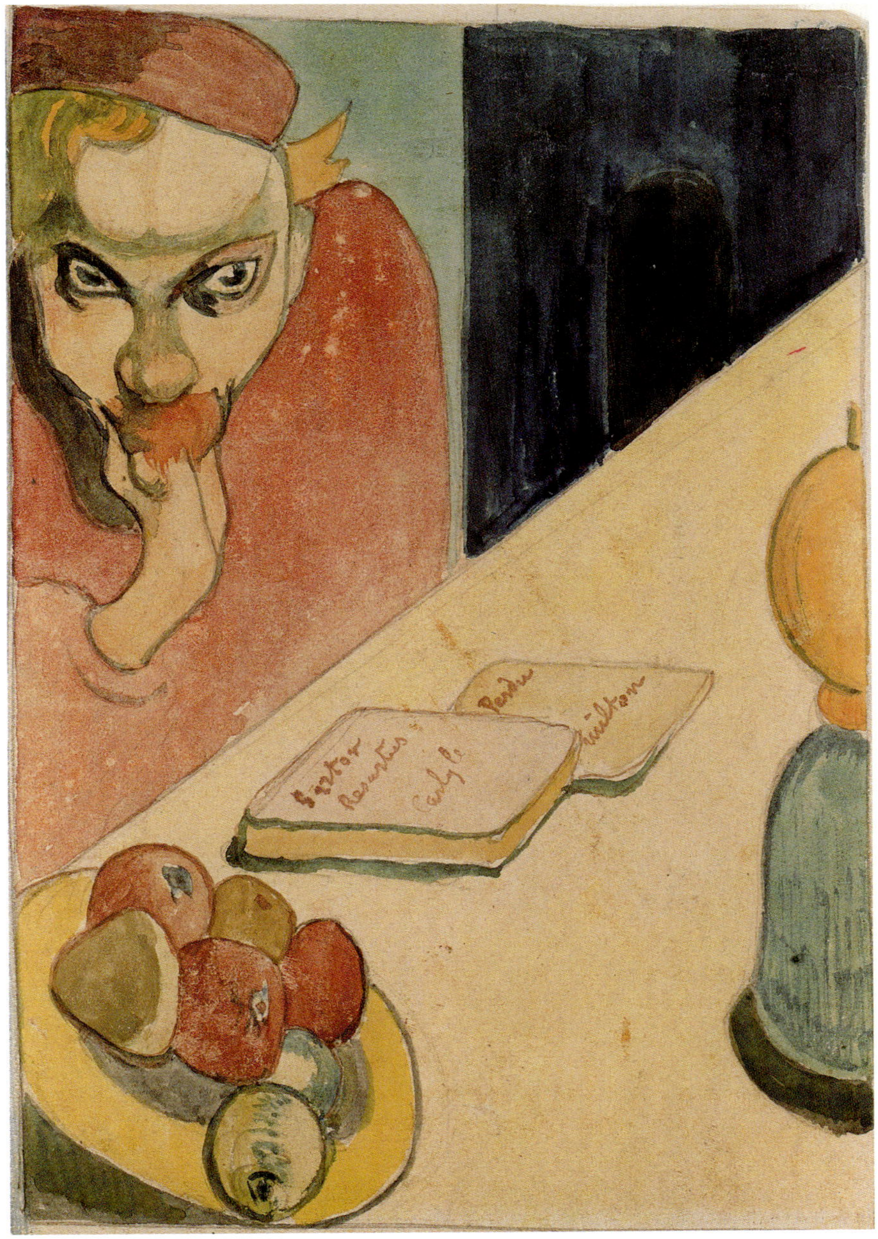

21

Porträt von Meyer de Haan, 1889

Portrait de Meyer de Haan

Aquarell und Stift auf Papier, 16,4 x 11,1 cm

New York, The Museum of Modern Art,
Schenkung von Arthur G. Altschul (699.76)

Der holländische Maler Meyer de Haan, ein Gefährte und Mäzen Gauguins in Le Pouldu, gestaltete gemeinsam mit ihm den Speisesaal in der Herberge von Marie Henry. Dieses Aquarell diente als vorbereitende Studie zu dem Porträt, das Gauguin als Gegenstück zu seinem Selbstbildnis auf eine Schranktür in der Herberge malte. Die Porträts sind umgeben von sinnbildlichen Elementen: ein Teller mit Äpfeln, eine Petroleumlampe und ein paar Bücher bei Meyer de Haan, eine stilisierte Schlange, Äpfel und ein Heiligenschein bei Gauguin.

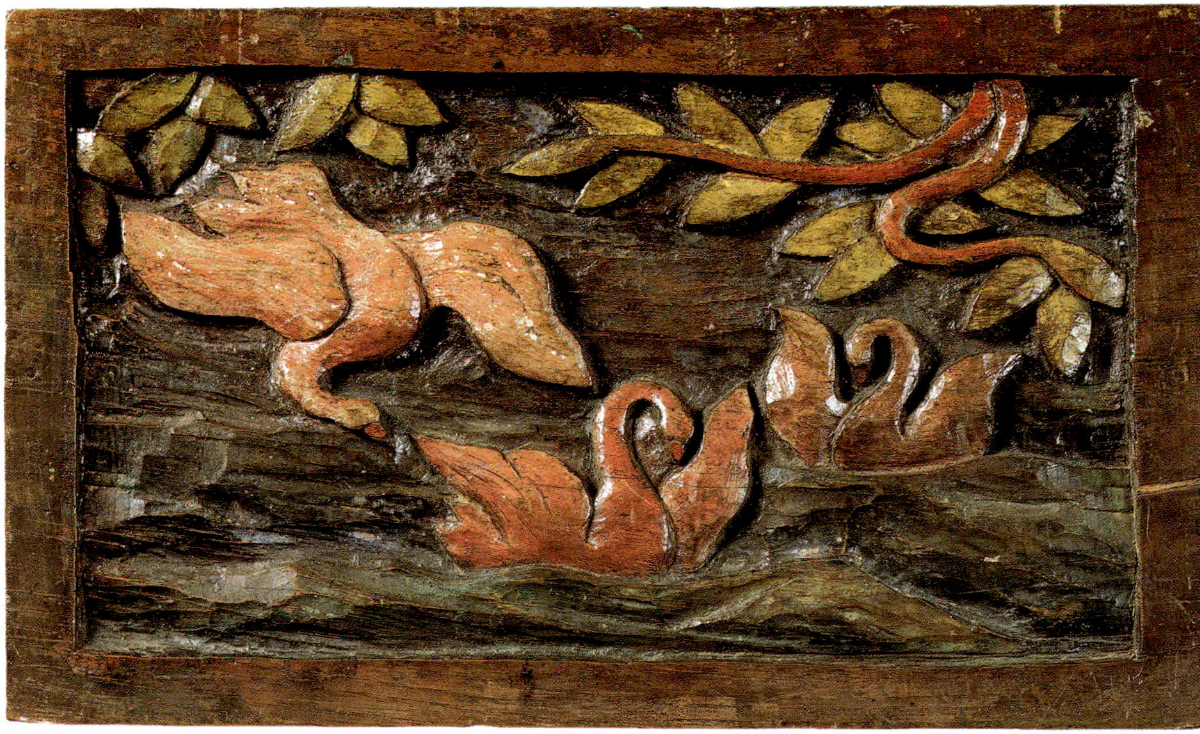

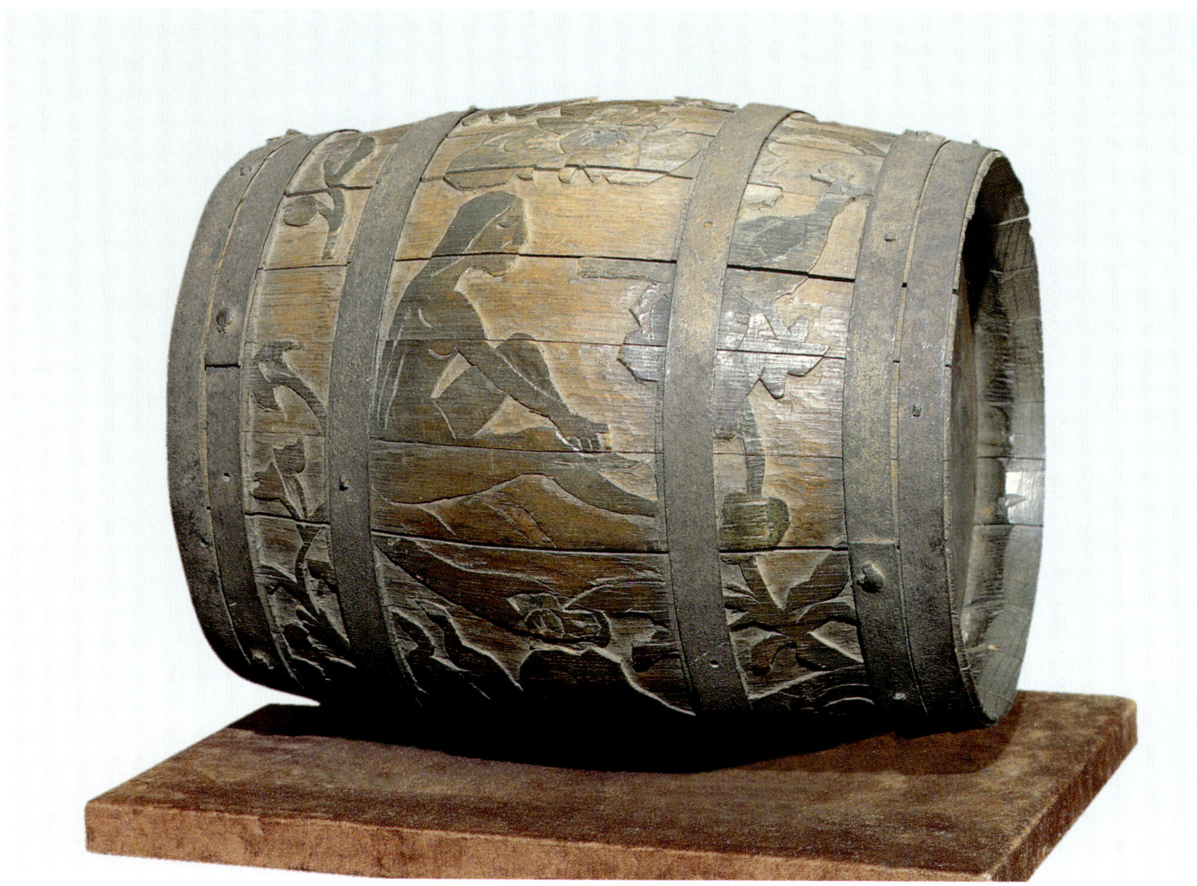

22

Die Schwäne, um 1889

Les Cygnes

Holzrelief, farbig gefaßt, 19,5 x 33 cm. G 20

Privatsammlung

23

Kleines Faß mit Verzierungen, 1889-1890

Tonnelet décoré

Bemaltes Holz mit Schnitzarbeiten, Höhe 37 cm lang, Durchmesser 26-29 cm. G 84

Privatsammlung Joshua I. Latner

Zwei Szenen zieren dieses kleine Faß, das gemeinsam mit anderen Gegenständen im Speisesaal von Marie Henrys Herberge in Le Pouldu aufbewahrt wurde: Die eine zeigt eine bretonische Bäuerin, umgeben von Gänsen, einem Hahn und einem Schwein, die andere eine nackte Frau mit langen Haaren, die die tahitianischen Badenden vorwegnimmt. Beide Darstellungen umrankt eine stilisierte Vegetation.

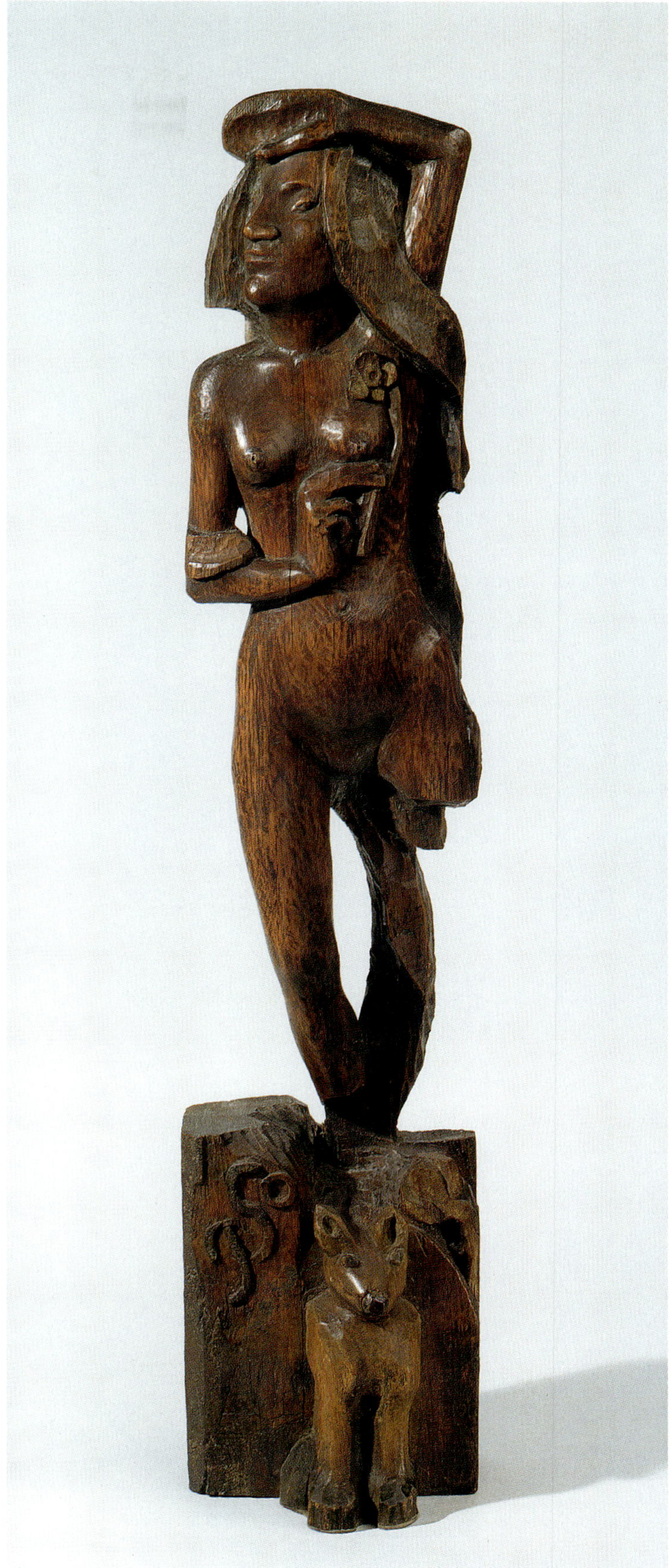

24

Die Wollust, 1890

La Luxure

Geschnitzte Eiche, Fuchs aus Pinienholz, 70 x 15 x 7 cm
Schräg nach oben verlaufendes Monogramm auf dem Sockel: P Go. G 88

Frederikssund, J. F. Willumsen Museum

Eine erste Version von *Die Wollust* entstand aus Ton, doch die kleine Statue zerbrach. Gauguin schnitzte eine weitere allegorische Figur aus Holz, zu der er sich von dem Bildnis einer javanesischen Tänzerin inspirieren ließ. Dieses hatte er auf der Weltausstellung von 1889 im Pavillon von Java erworben.

25

Rosen und kleine Statue, um 1890

Roses et statuette

Öl auf Leinwand, 73,2x54,5 cm
Signatur u. re.: P G*o*. W 407

Reims, Musée des Beaux-Arts

Neben einen prächtigen Rosenstrauß stellte Gauguin die kleine Statue einer Nackten aus Martinique, die er in Erinnerung an seine Karibikreise gerade fertiggestellt hatte. Die kleine Figur hatte ihren Platz auf einem Regal oberhalb des Kamins im Speisesaal der Herberge in Le Pouldu und bildete hier das Gegenstück zu *Die Wollust*.

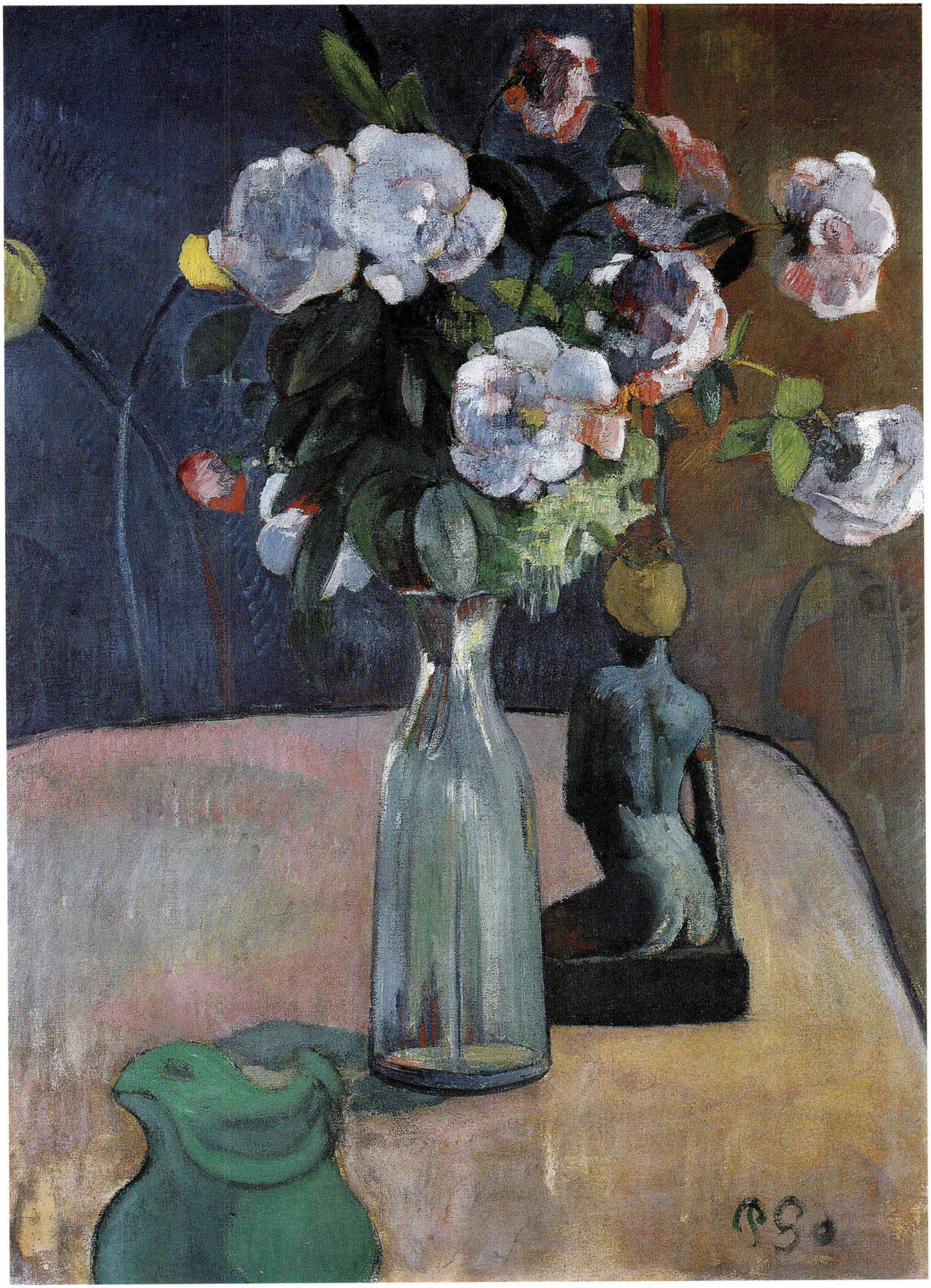

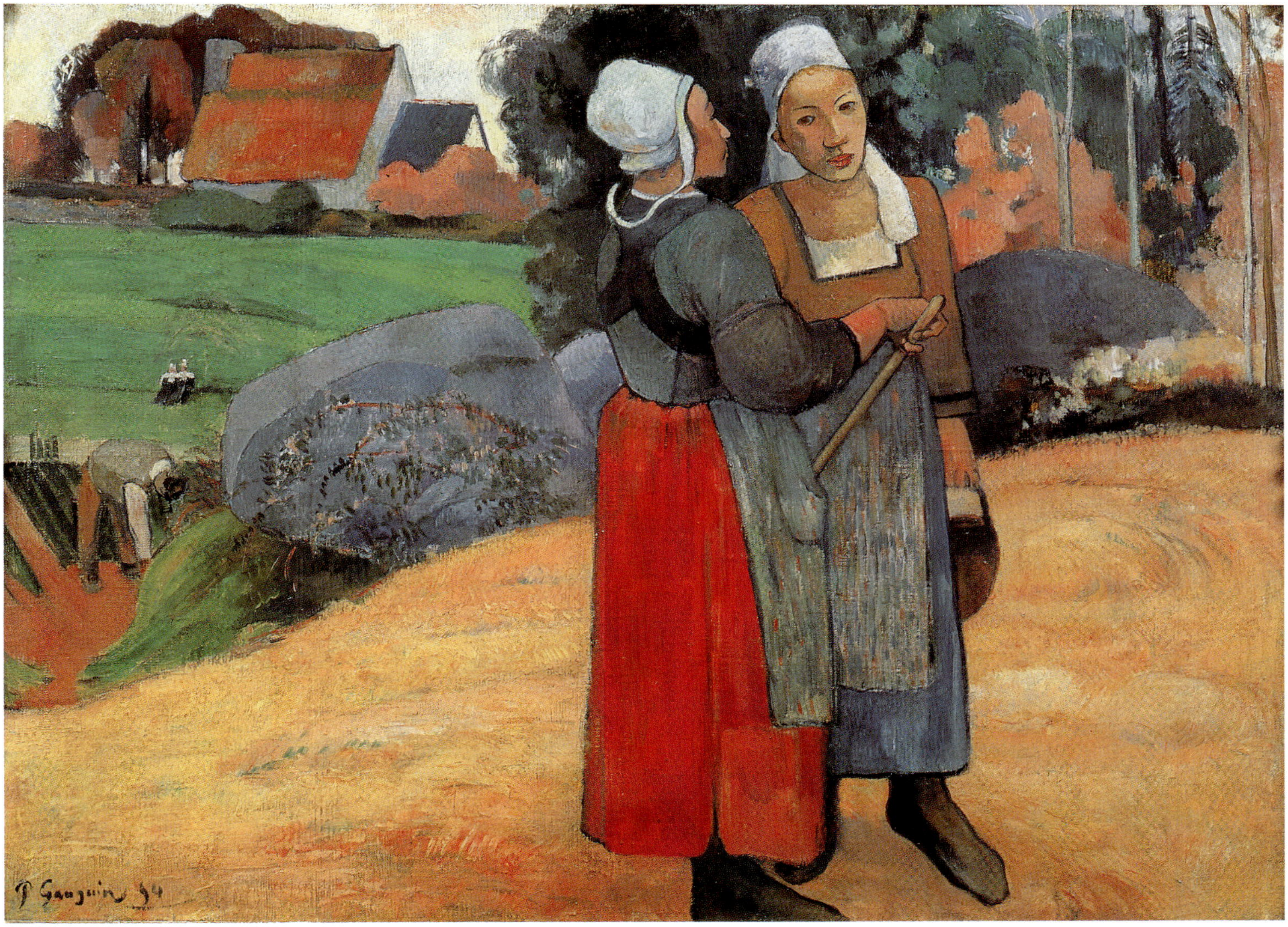

26

Bretonische Bäuerinnen, 1894

Paysannes bretonnes, 1894

Öl auf Leinwand, 66x92cm. W 521
Signatur und Datum u. li.: P *Gauguin* 94

Paris, Musée d'Orsay, Schenkung von Max und Rosy Kaganovitch

In dem zwischen zwei Reisen nach Tahiti liegenden Aufenthalt in der Bretagne fand Gauguin erfreut die vertrauten Themen aus Pont-Aven und Le Pouldu wieder. Diese beiden wuchtigen, die Landschaft beherrschenden Gestalten erinnern an die großen Figuren der tahitianischen Frauen, die Gauguin während seines ersten Aufenthalts in Ozeanien gemalt hatte.

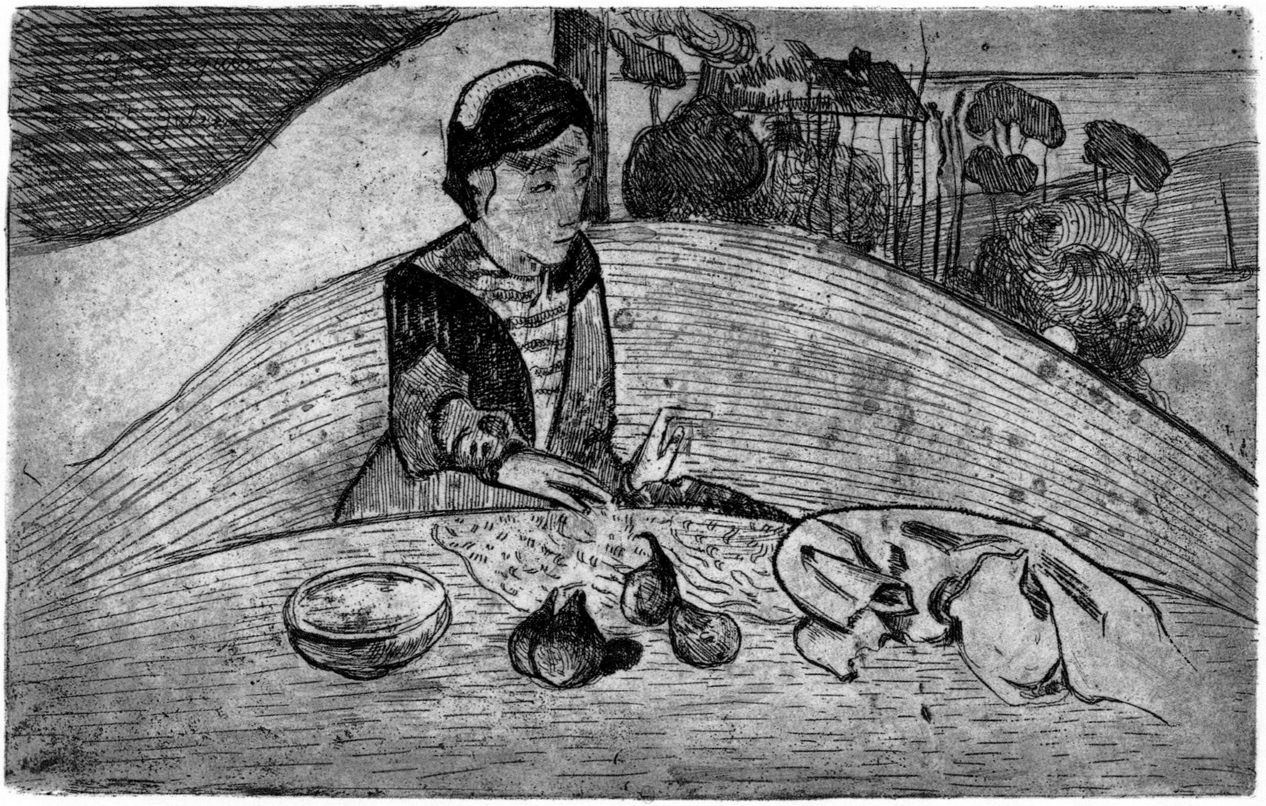

27
Frau mit Feigen, 1894
La Femme aux figues

Ätzradierung und Lavur auf Zink, 26,7 x 44,3 cm
Bez. auf der Platte o. li.: *chez Seguin/à St Julien*. K 25

Paris, Bibliothèque Nationale de France, Département des Estampes et de la Photographie

Diese synthetische und aufgrund ihres Sujets einzigartige Radierung im Werk Gauguins wurde mehrfach fälschlicherweise Seguin zugeschrieben oder zu einer Gemeinschaftsarbeit beider Künstler deklariert. 1899 erschien *Frau mit Feigen* als Illustration zu dem Roman »Germinal« von Emile Zola.

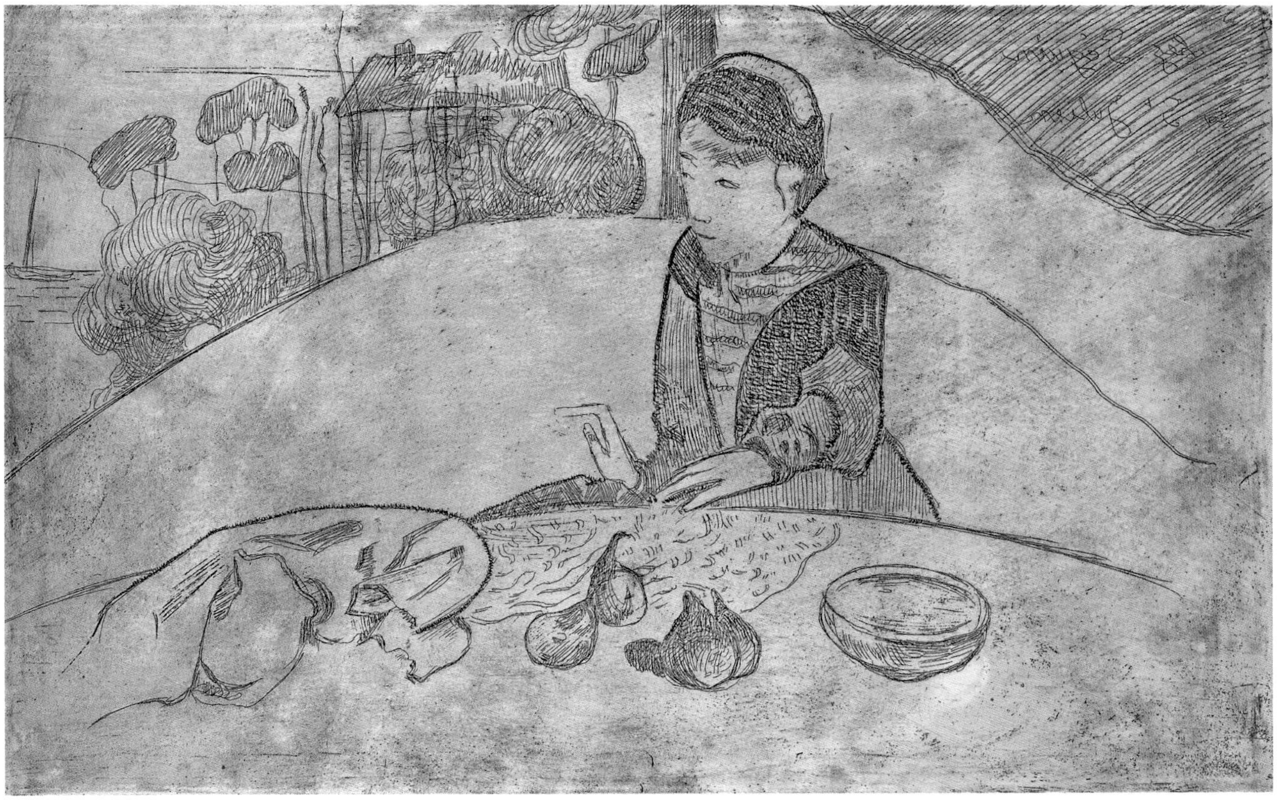

28
Zinkdruckplatte zu *Frau mit Feigen*

27 x 42 cm

Privatsammlung

Die Originaldruckplatte zu der *Frau mit Feigen*, die ursprünglich 27 x 44,4 cm maß, wurde vom Künstler in der Länge beschnitten und überarbeitet.

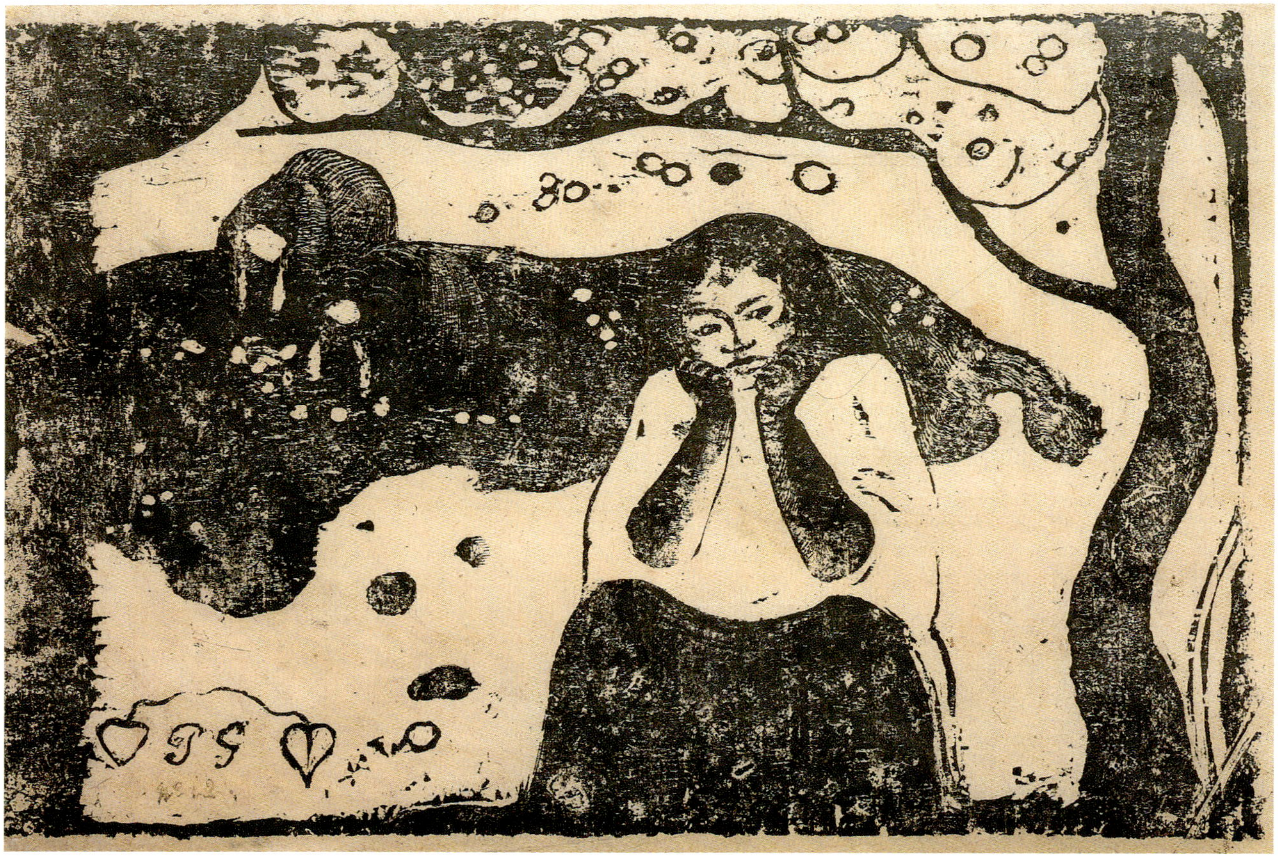

29

Menschliches Leid, 1898-1899

Misères humaines

Holzschnitt auf Japanpapier
Bildgröße 19,3x29,6cm; Blattgröße 20,4x30,2cm. K 49
Monogramm u. li.: P G

Privatsammlung

Dieses Blatt gehört zu einer Reihe von Holzschneidearbeiten, die Gauguin zwischen 1898-1899 auf Tahiti für seinen Kunsthändler Vollard fertigstellte. In *Menschliches Leid* griff Gauguin weitestgehend auf das Gemälde *Weinernte in Arles* oder *Menschliches Leid* zurück, das zehn Jahre zuvor entstanden war.

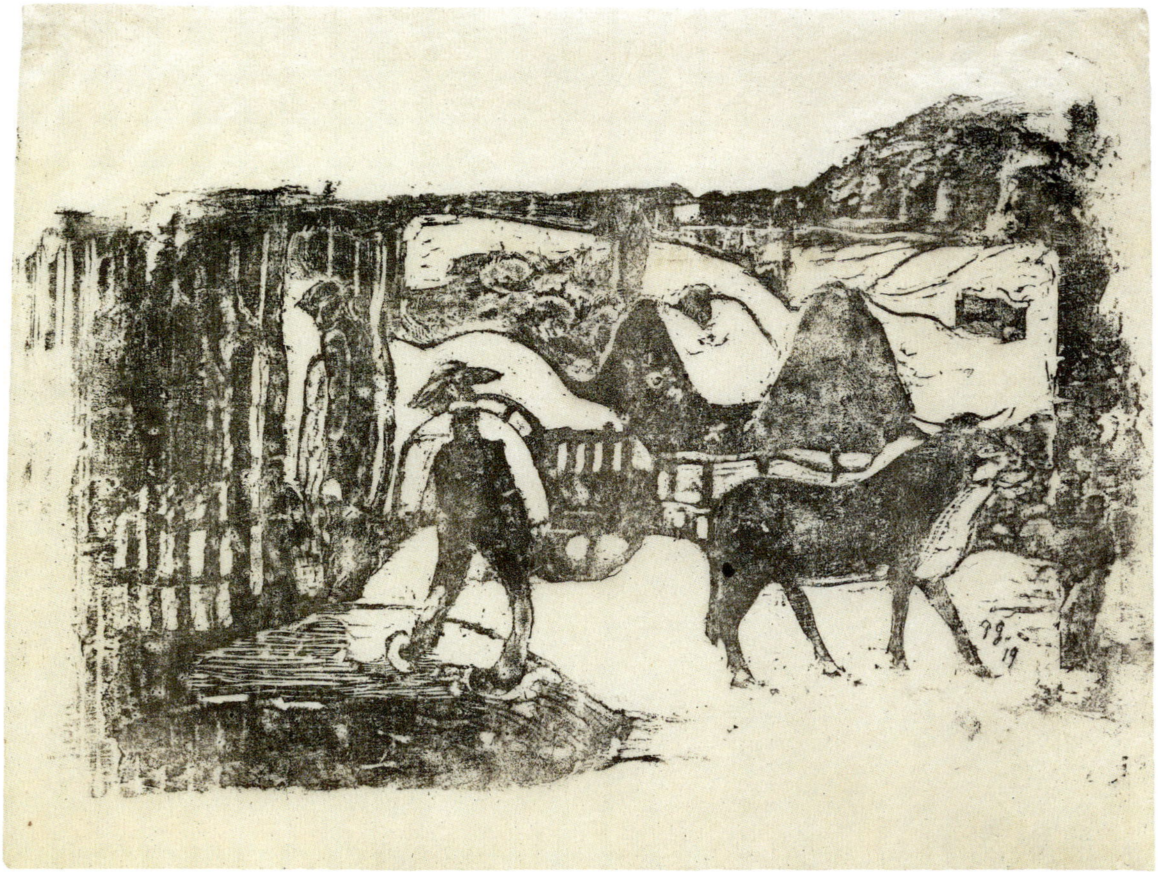

30

Der Ochsenkarren, 1898-1899

Le char à bœufs

Holzschnitt auf Japanpapier
Bildgröße 16x19,5cm; Blattgröße 24x29,5cm. K 51

Privatsammlung

Diese winterliche Szene, die Gauguin in Tahiti aus dem Gedächtnis fertigte, zeugt von der starken, nostalgischen Verbundenheit des Künstlers mit der Bretagne. In seiner Erinnerung gewannen die einfachen Strohhütten, die Ochsen und die arbeitenden Menschen eine biblische Dimension.

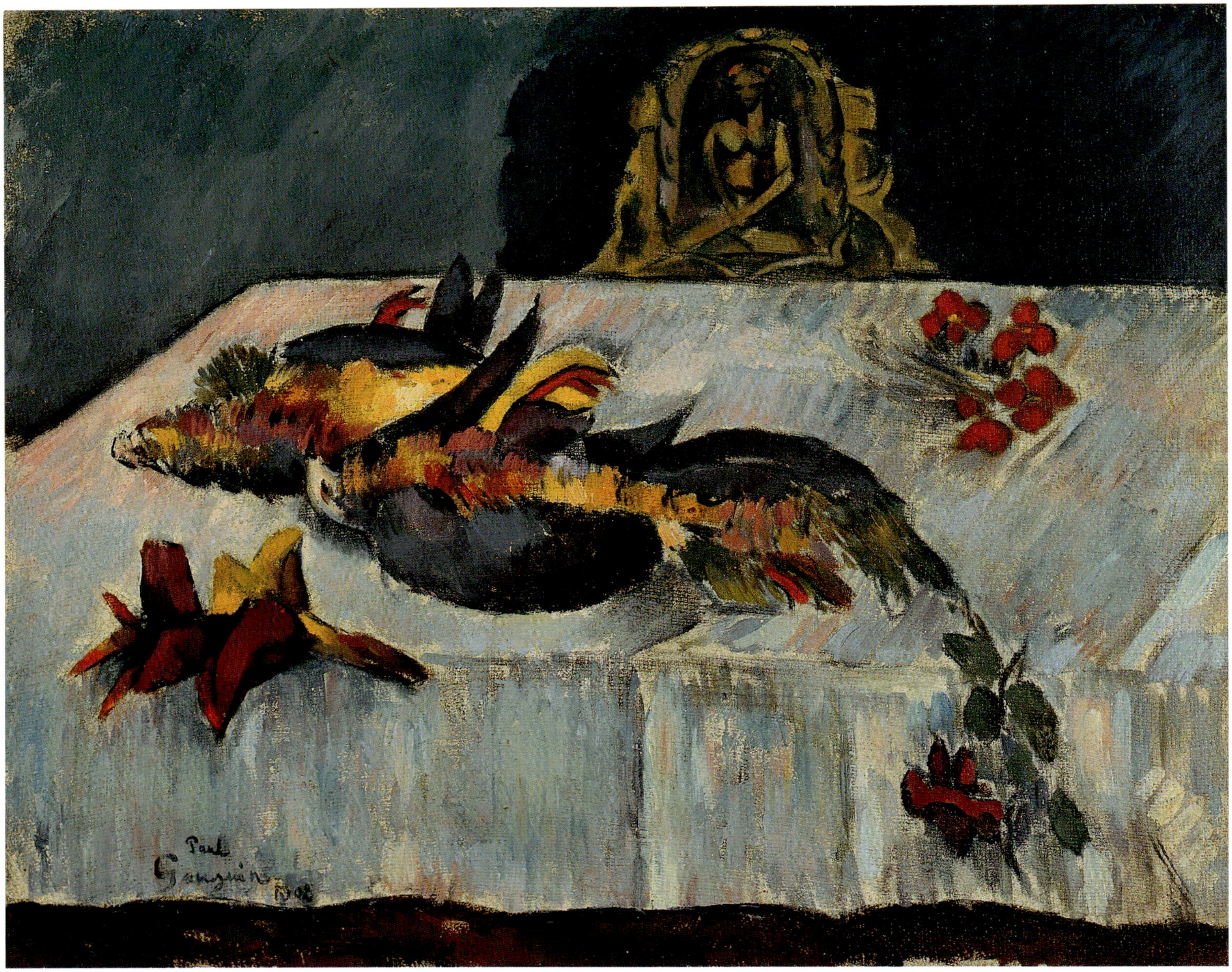

31
Stilleben mit exotischen Vögeln, 1902

Nature morte aux oiseaux exotiques

Öl auf Leinwand, 58x71 cm. W 630
Signatur und Datum u. li. auf der Decke: *Paul / Gauguin* / 1902

Wuppertal, von der Heydt-Museum

Von diesem Stilleben, auf dem im Hintergrund die 1892 entstandene Skulptur *Götterbild mit Perle* zu sehen ist, existieren zwei Versionen. Die exotischen Vögel mit ihrem bunten Gefieder und die auf das Leinen gestreuten Blumen ähneln den einer Schutzgottheit dargebrachten Gaben. Die Motive, die sich von der weißen Decke abzeichnen, preisen die Schönheit der Marquesas-Inseln, wo Gauguin die letzten Monate seines Lebens verbrachte

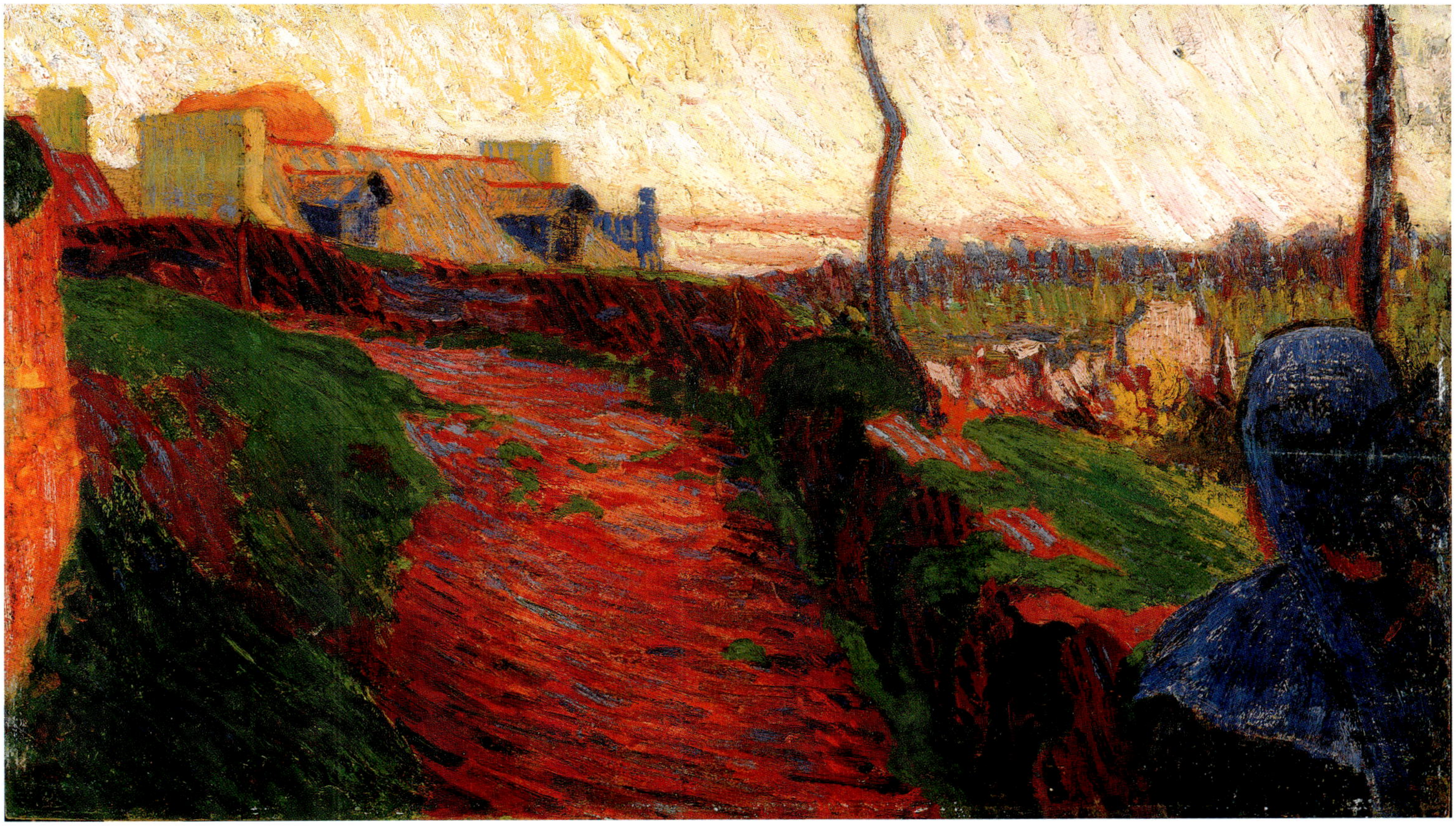

32

Bretonische Frau in Pont-Aven, 1893

Bretonne à Pont-Aven

Öl auf Leinwand, 33,5 x 59,5 cm

Privatsammlung

Cuno Amiet hielt sich 1892 erstmals in Pont-Aven auf. Durch die Begegnung mit Bernard, Moret, Sérusier, Seguin und O'Conor und die Entdeckung der Malerei Gauguins und van Goghs wandte er sich der Ästhetik von Pont-Aven zu. Sein Interesse am Synthetismus und an der Expressivität reiner Farben führte ihn um die Jahrhundertwende zu der Künstlerbewegung »Die Brücke«.
Die *Bretonische Frau in Pont-Aven* befand sich im Besitz von Maurice Denis.

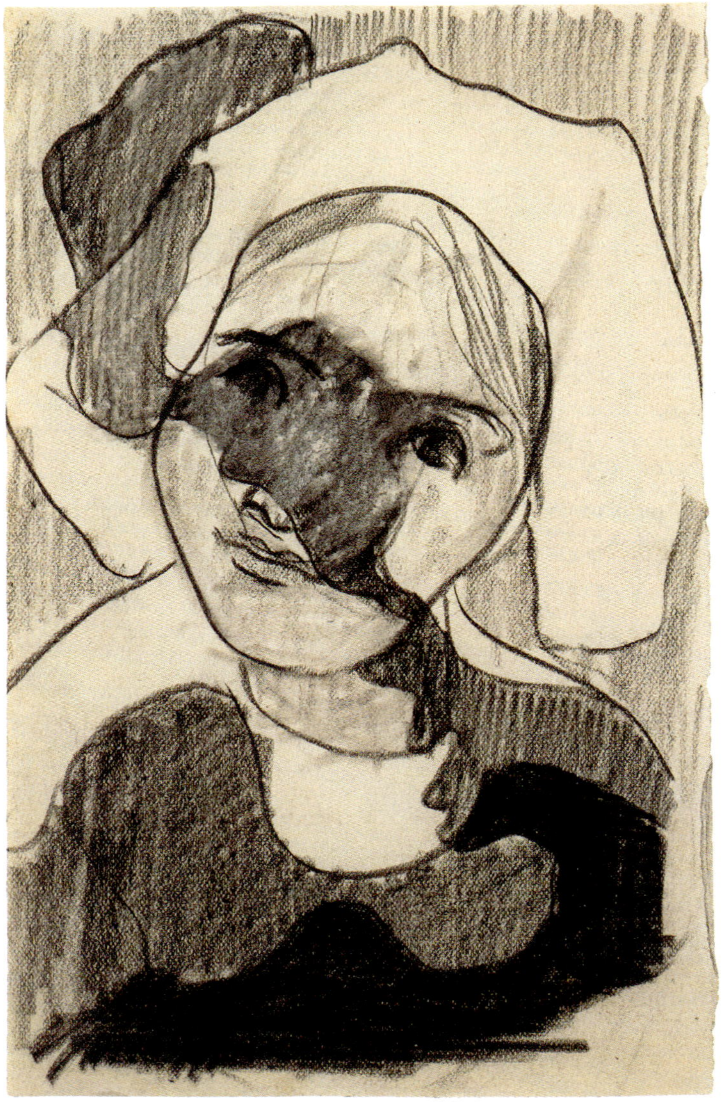

33

Junge Bretonin, 1892

Jeune bretonne

Kohlezeichnung, 17,3x11,2cm

Privatsammlung

Vom Künstler gezielt eingesetzt, überzieht ein schwarzer Schatten das Bild und einen Teil des Gesichts dieser jungen bretonischen Frau. Die parallele Kohleschraffur und die konturierten Formen erinnern an die Technik der Ätzradierung, mit der sich Amiet in Pont-Aven unter Anleitung von O'Conor und Seguin vertraut machte.

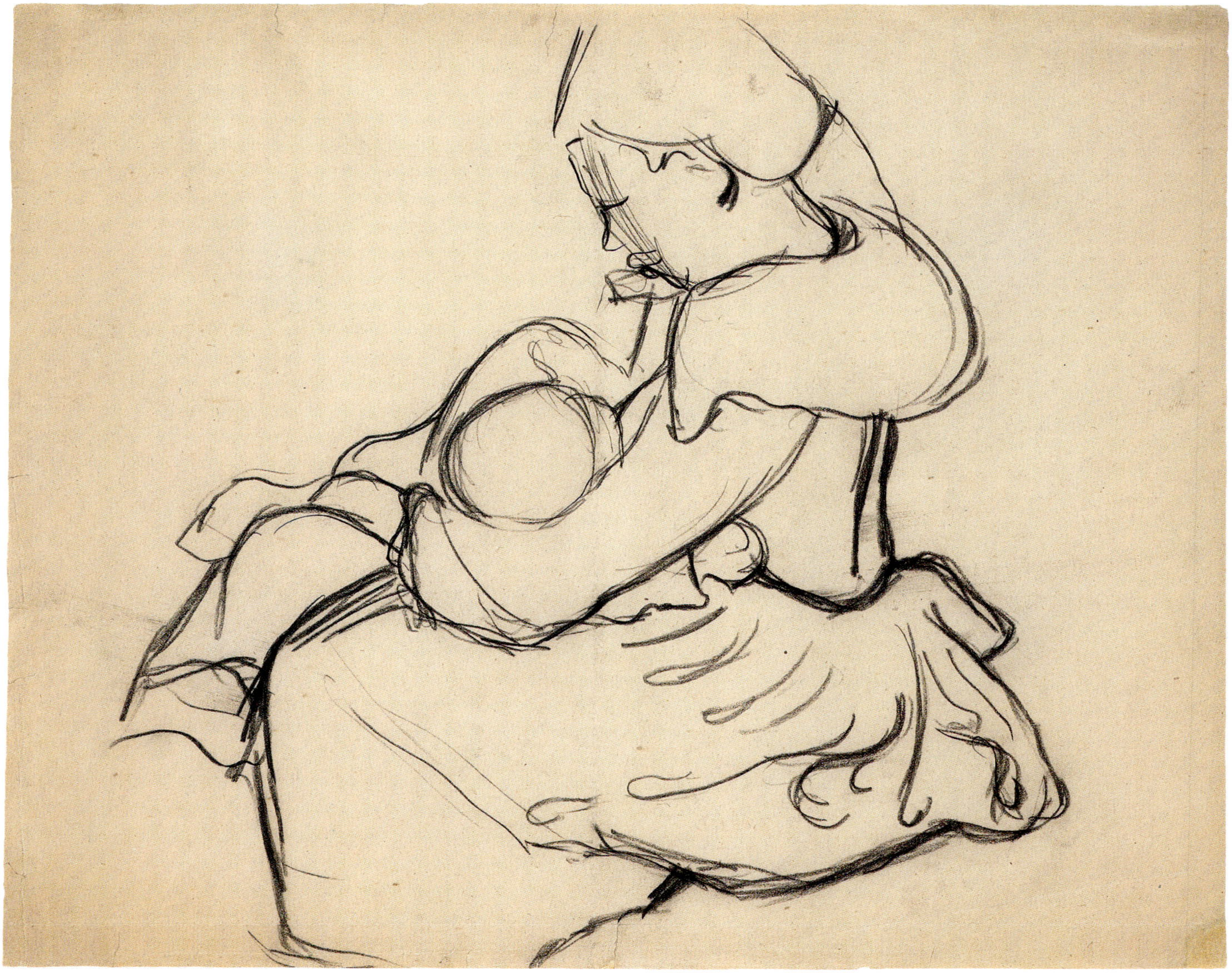

34

Bildnis mit Mutter und Kind, 1892-1893

Maternité

Kohlezeichnung, 30,8 x 39,1 cm

Privatsammlung

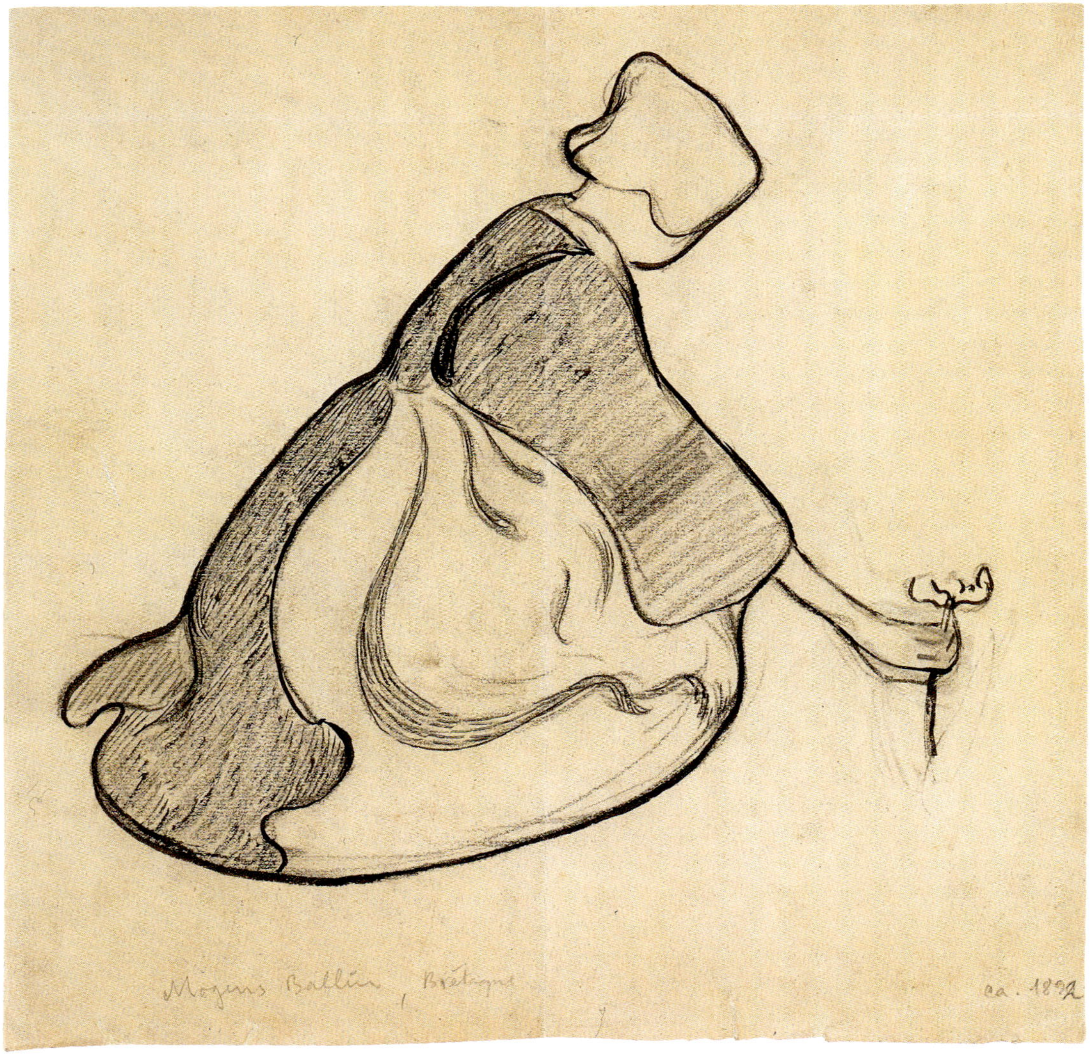

35
Bretonin, eine Blume pflückend (Vorderseite), 1892
Rückseite: Stehende kleine Bretonin
Bretonne cueillant une fleur (*recto*);
Petite bretonne debout (*verso*)

Kohle auf Papier, 28x28,5cm
Inschrift unterhalb der Zeichnung: Mogens Ballin, Bretagne / ca. 1892

Privatsammlung

36
Landschaft, um 1892
Paysage

Stift auf Papier, 30x21,6cm

Privatsammlung

Ballin und Verkade hielten sich im Sommer 1892 in Saint-Nolff, einem kleinen Dorf in der Nähe von Vannes (Morbihan) auf; dort entstand eine Reihe von einander sehr ähnlichen Landschaftsbildern. Die Ästhetik von Pont-Aven brachte einen eigenen Zeichenstil hervor; die synthetistischen Formen zeigen mehr oder weniger dichte parallele Schraffuren und sind mit einem dekorativen Strich in Arabesken gefaßt.

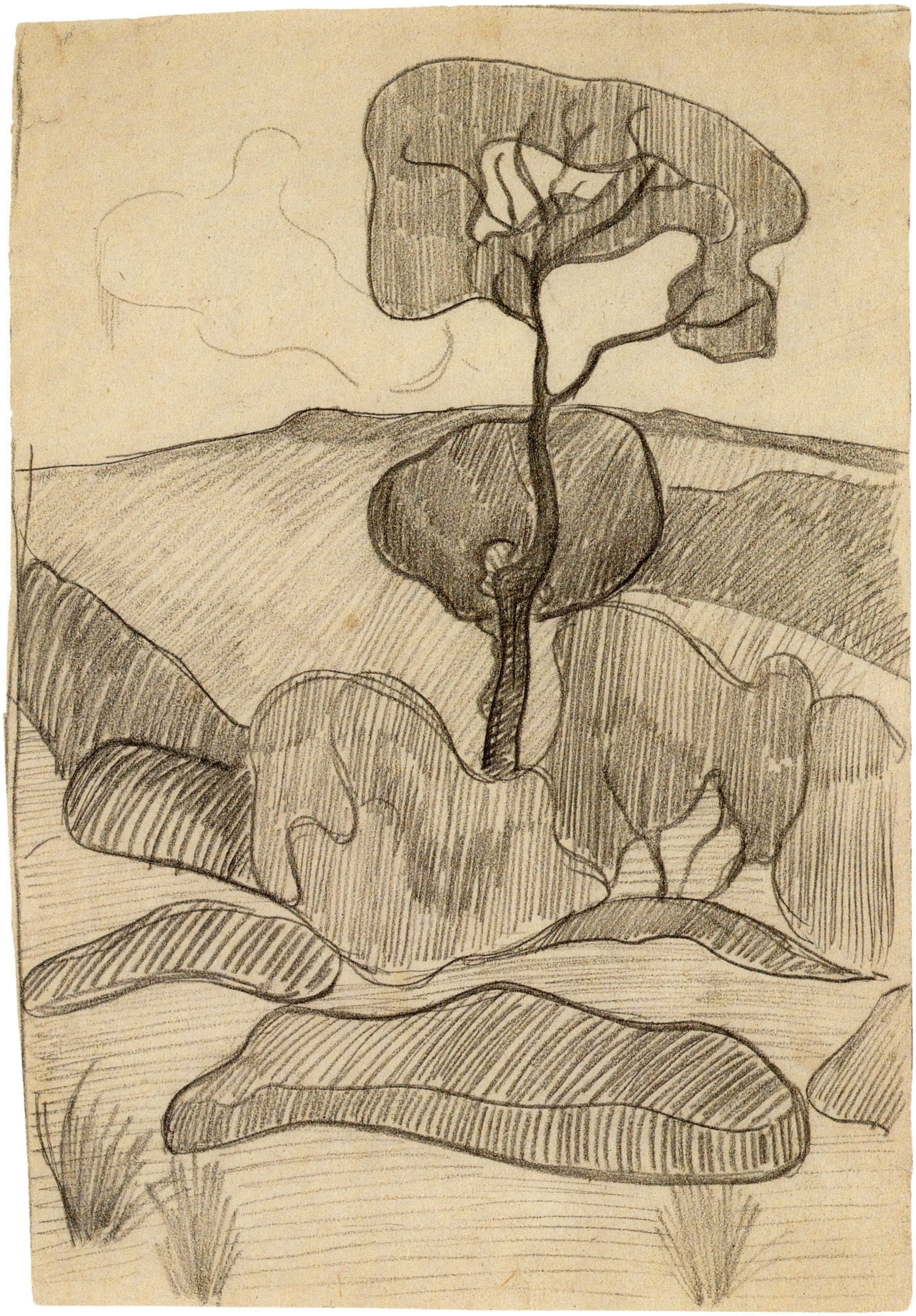

Mogens Ballin

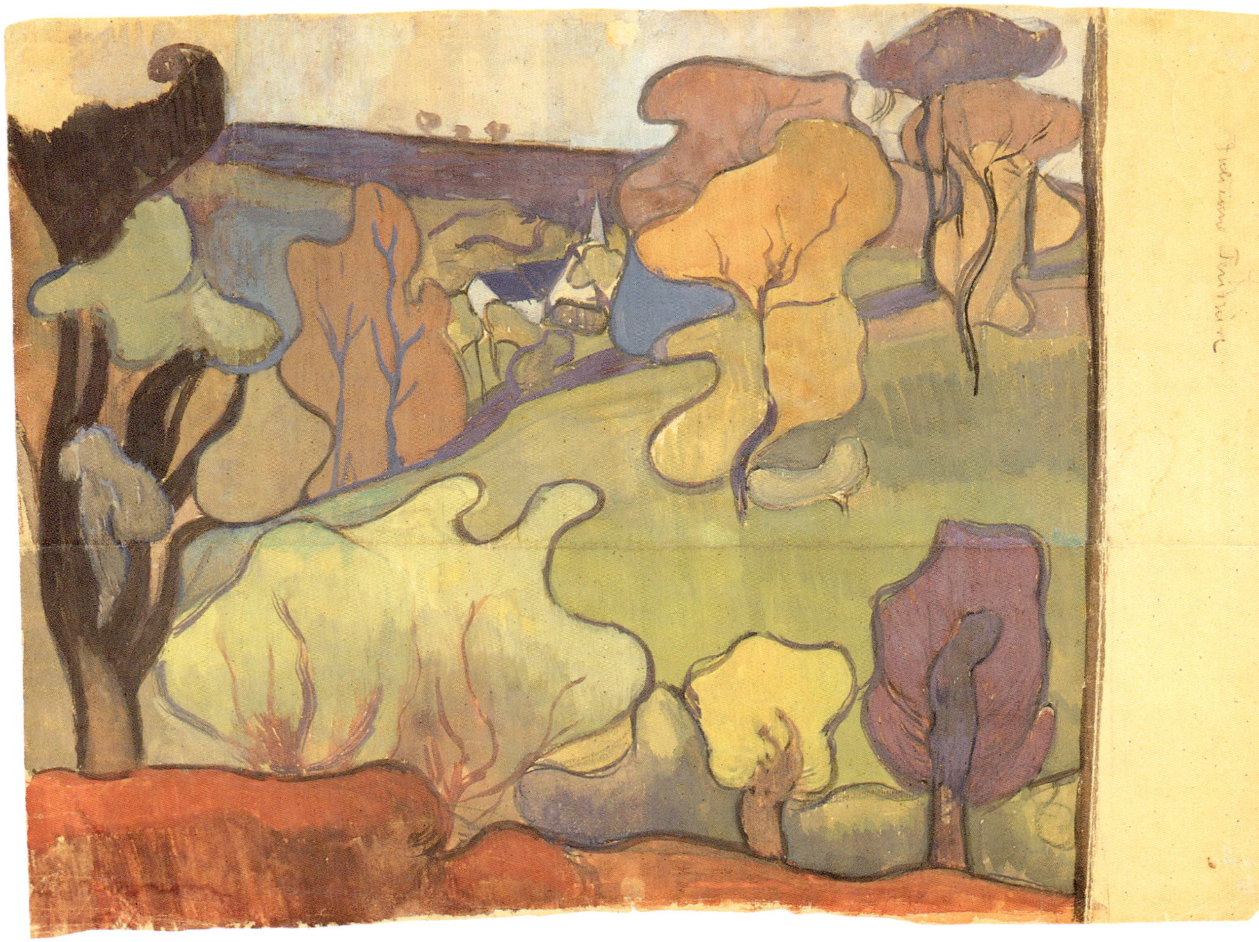

37

Die Kirche von Saint-Nolff, um 1892

L'Eglise de Saint-Nolff

Gouache auf Papier, 33,7 x 40 cm

Privatsammlung

Diese elegante Gouache diente als Vorlage zu einem Bild quadratischen Formats. Es zeigt die hügelige Gegend um Saint-Nolff, wovon der Kirchturm und einige Häuserdächer zu sehen sind. Sämtliche Landschaftselemente sind vereinfacht dargestellt und in ihren Umrissen hervorgehoben; die Farben erinnern an den Herbst.

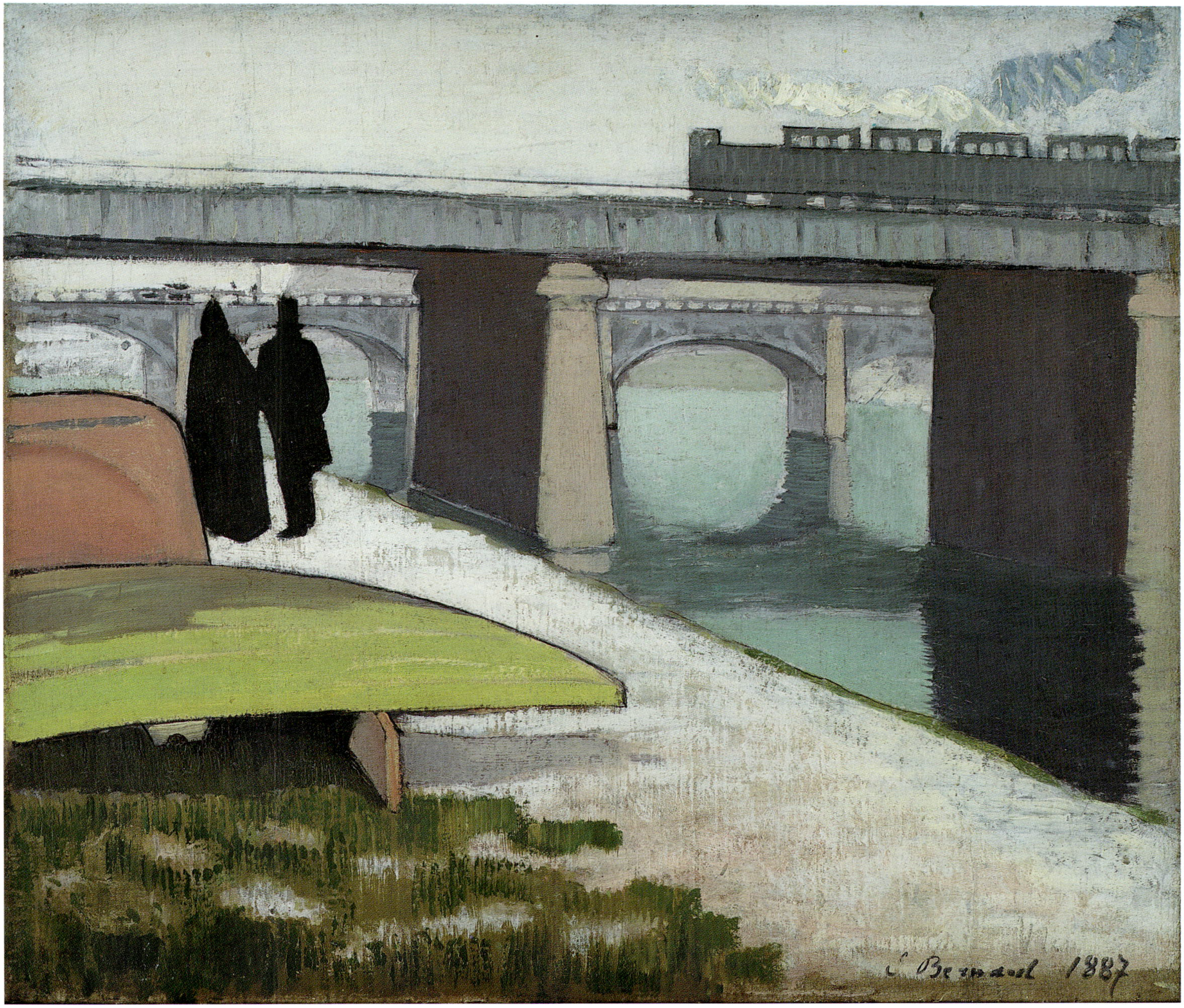

38

Die Brücke von Asnières, 1887

Le Pont d'Asnières

Öl auf Leinwand, 43,2x63cm
Signatur und Datum u. re.: E *Bernard* 1887

New York, Museum of Modern Art, Grace Rainey Rogers Fund

Emile Bernard hatte ein kleines Atelier im Garten seiner Eltern in Asnières. Dort holte ihn Vincent van Gogh, der sich mit ihm angefreundet hatte, regelmäßig zu gemeinsamen Malsitzungen ab. Beide schufen eine Ansicht der Brücke von Asnières. Während van Gogh allerdings noch an der impressionistischen Schraffur festhielt, ging Bernard unter Vorwegnahme der künftig klar voneinander getrennten Farbfelder bereits dazu über, fast einfarbige Flächen dunkel zu umranden.

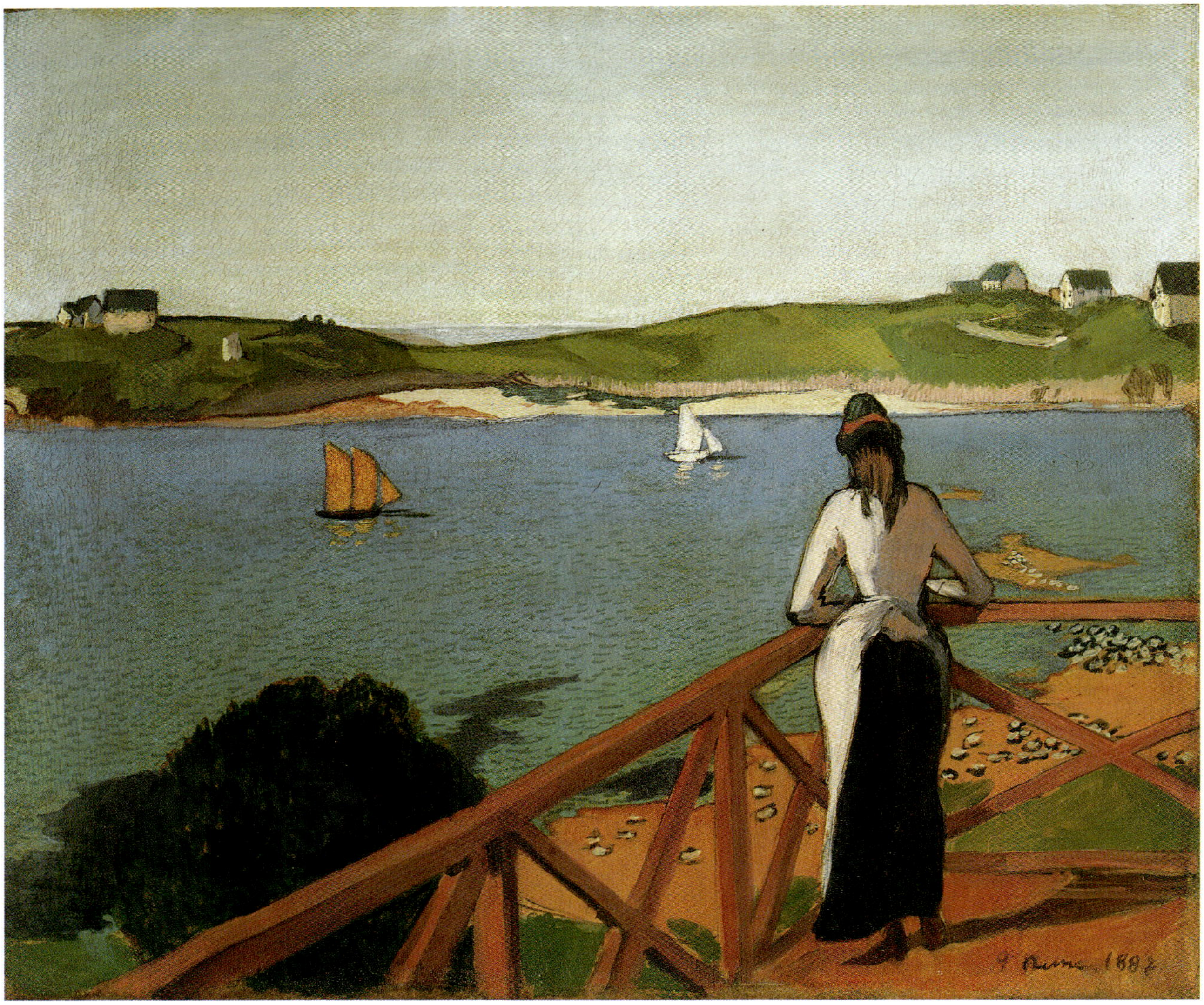

39

Nachmittag in Saint-Briac, 1887

Après-midi à Saint-Briac

Öl auf Leinwand, 46,5 x 55,5
Signatur und Datum u. re.: E *Bernard* 1887

Aargauer Kunsthaus Aarau

Dieses Gemälde ist eines der drei Bilder, die Emile Bernard 1889 unter dem Namen Ludovic Nemo im Café Volpini ausstellte. Im Katalog zu dieser berühmten Ausstellung ist von einer »peinture pétrole« die Rede, da Bernard bei diesem wie den beiden übrigen Bildern dieses Pseudonyms eine andere Technik angewendet hatte.

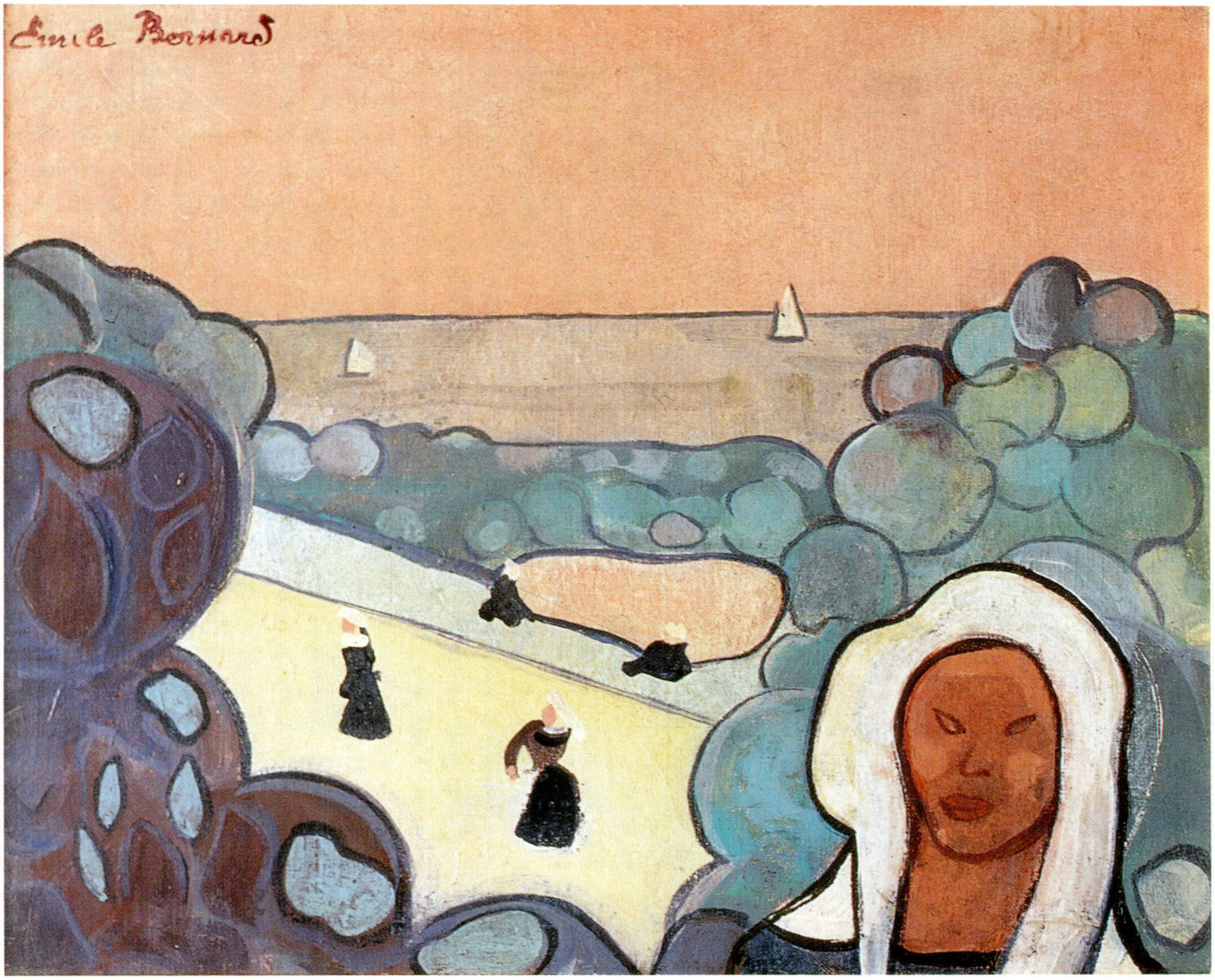

40

Spaziergang in Saint-Briac, 1887

Promenade à Saint-Briac

Öl auf Leinwand, 32x40cm
Atelierstempel oben links

Privatsammlung

Eine eindringliche Sommerstimmung geht von diesem kleinen Gemälde aus, auf dem mit Ausnahme der Boote und des Meereshorizonts runde Formen vorherrschen. Frische Grün- und Rosatöne verleihen ihm Farbe. Das Gesicht mit der weißen Haube im Vordergrund rechts scheint Figuren der *Bretoninnen auf der Wiese* (Kat. 42) aus dem darauffolgenden Jahr vorwegzunehmen.

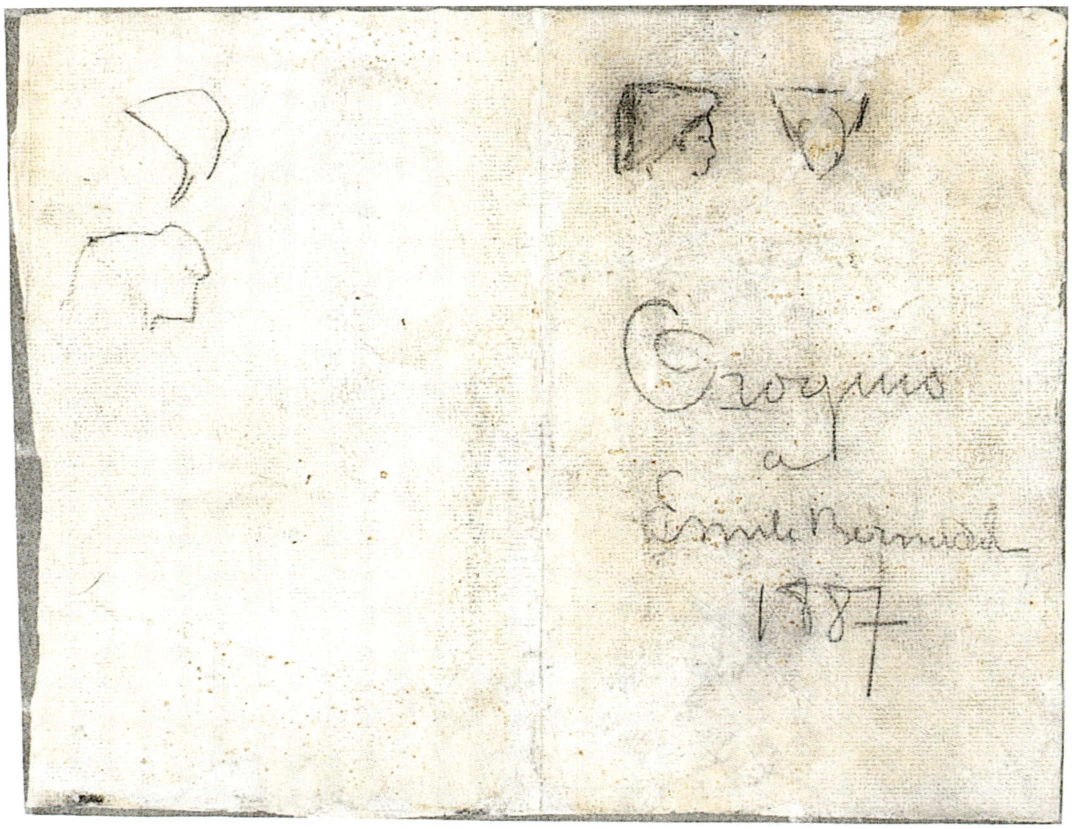

41
Zeichenheft von 1887

23 x 15 cm

Privatsammlung

In diesem Arbeitsheft sind etliche vorbereitende Studien zu bedeutenden Gemälden des Malers enthalten.

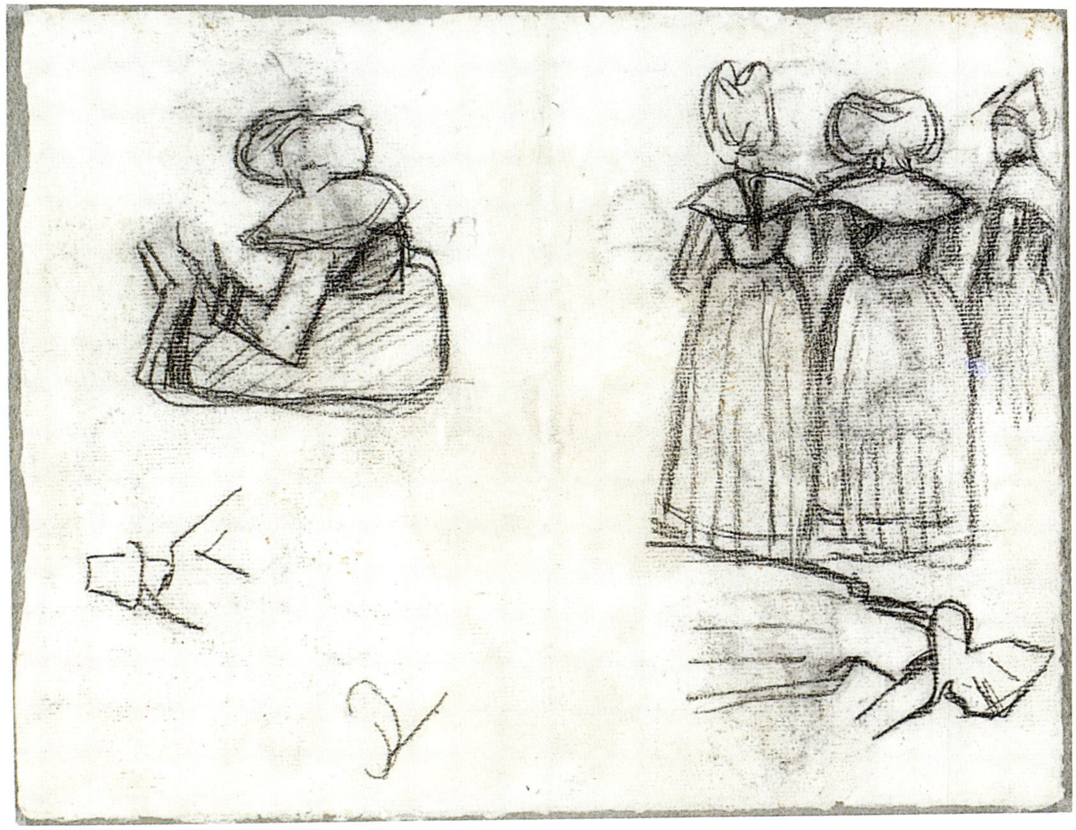

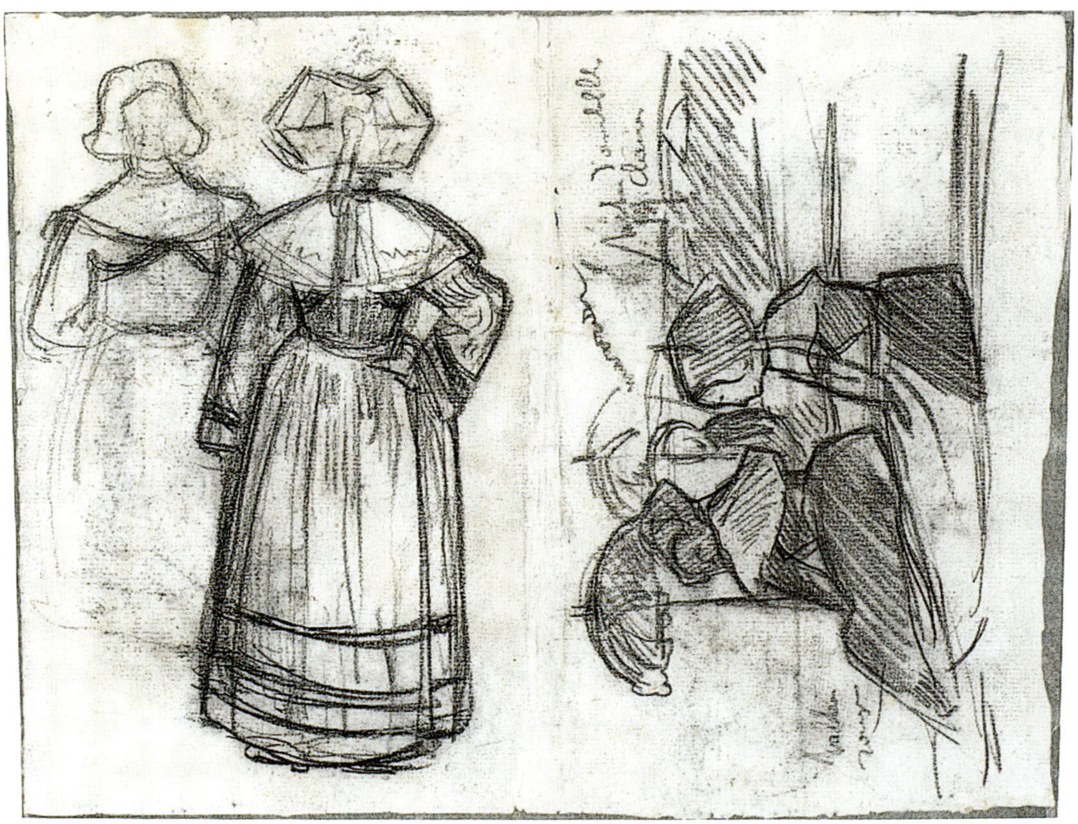

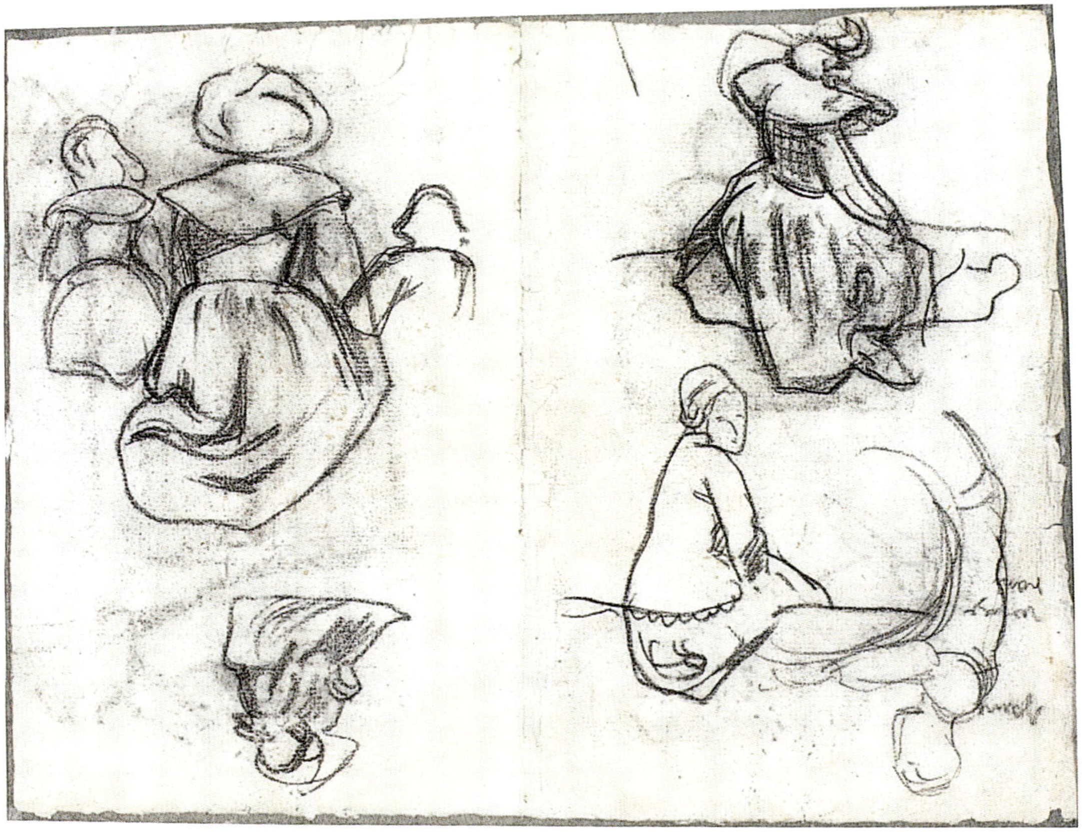

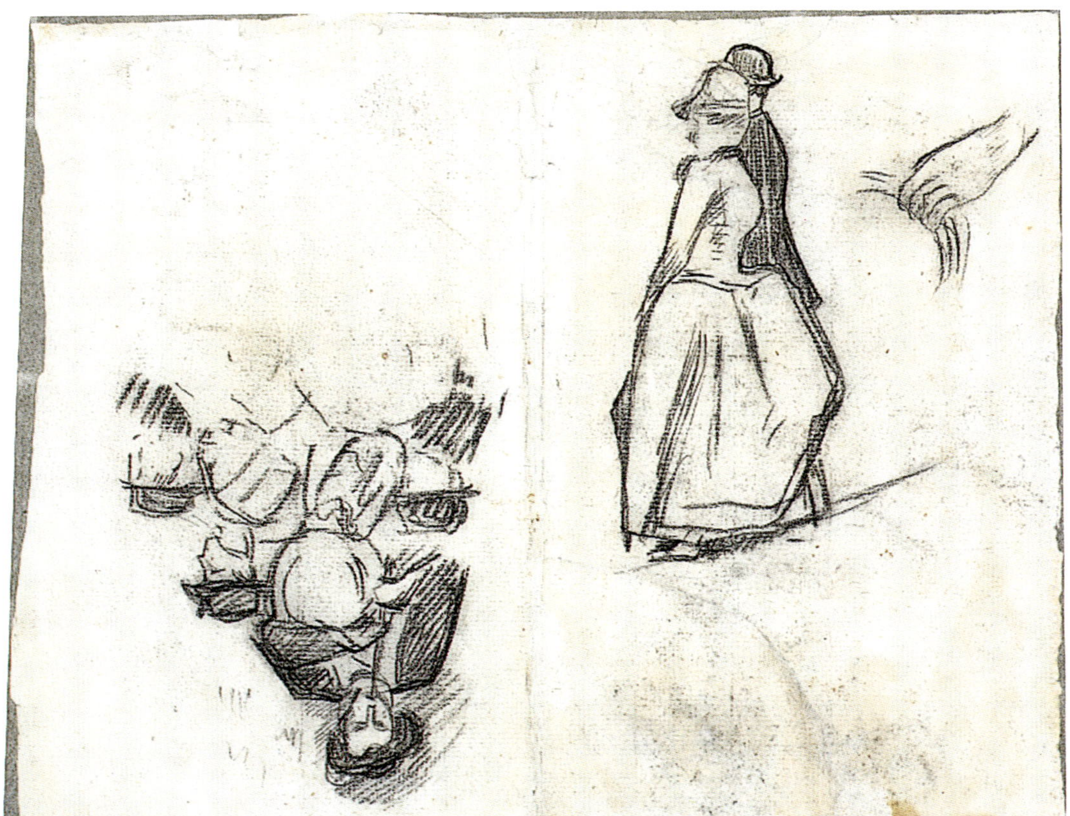

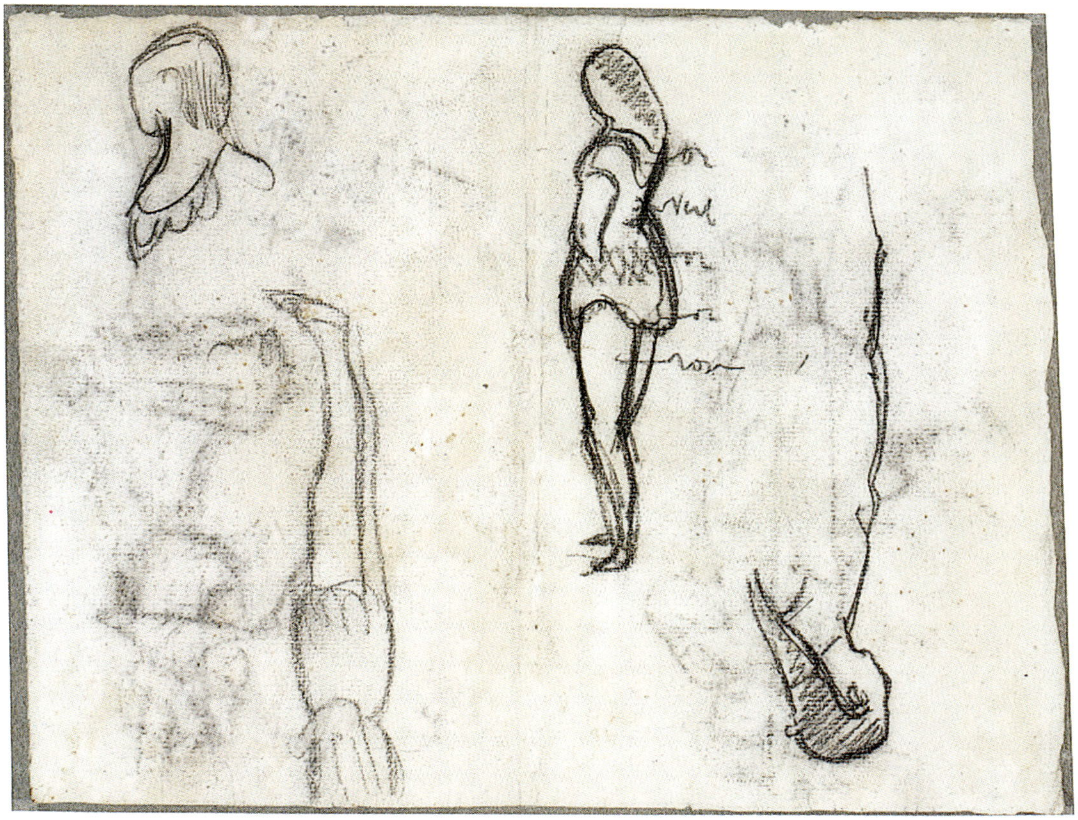

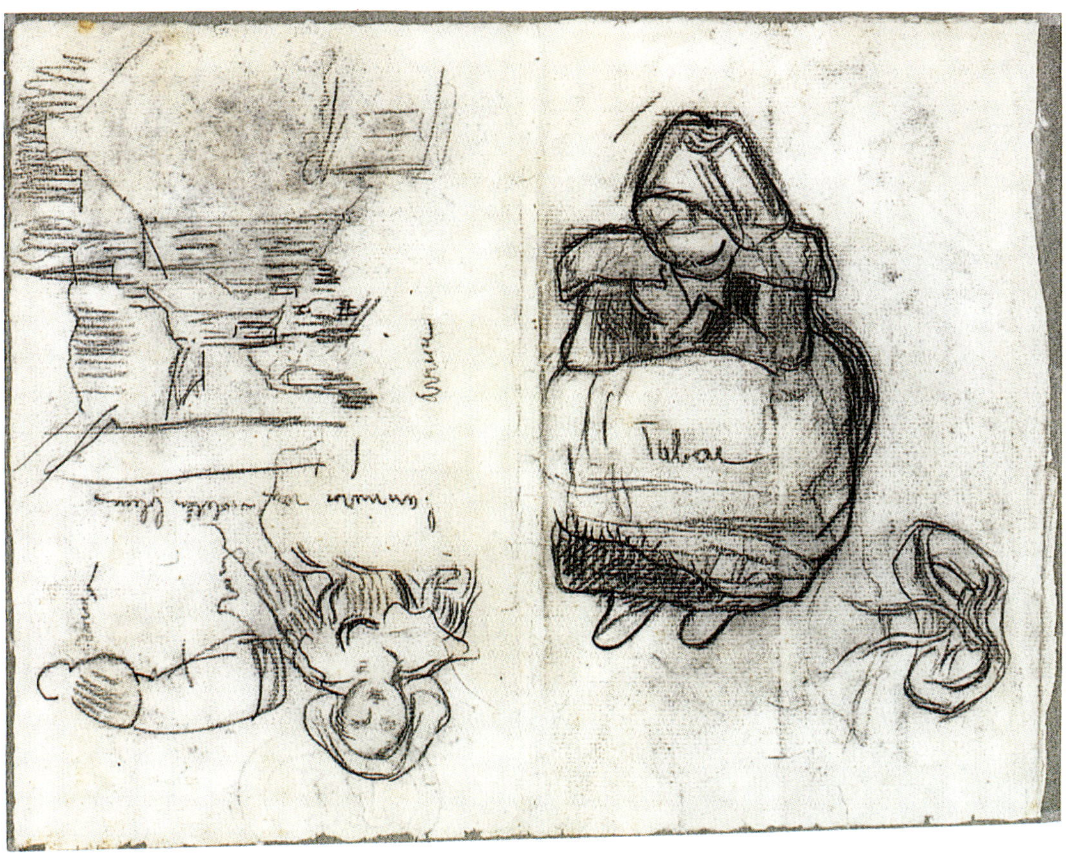

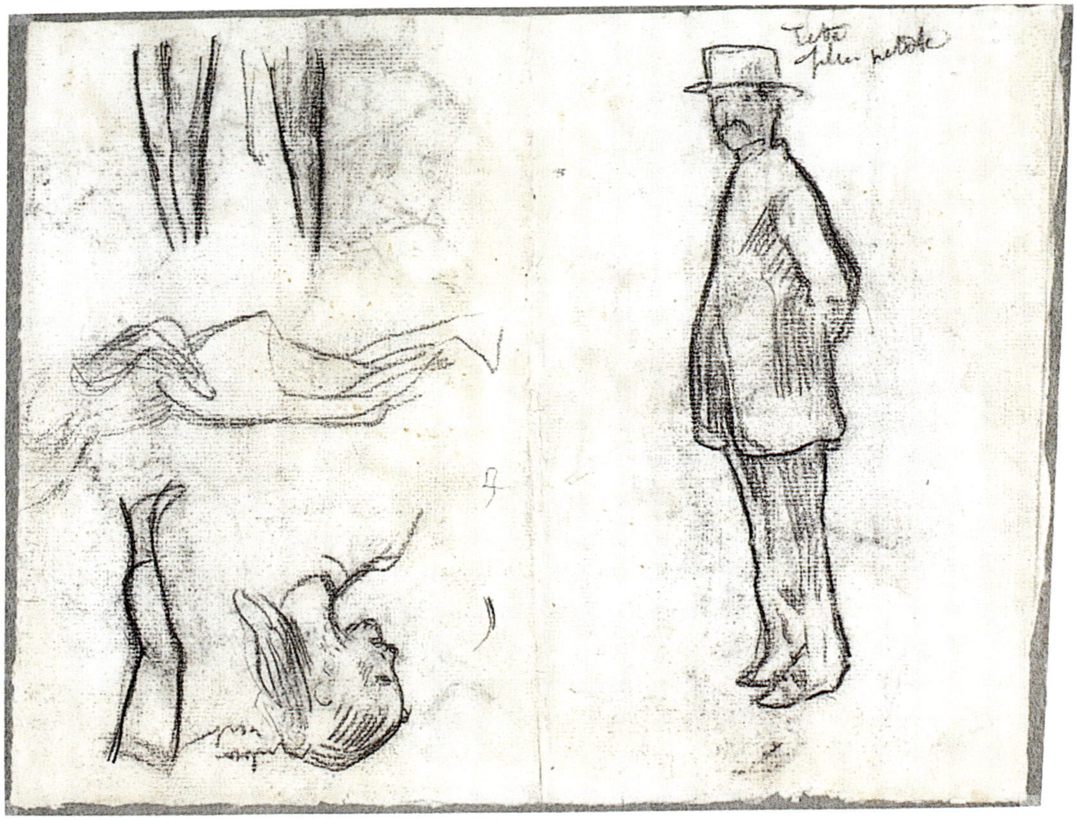

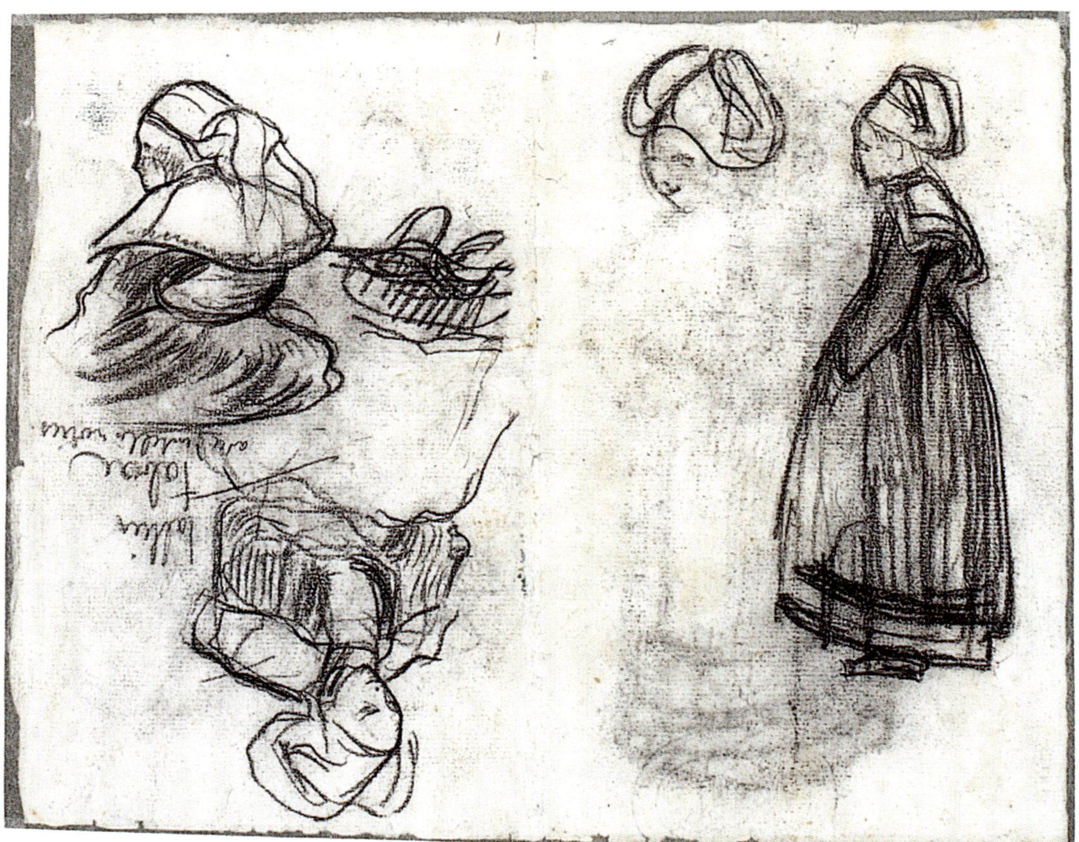

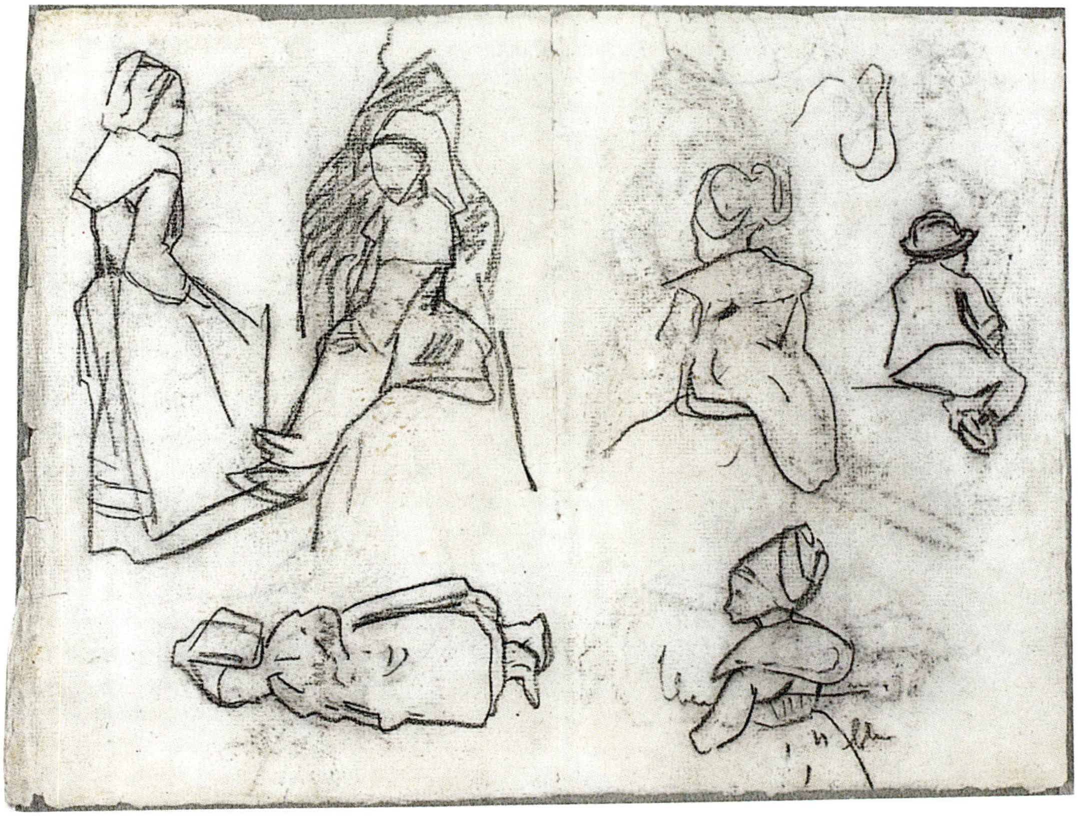

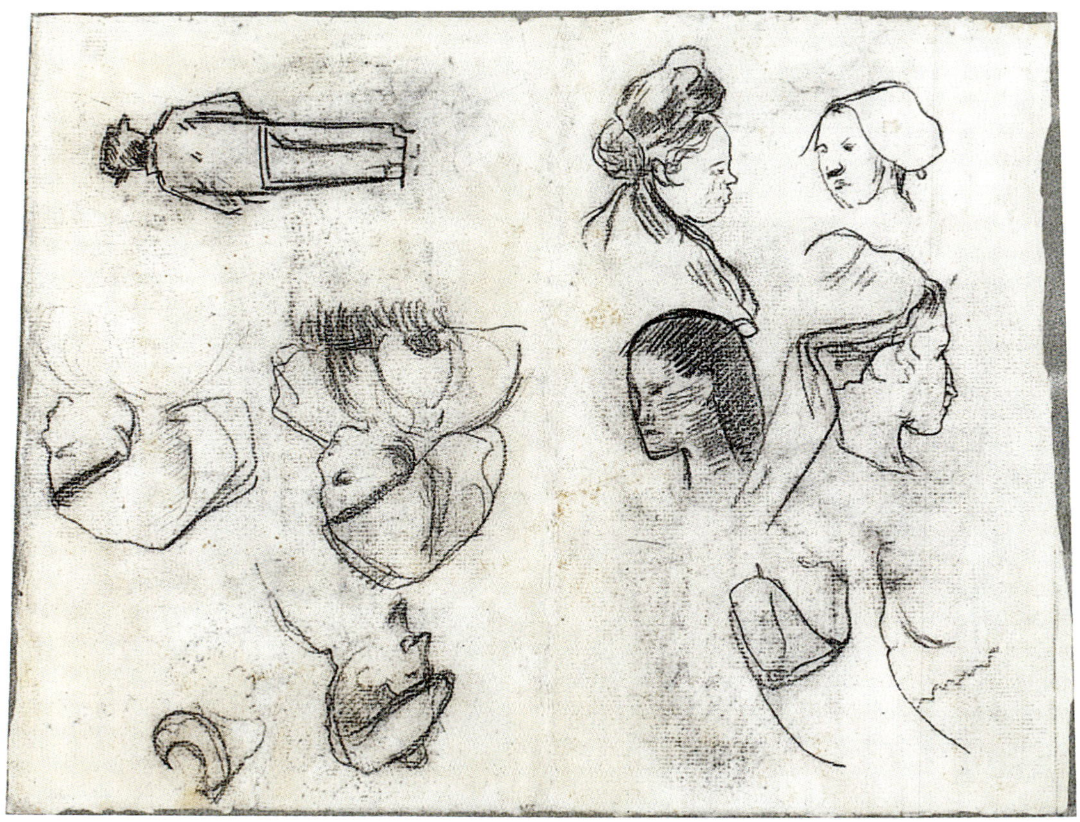

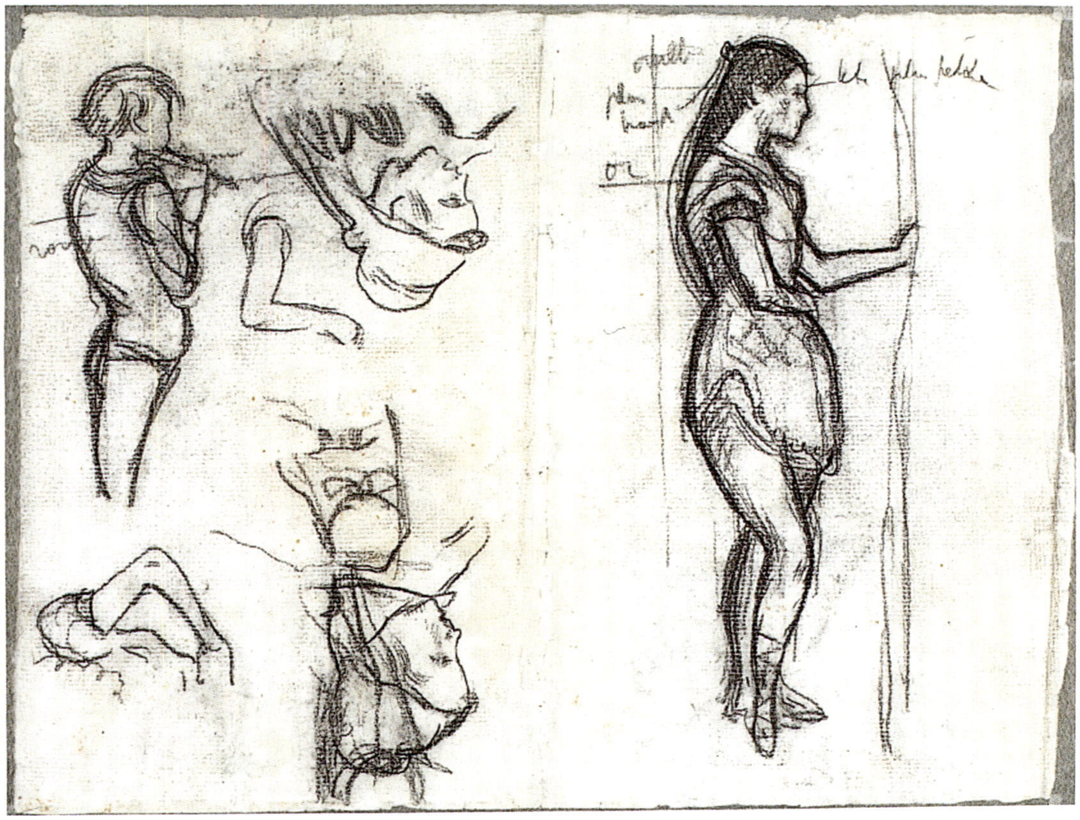

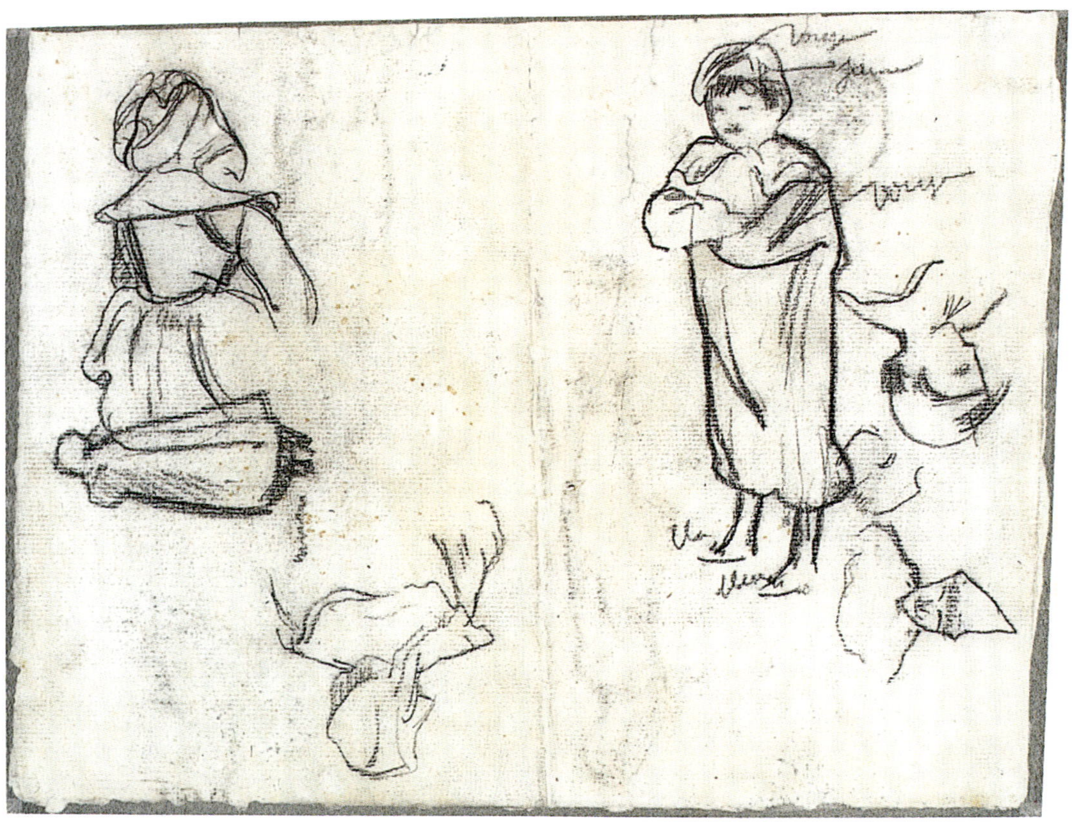

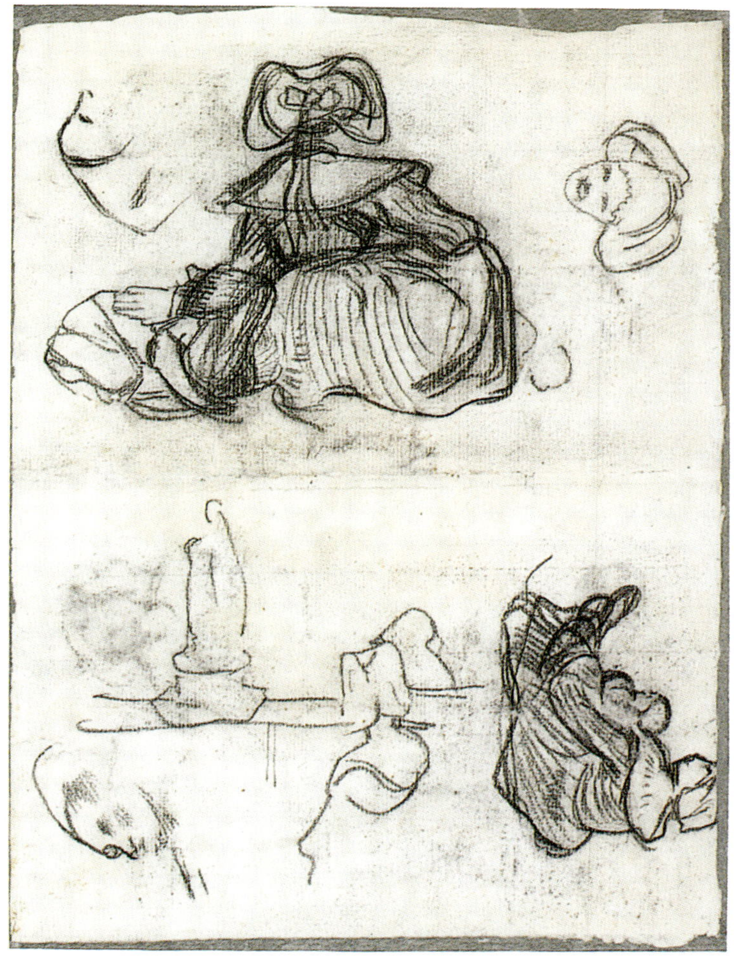

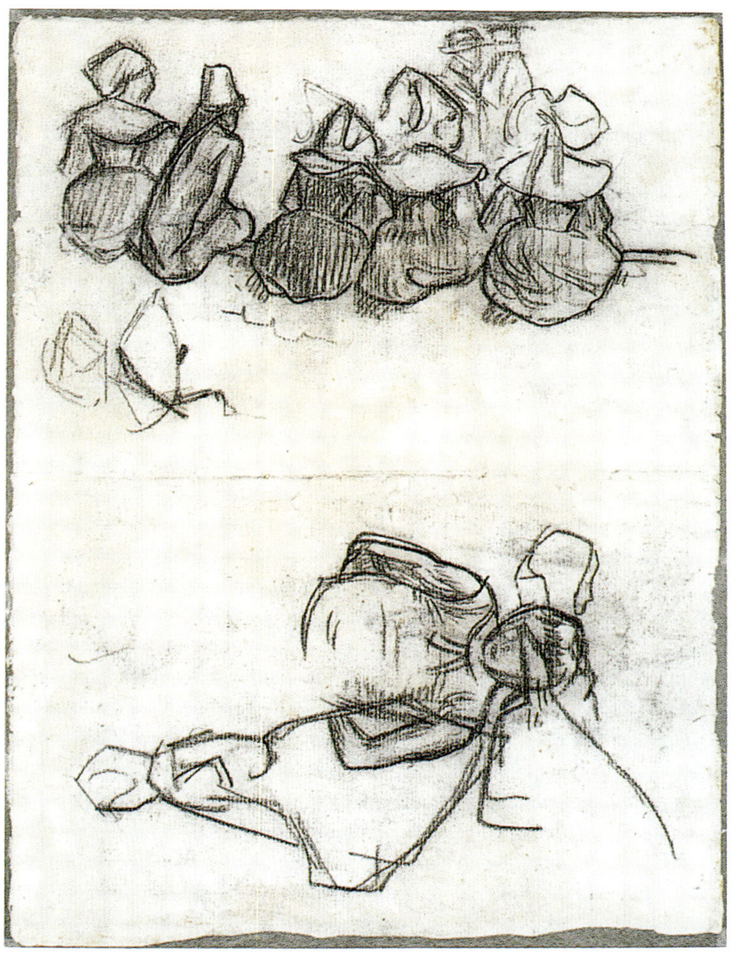

42

Bretoninnen auf der Wiese, 1888

Les Bretonnes dans la prairie

Öl auf Leinwand, 74x92cm
Signatur und Datum u. li.: E. *Bernard*, 1888

Privatsammlung

Weder Himmel noch Horizont, sondern zahlreiche entschieden ins Bild gesetzte Figuren auf fast einfarbigem Grund bestimmen dieses Gemälde. Die disproportionierte Größe der dargestellten Personen verweist lediglich auf die verschiedenen räumlichen Ebenen. Die wenigen Farben sind dunkelblau umrandet. Gauguin war von der Kühnheit dieses Gemäldes überwältigt und malte gleich darauf *Die Vision von der Predigt* (*La Vision du sermon*). Dezentrale Anordnung, kräftige Farben, markante Konturen, dekorative Linien: die beiden gleichgroßen Gemälde zeugen von dem Bruch mit der impressionistischen Technik und dem Beginn einer neuen Denkweise in der Malerei. Nachdem Gauguin die *Bretoninnen auf der Wiese* gegen ein eigenes Bild eingetauscht hatte, nahm er sie mit nach Arles, um sie van Gogh zu zeigen. Später erwarb Maurice Denis das Gemälde.

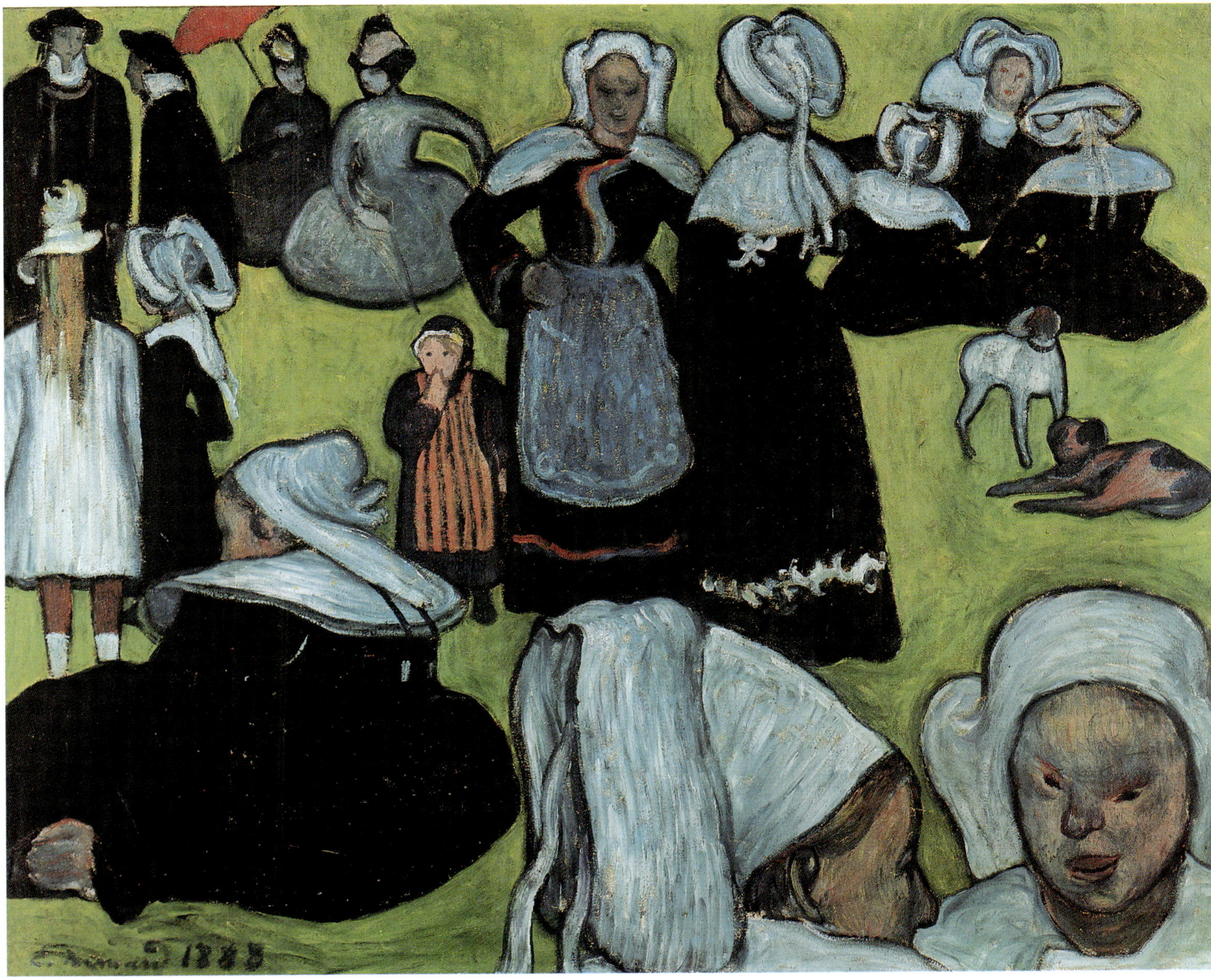

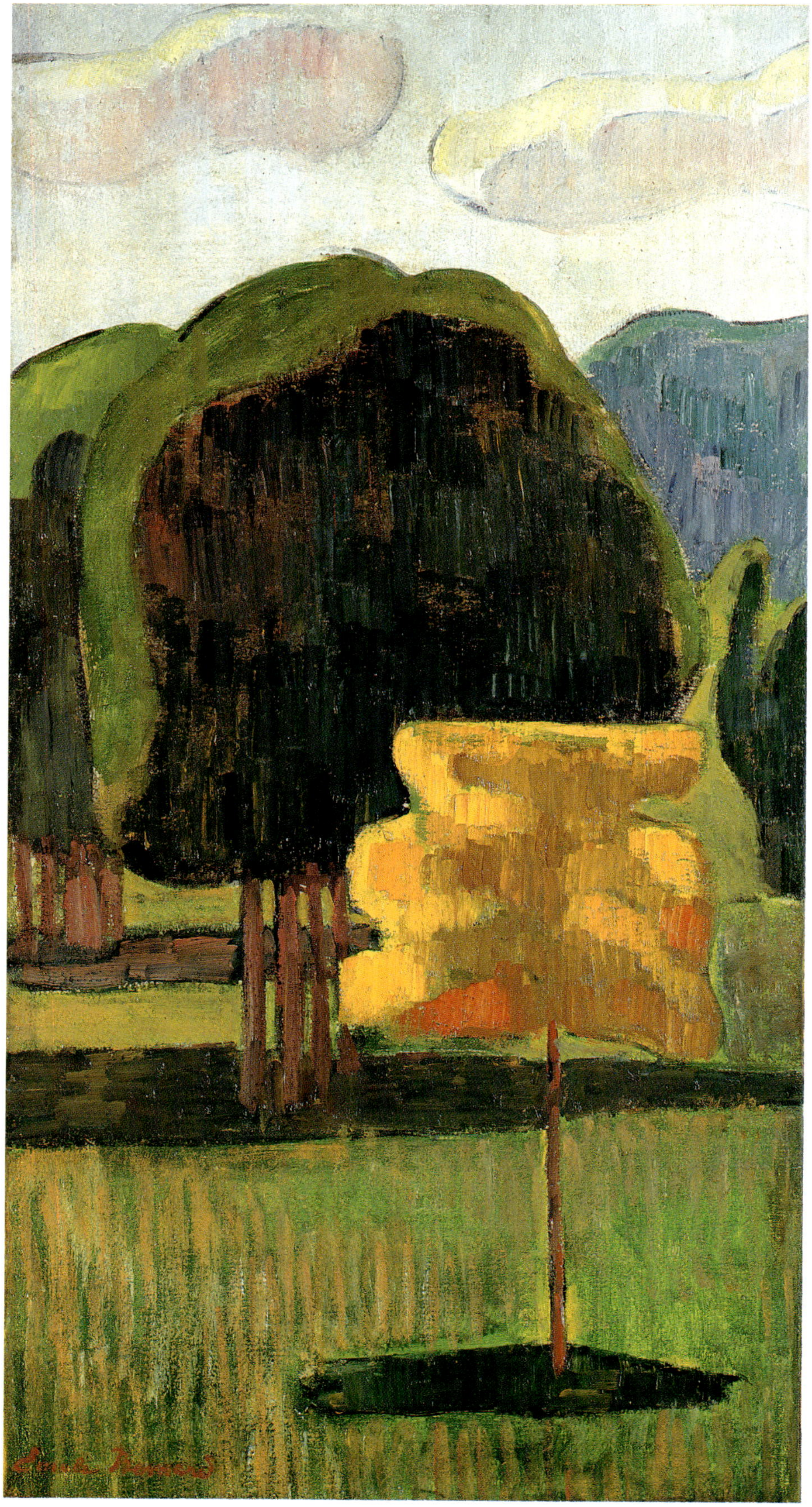

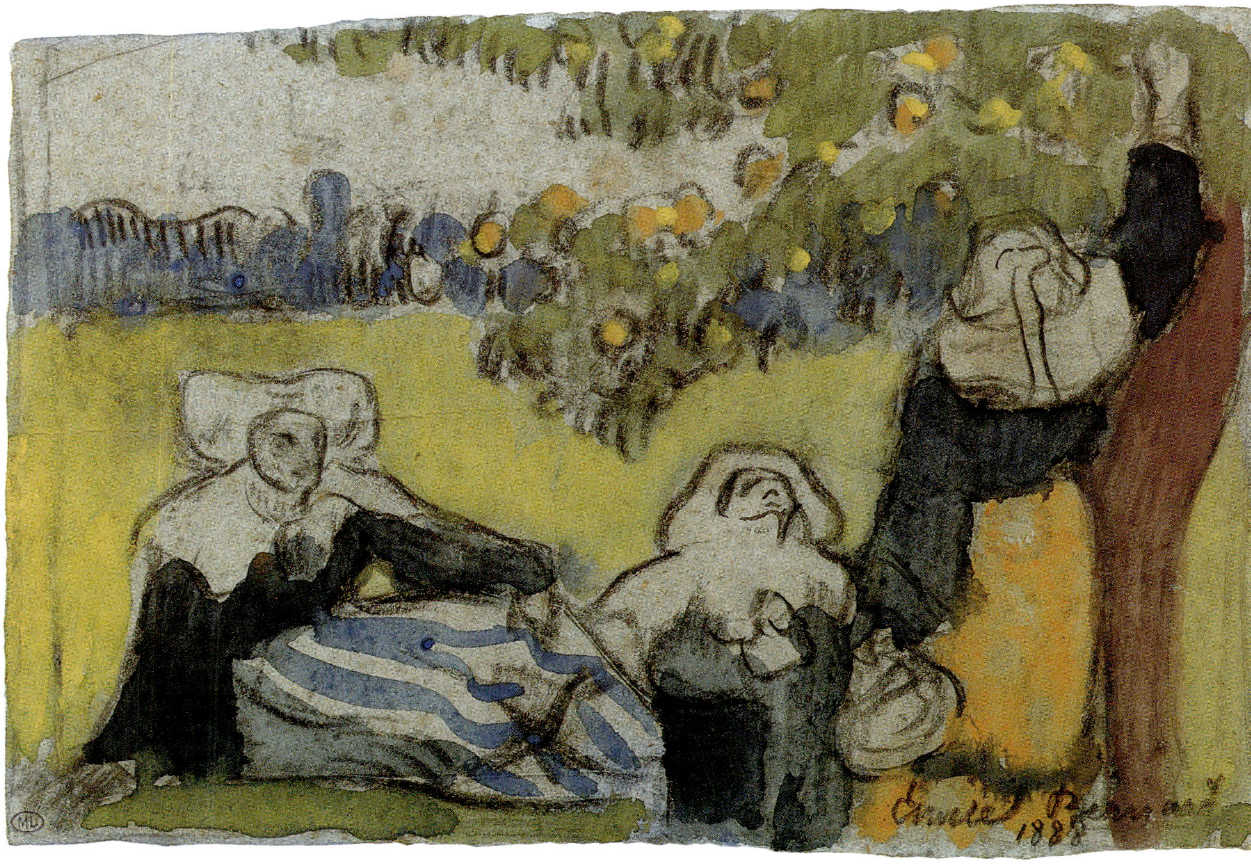

43

Der gelbe Baum, 1888

L'Arbre jaune

Öl auf Leinwand, 66x36,3cm
Signatur u. li.: *Emile Bernard*

Rennes, Musée des Beaux-Arts

Zwischen all den Grüntönen des Sommers sticht das herbstliche Gelb dieses Baumes hervor. Auffällig ist auch die drastische Verkürzung der kräftig ausgemalten Flächen mit ihren vibrierenden Streifen.

44

In der Bretagne: der Apfelbaum, 1888

En Bretagne: le pommier

Kohle und Aquarell auf grauem Papier, 14,9x22,5cm
Signatur und Datum u. re.: *Emile Bernard* / 1888

Paris, Musée du Louvre, Département des Arts graphiques, Fonds Orsay

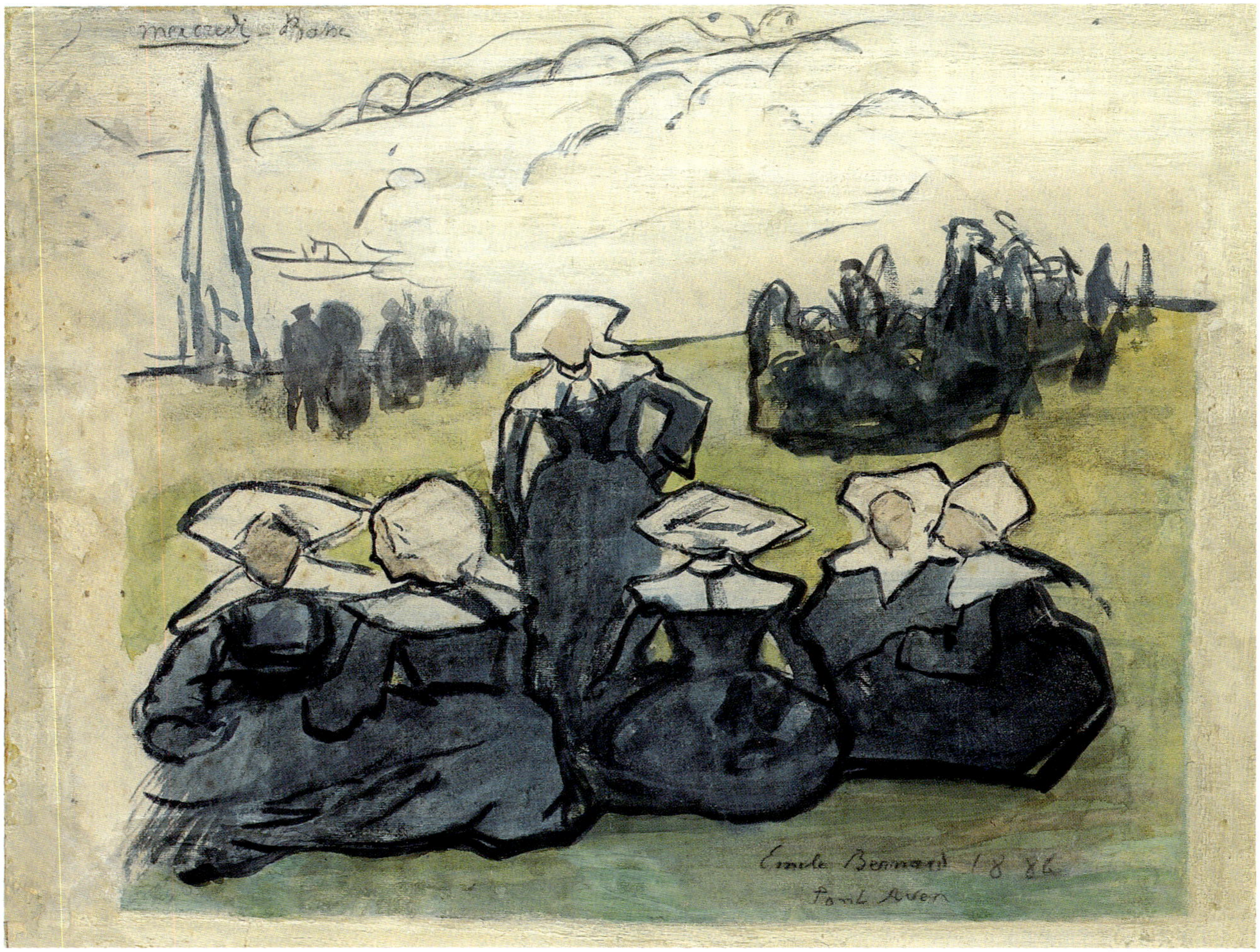

45
Bretoninnen auf der Wiese in Pont-Aven, 1886
Bretonnes dans la prairie à Pont-Aven

Aquarell und Gouache über Kreide auf Papier, 45 x 52 cm
Bez. o. l.: *mercredi – Basse*
Signatur und Datum u. re.: *Emile Bernard* 1886

Bremen, Kunsthalle, Kupferstichkabinett

46
Bretonneries, 1889

Zinkographien für die Ausstellung im Café Volpini

Quimper, Musée des Beaux-Arts

Wie der Titel besagt, enthält das Album der *Bretonneries* Alltagsszenen aus der Bretagne, verbildlicht in der Technik der Zinkographie. Die Darstellungen sind ein perfektes Beispiel für den Synthetismus Emile Bernards, für den die »schlichte Übereinstimmung« zwischen Komposition und Zeichnung kennzeichnend ist. Abgebildet sind fünf Blätter aus dem Album.

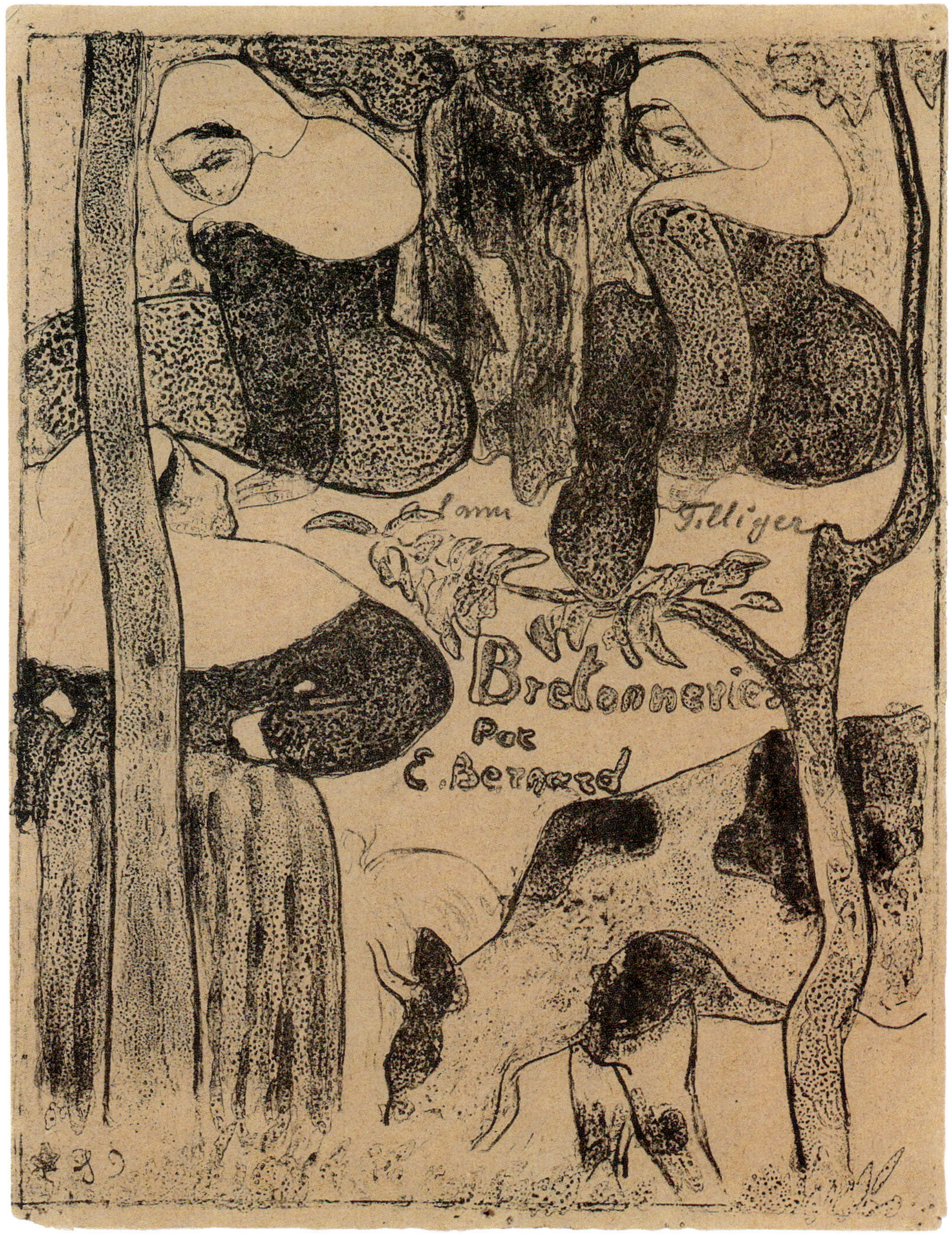

46a
Drei Frauen und eine Kuh auf einer Wiese
Trois femmes et une vache dans un pré

33x25cm
Inschrift in der Mitte: *Bretonneries par* Emile Bernard, mit Stift darüber die Widmung: *a l'ami Filliger* [sic].
Ahornblatt und Datum u. li.: 89.

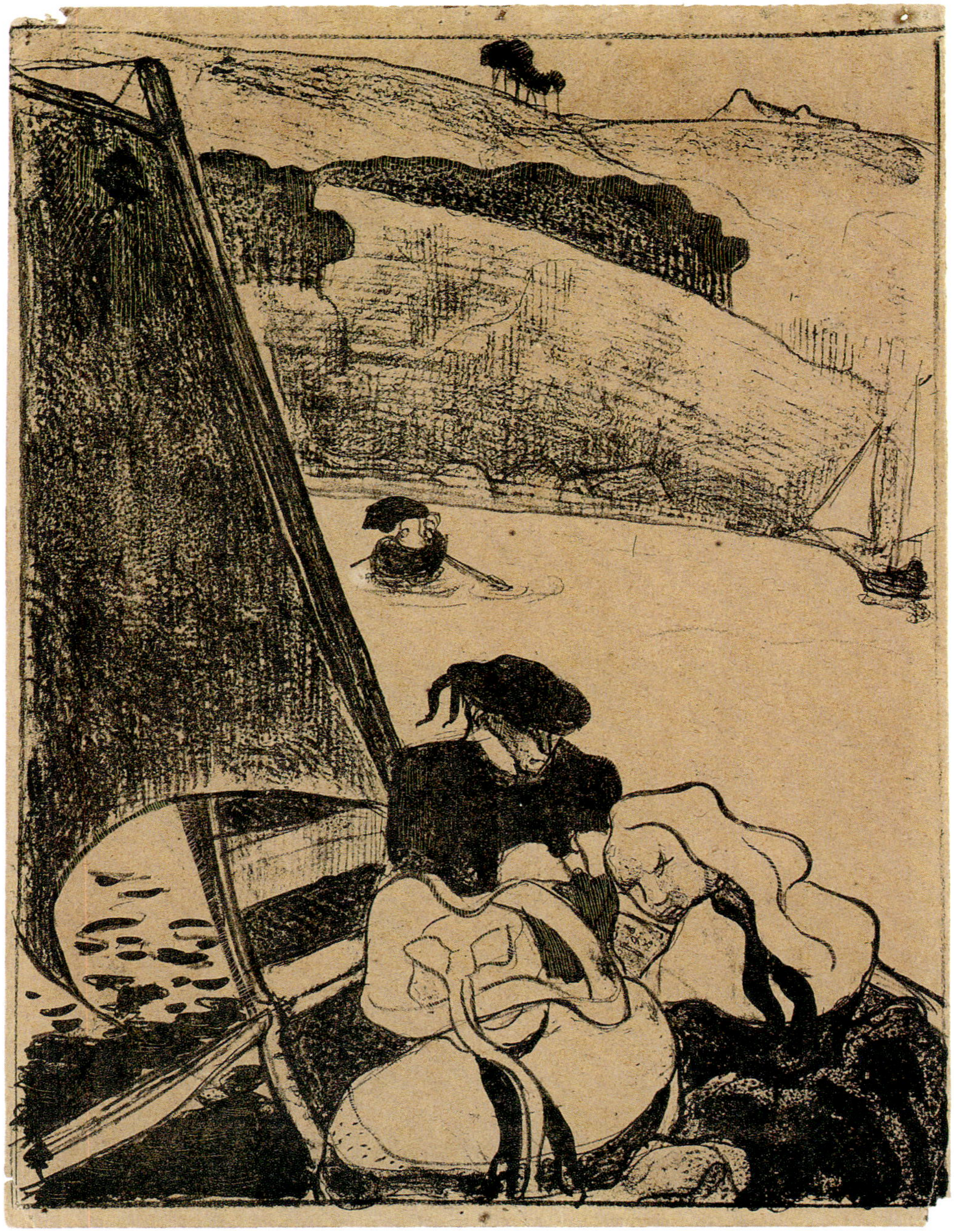

46b

Bretonen in einem Ruderboot auf dem Aven

Bretons en barque sur l'Aven

33 x 25 cm
Ahornblatt u. li.

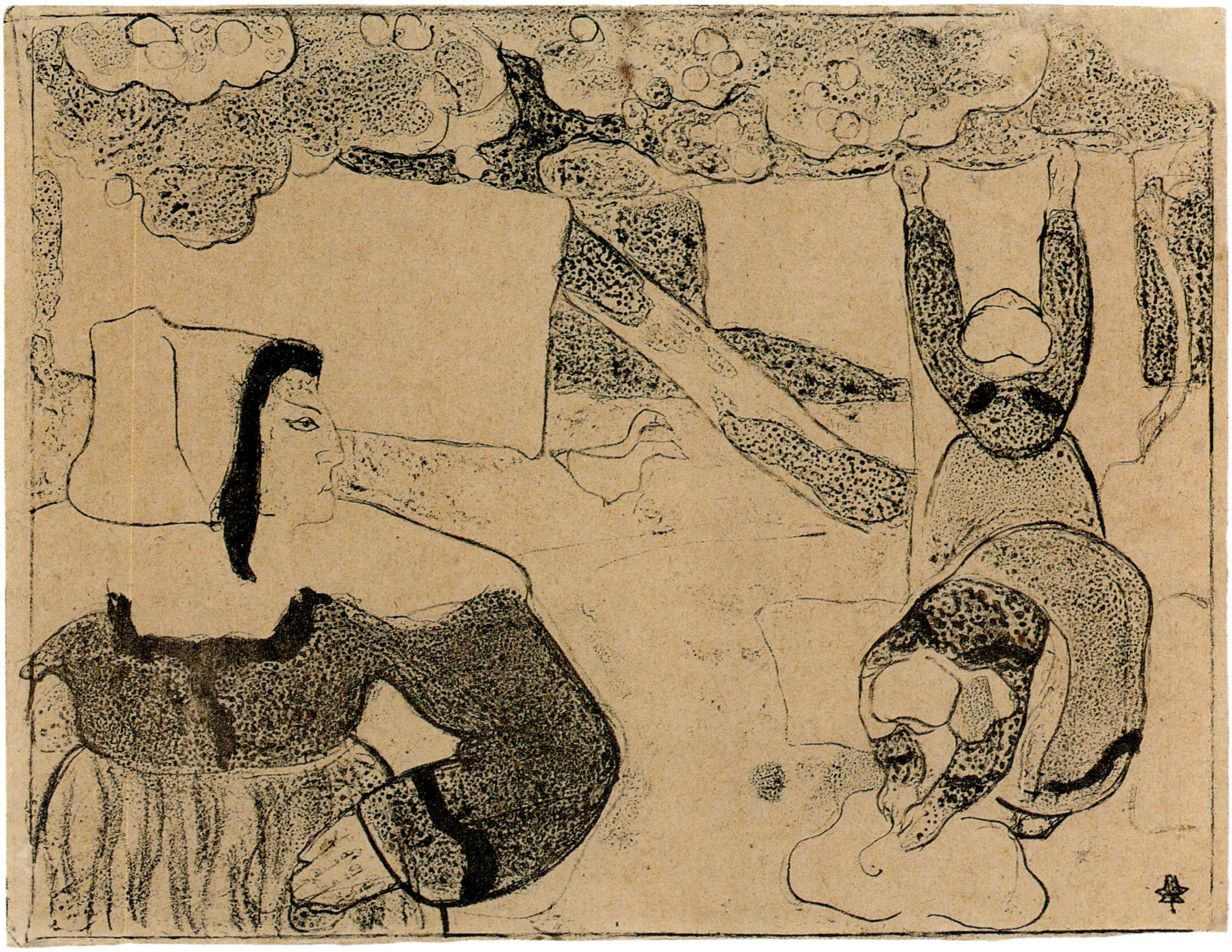

46c
Frauen, die Wäsche aufhängen
Femmes étendant du linge
25x32cm
Ahornblatt u. re.

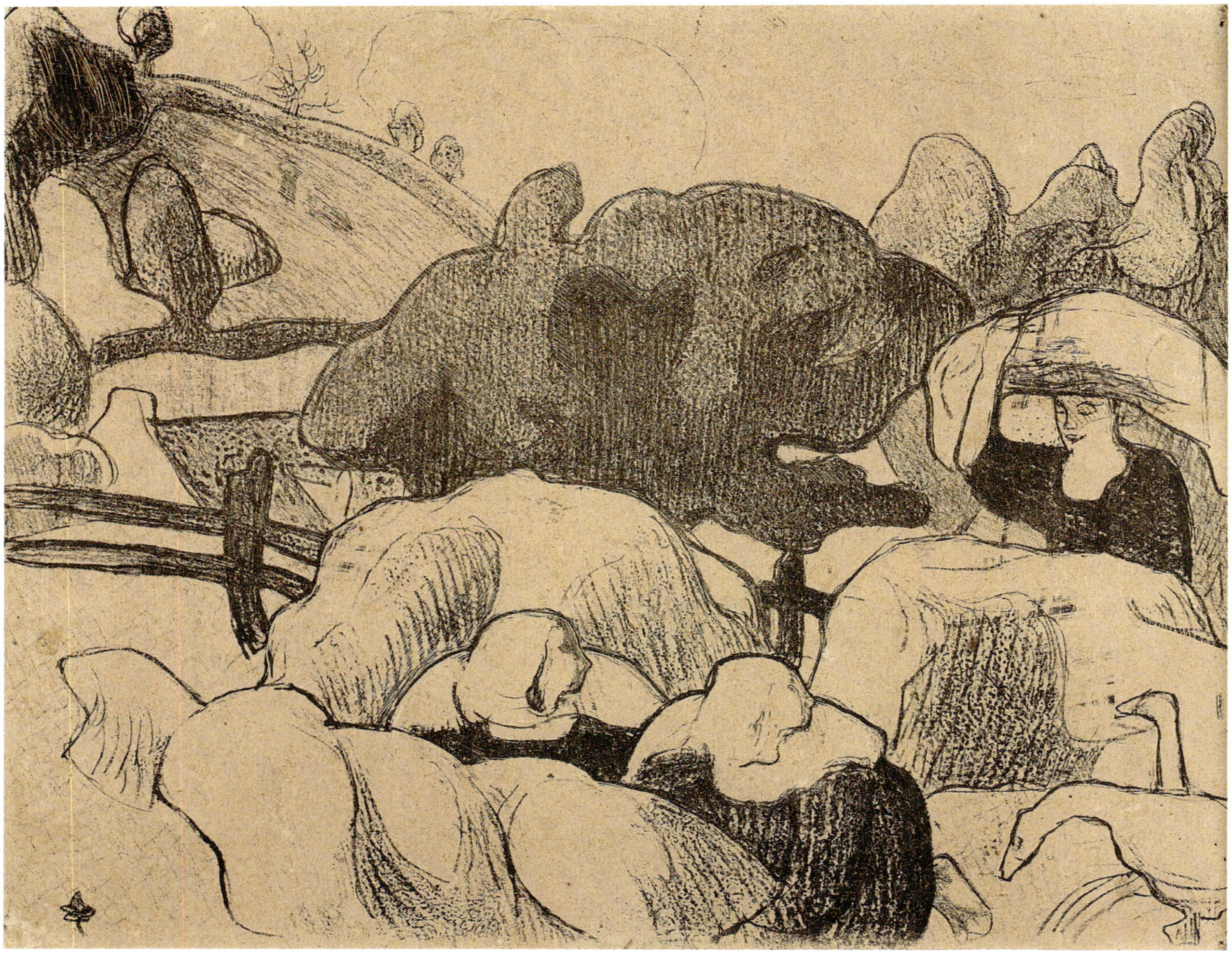

46d
Frauen bei der Heuernte
Femmes faisant les foins

25 x 33 cm
Ahornblatt u. li.

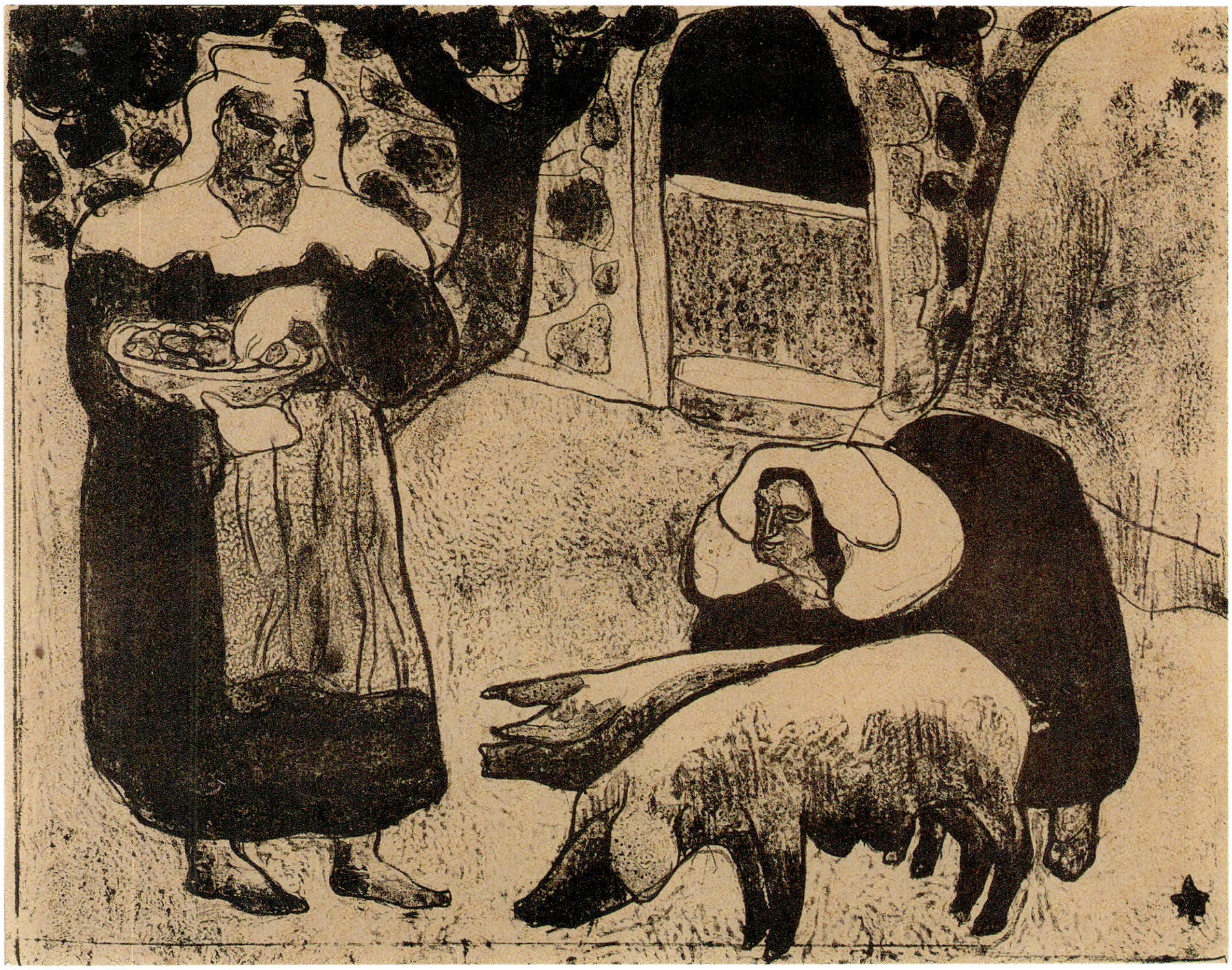

46e
Frauen beim Schweinefüttern
Femmes nourrissant les cochons
25 x 33 cm
Ahornblatt u. li.

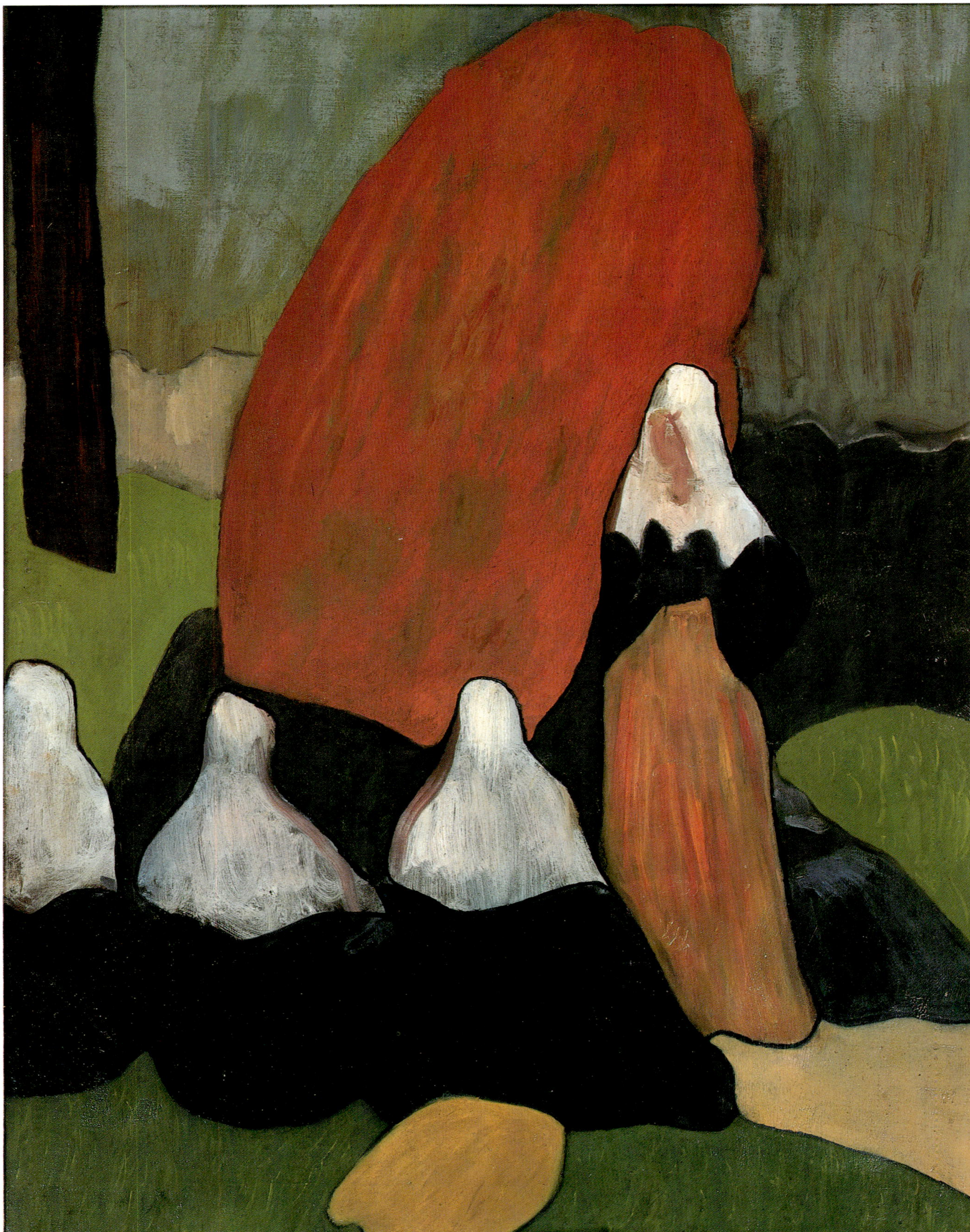

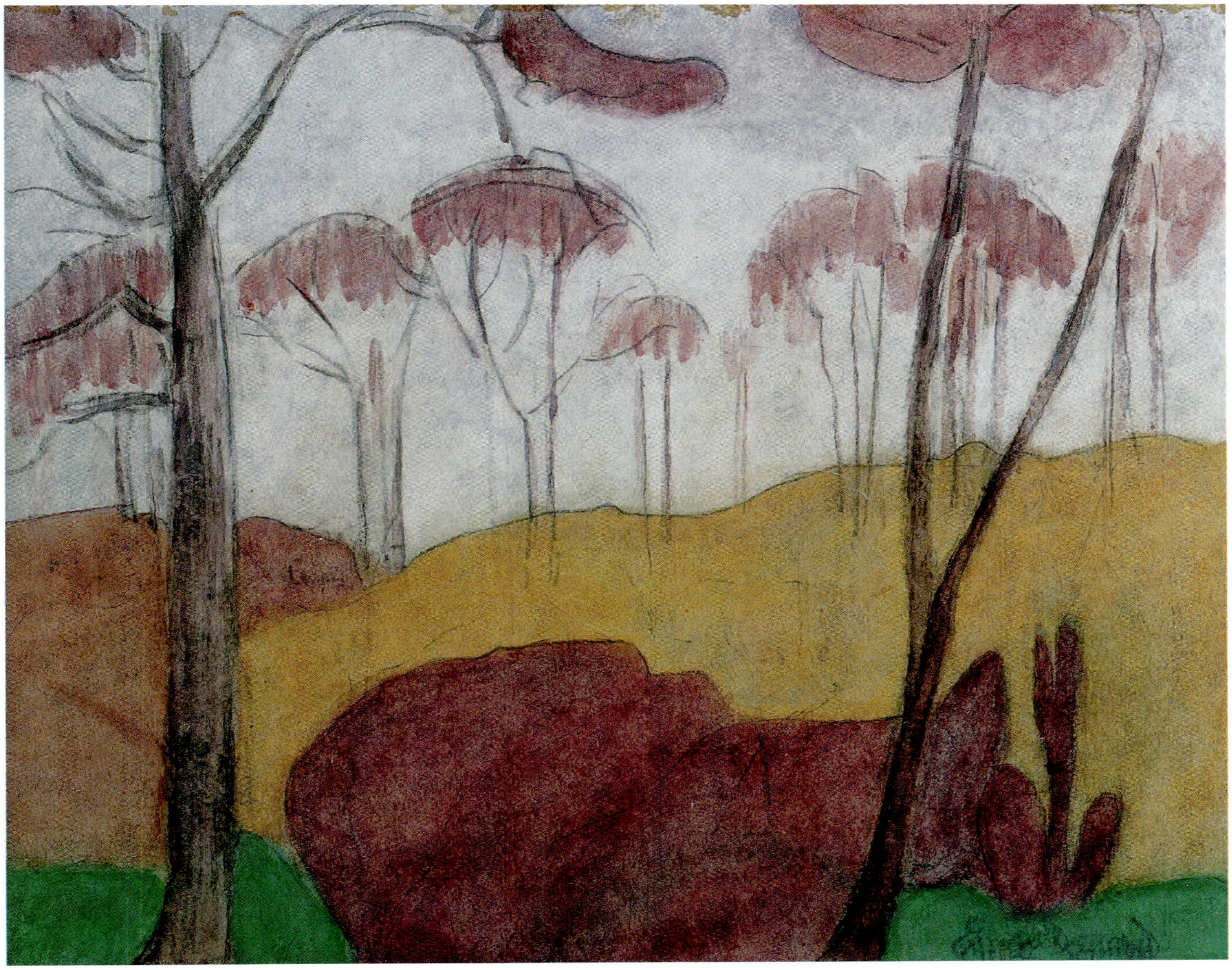

47
Bretoninnen mit Seetang, um 1892
Bretonnes au goémon

Öl auf Leinwand, 81x65,5 cm

Privatsammlung

Dieses eigenartige Werk ist eines der markantesten Beispiele für die Formsynthese Emile Bernards.

48
Der Bois d'Amour, 1888-1892
Le Bois d'Amour

Aquarell, 21,6x27,1 cm
Stempel u. re.: *Emile Bernard*

Quimper, Musée des Beaux-Arts

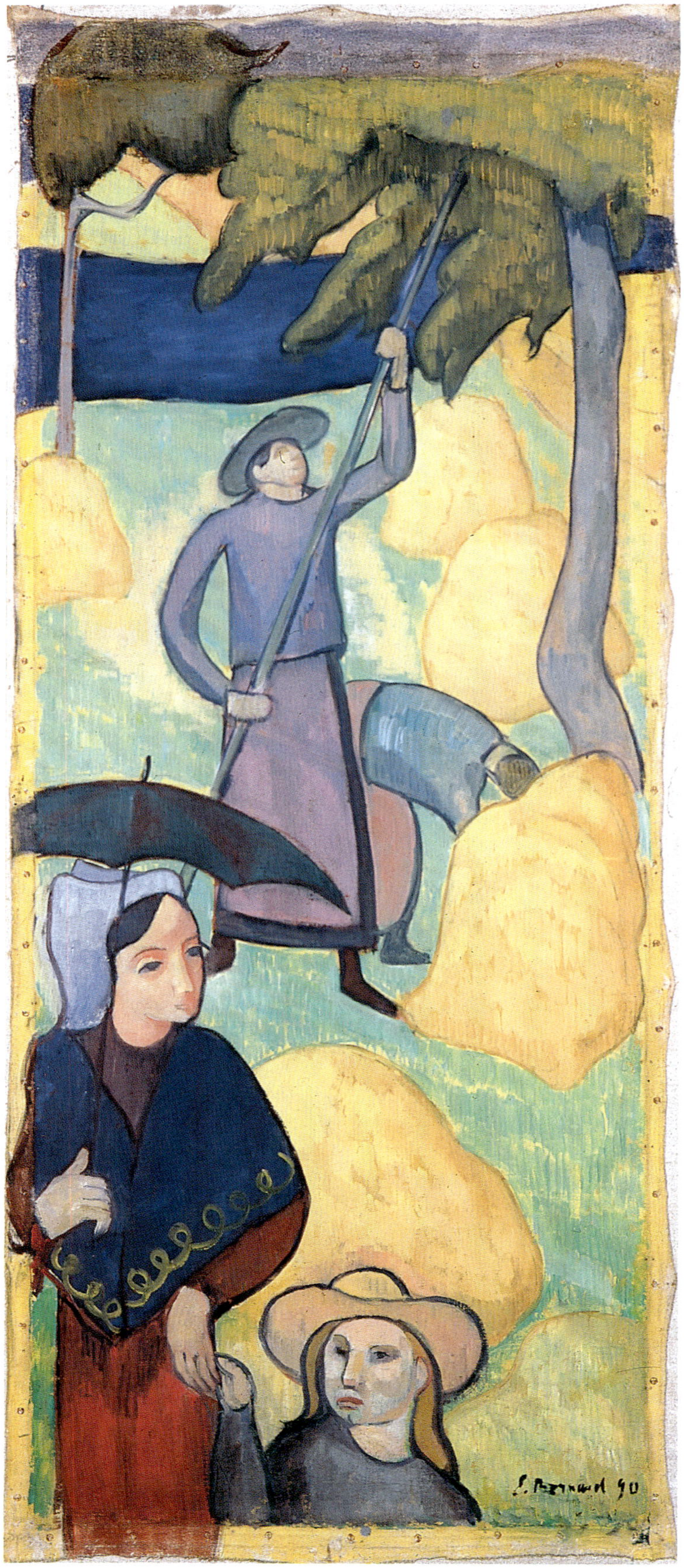

49

Das Apfelpflücken, 1890

Le Gaulage des pommes

Öl auf Leinwand, 105 x 45 cm
Signatur und Datum u. re.:
E. *Bernard* 90

Nantes, Musée des Beaux-Arts

Ein kräftiges Blau hebt die warmen Farbtöne – Gelb, Orange, Rot, Gründgelb – umso deutlicher hervor. Das Hochformat bringt den hieratischen Aspekt von Figuren und Gesten zur Geltung.

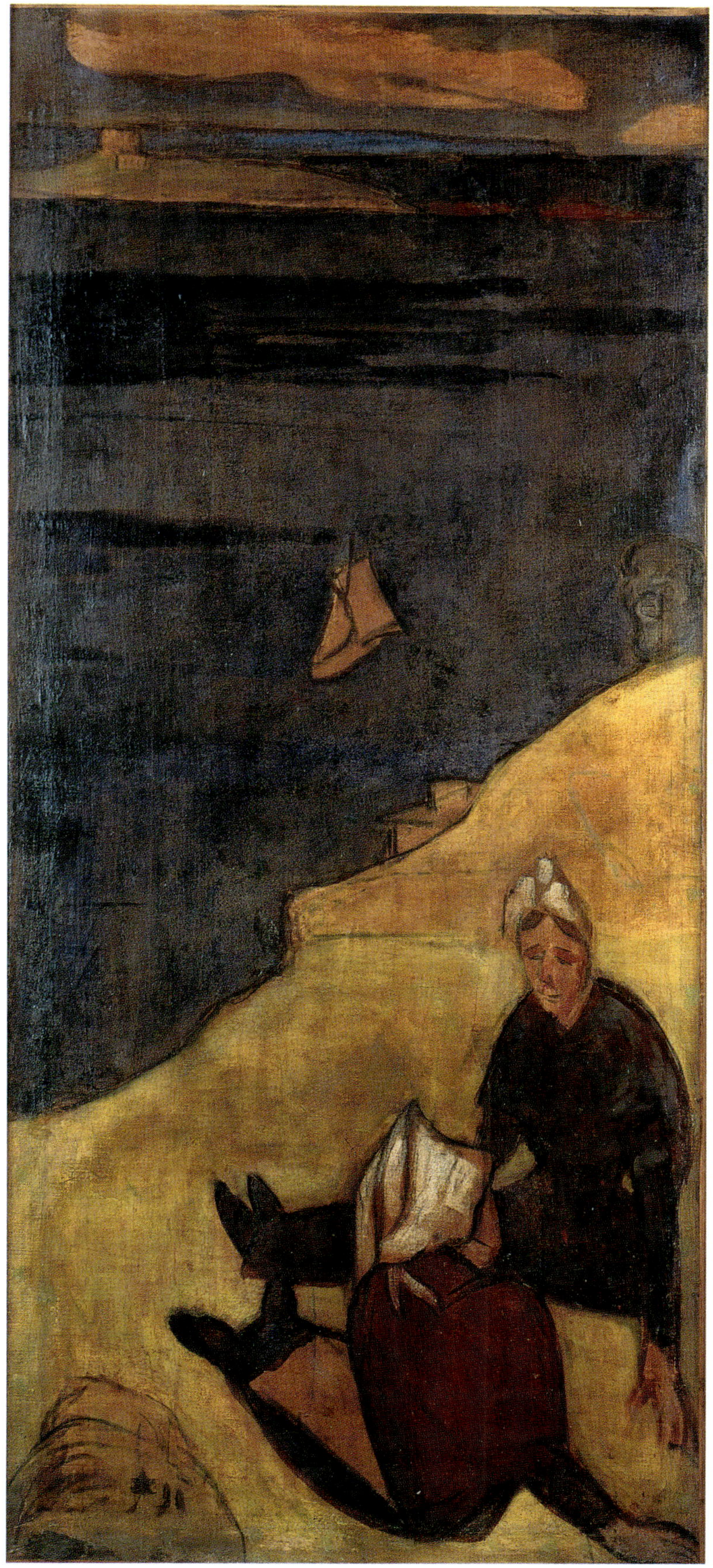

50

Rast auf dem Felsen. Saint-Briac, 1890

Le Repos sur la falaise. Saint-Briac

Öl auf Leinwand, 109 x 49 cm
Ahornblatt und Datum u. li.: 90

Paris, Sammlung Galerie L'Ergastère

Eine wohlgesetzte Diagonale teilt die Landschaft: unten der Felsen und oben das Meer, auf dem ein kleines Segelboot treibt. Ein schöner, zum Meer hin offener Aufbau prägt das Bild, dessen Farben Blau und Gold den förmlichen Charakter der Figuren betonen.

Emile Bernard

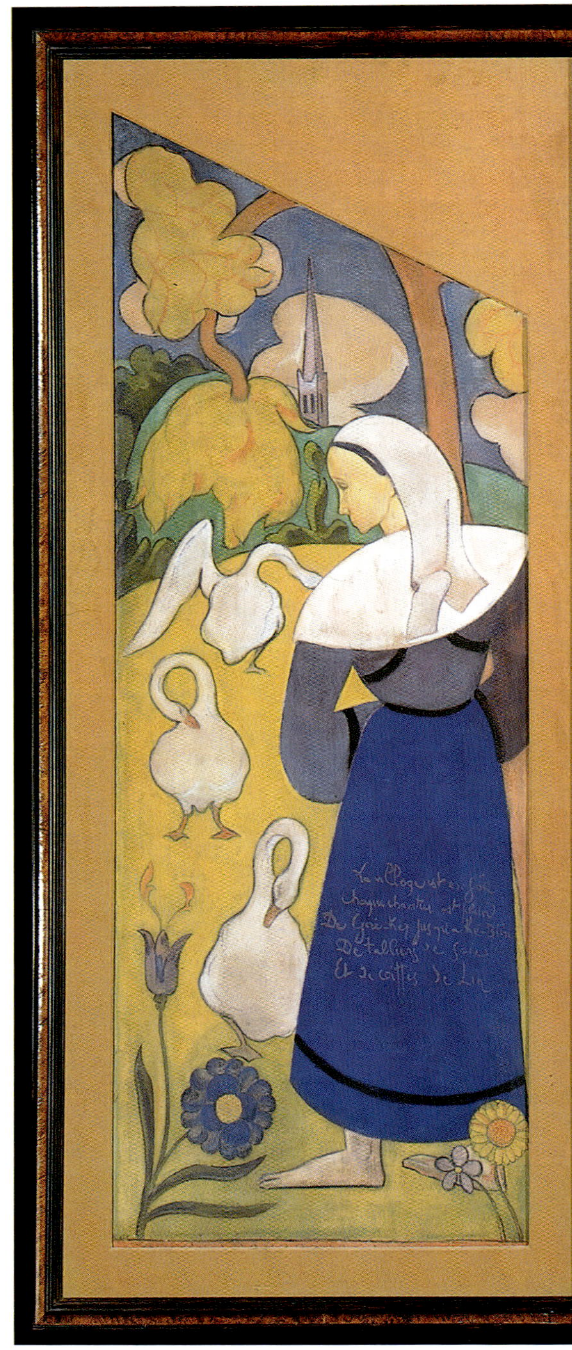

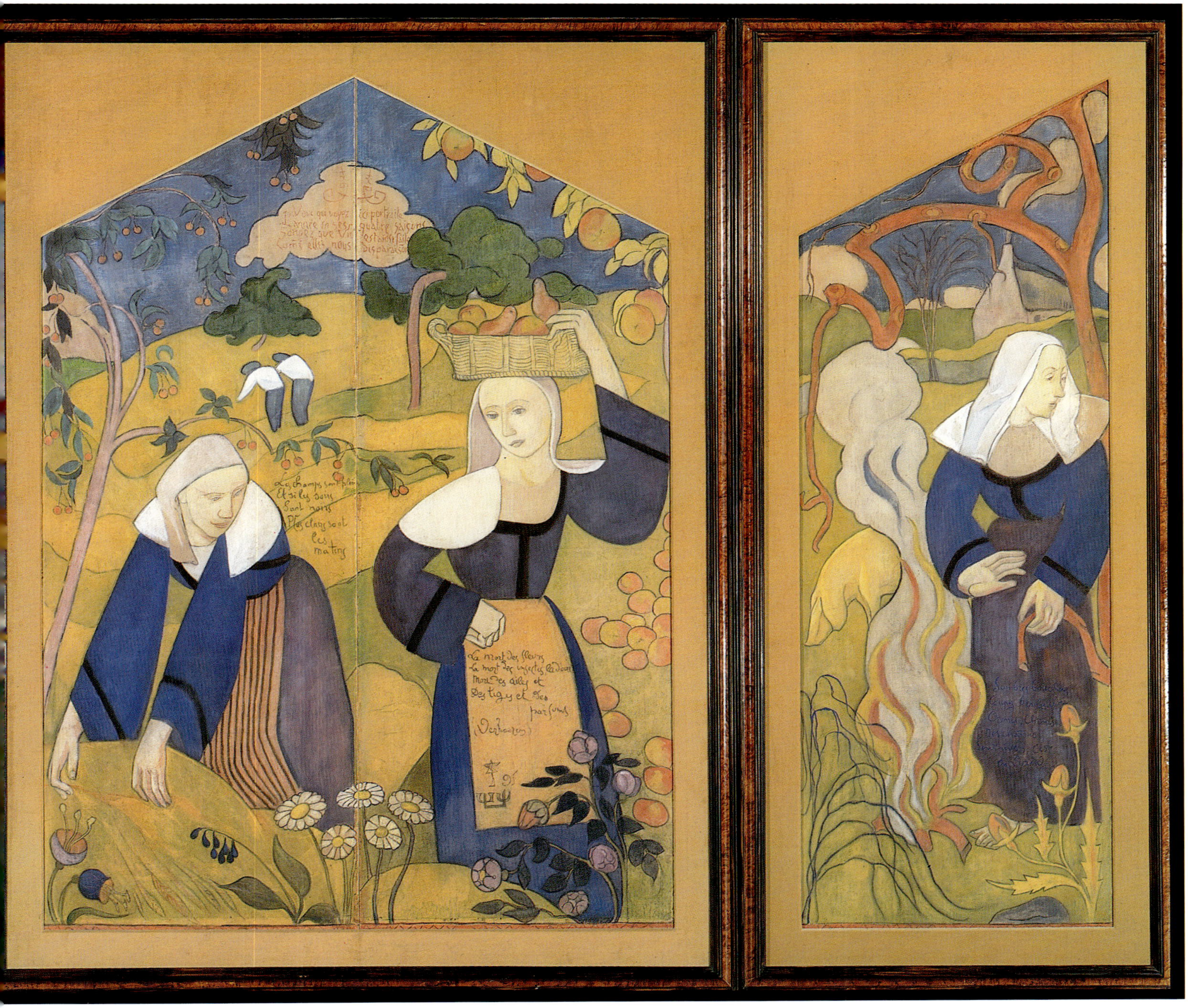

51

Die Vier Jahreszeiten, 1891

Les quatre Saisons

Vierteiliger Paravent, Tempera auf Leinwand, 168x62cm pro Bezug

Privatsammlung, mit freundlicher Unterstützung der Galerie Bellier

Emile Bernard wies selbst auf den dekorativen Charakter dieses vierteiligen Paravents hin: »Auf etwa zwei Metern Höhe habe ich vier Bezüge voller Zeichnungen und Ornamente sowie deren Rückseiten zur Verfügung, die ich in der gleichen Weise mit ganz schlichten, dekorativen Blumen zu verzieren gedenke.« Der mystische Charakter dieser Kompositionen wird durch die obere Abschrägung des Paravents unterstrichen, die an einen Retabel erinnert. Anna Boch erteilte dem Künstler den Auftrag zu dieser Arbeit.

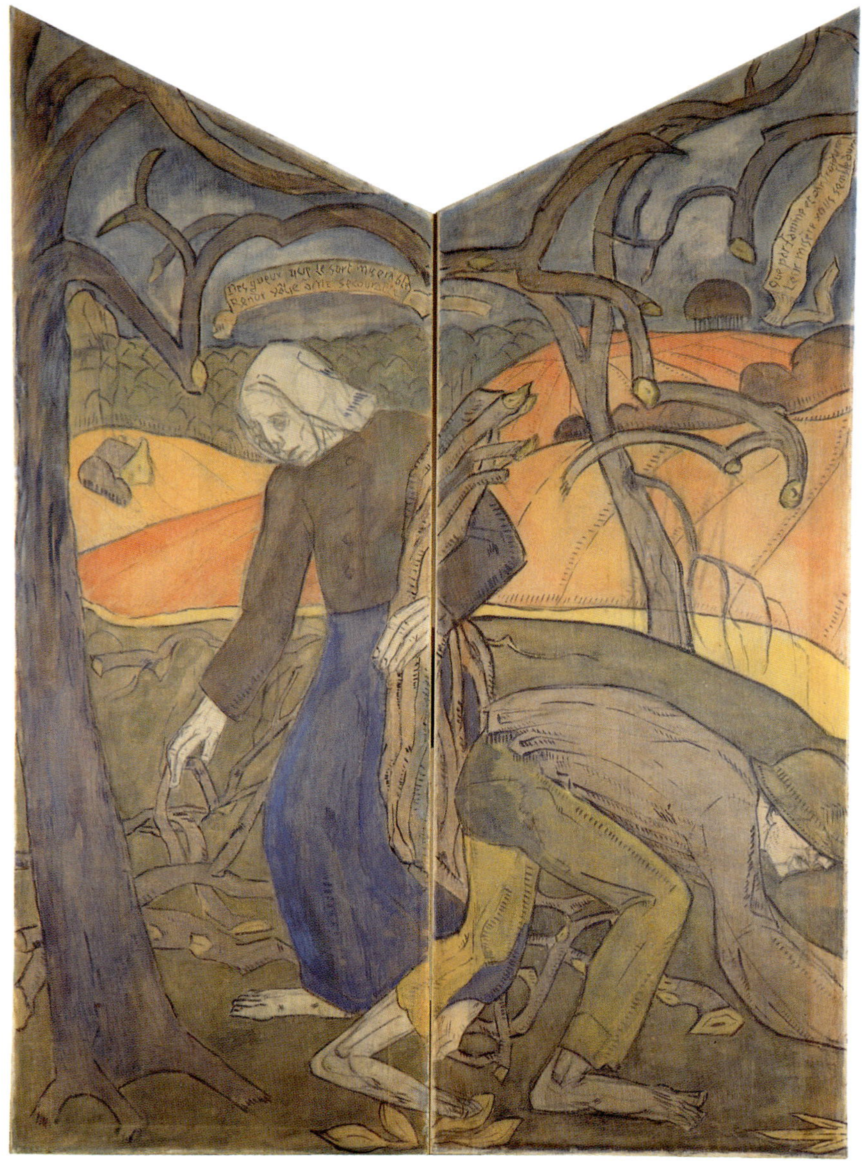

52

Die armen Holzfäller, 1891

Les Bûcherons misérables

Tempera auf Leinwand, 168x62cm pro Bezug

Privatsammlung

Diese Leinwände bildeten ursprünglich die Rückseite zu den *Vier Jahreszeiten*. Hier überwiegt der mystische Gedanke vor dem dekorativen Aspekt, der in dem Geäst zum Ausdruck kommt.

Emile Bernard

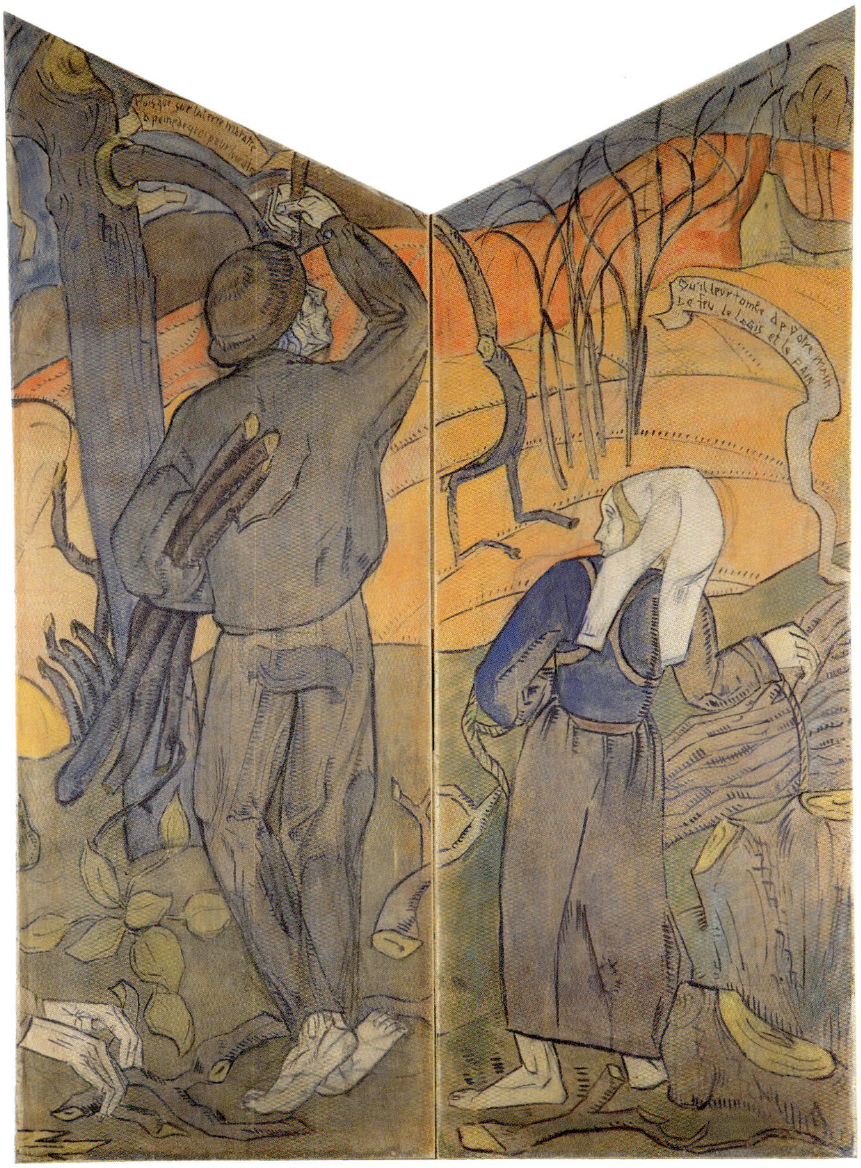

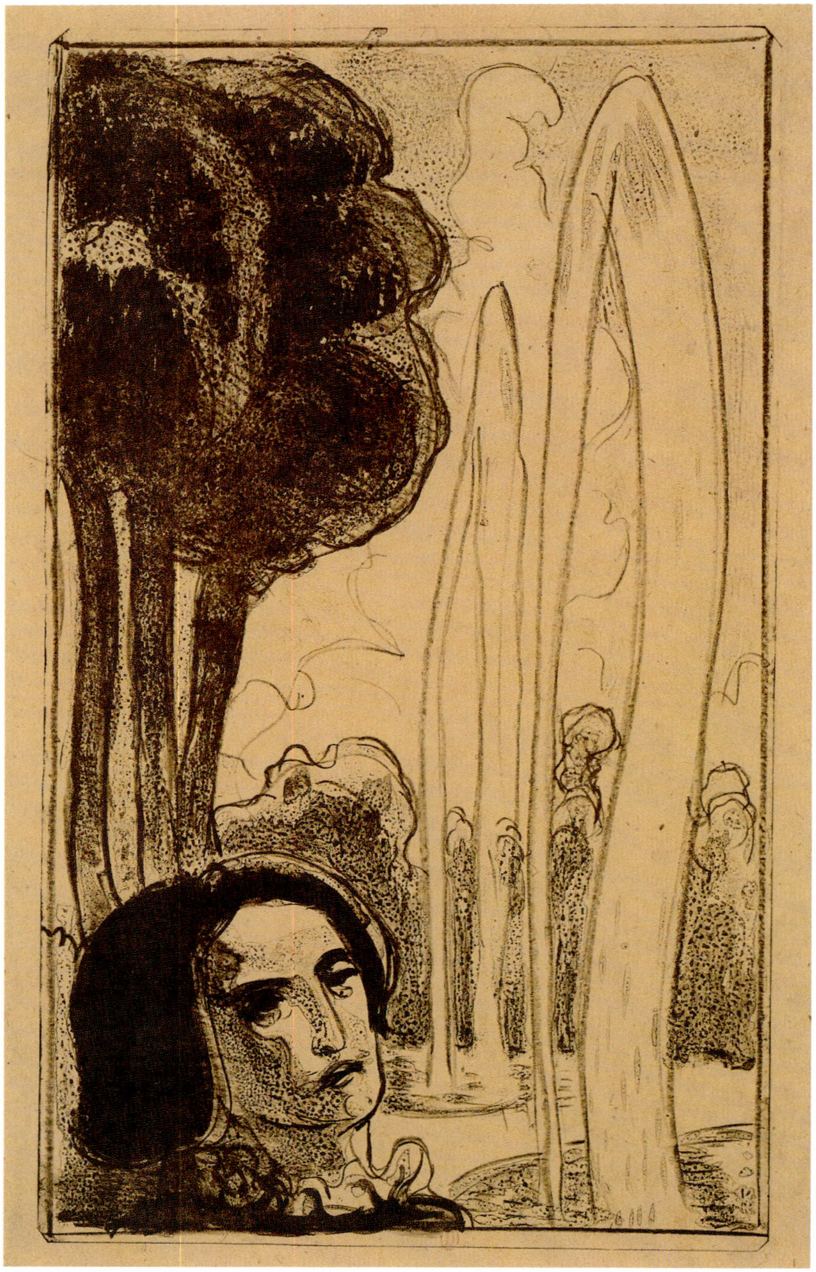

53
Die Kantilenen, 1892
Les Cantilènes

Serie von Zinkographien als Illustration zu der Gedichtsammlung von Jean Moréas, angefertigt für den Ergänzungsband des *Livre d'Art* von Paul Fort

53a
Ich lausche den Fontänen (Im Ziergarten)
J'écoute les jets d'eaux (*Dans le jardin taillé*)

Zinkographie, 33 x 20 cm
Ohne Signatur, u. re. Titel mit Bleistift: *J'écoute les jets d'eau*; Numerierung u. li.: 9

Paris, Bibliothèque d'Art et d'Archéologie Jacques Doucet

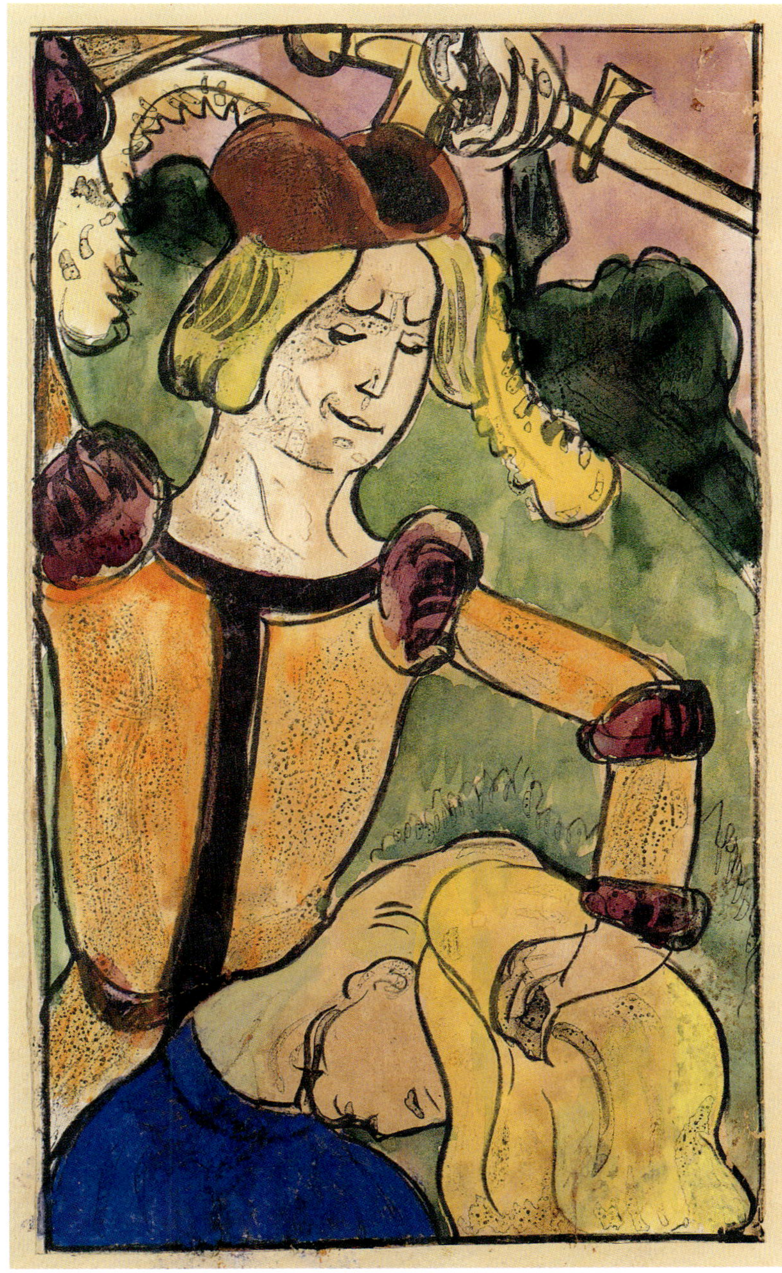

53b
Mit einem Hieb schlug er ihr den Kopf ab
(Die niederträchtige Frau)
Il lui tranche la tête d'un coup à l'encolure (La Femme perfide)

Aquarellierte Zinkographie, 33 x 20 cm

Privatsammlung

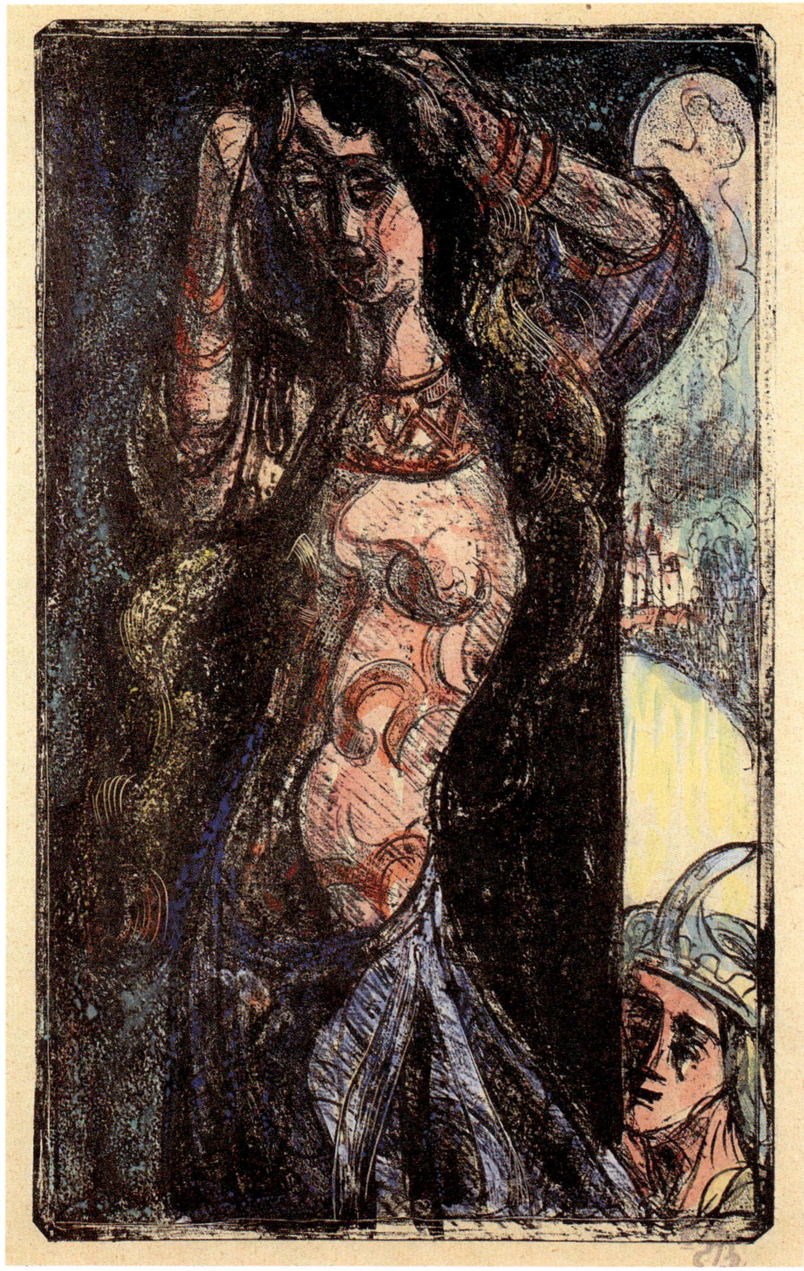

53c
Einsamkeit
Solitude

Aquarellierte Zinkographie, 32,6 x 19 cm

Privatsammlung

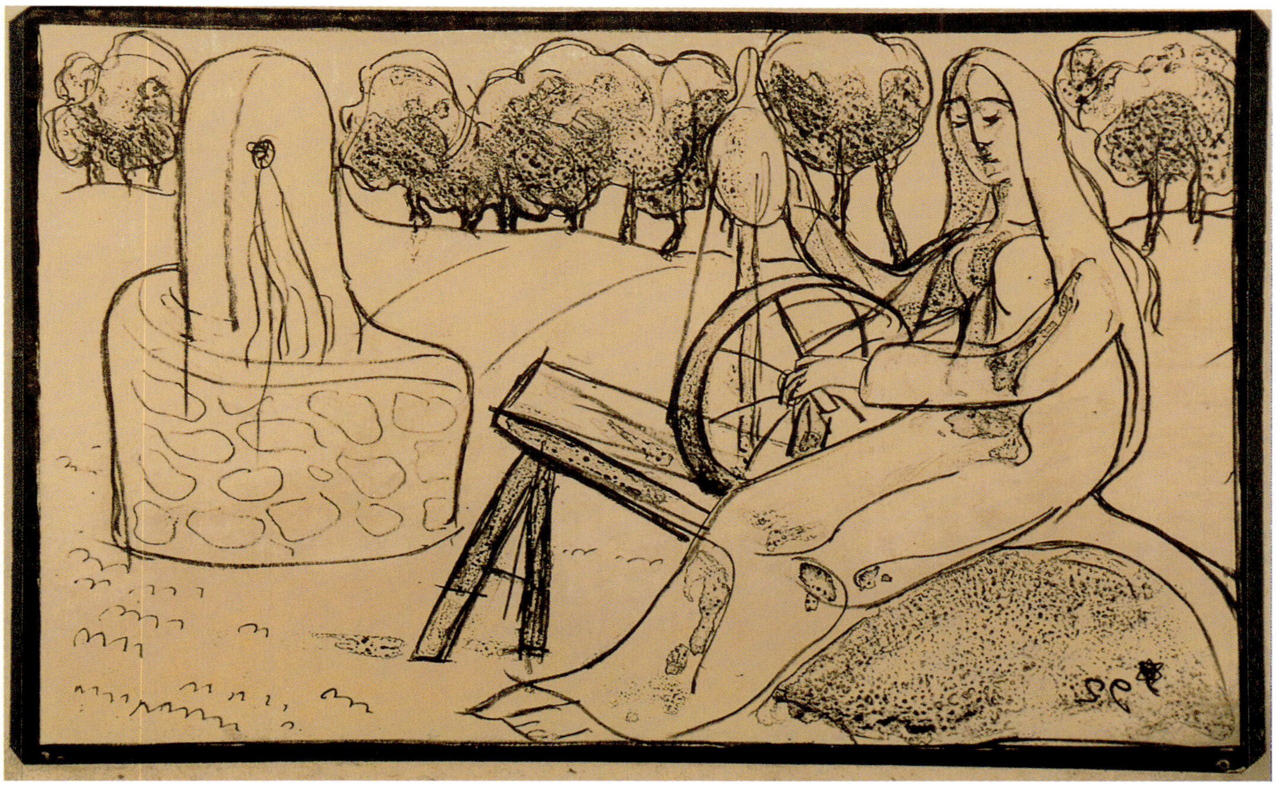

53d

Maryo spinnt Wolle

Maryo file la laine

Zinkographie, 18,8x31,6cm
auf der Platte u. re. mit einer Blume versehen und auf der Rückseite datiert: 92
Inschrift u. li.: *Auprès de la fontaine, Assise à son rouet, Maryo file la laine, avec ses doigts fluets*

Musée de Pont-Aven

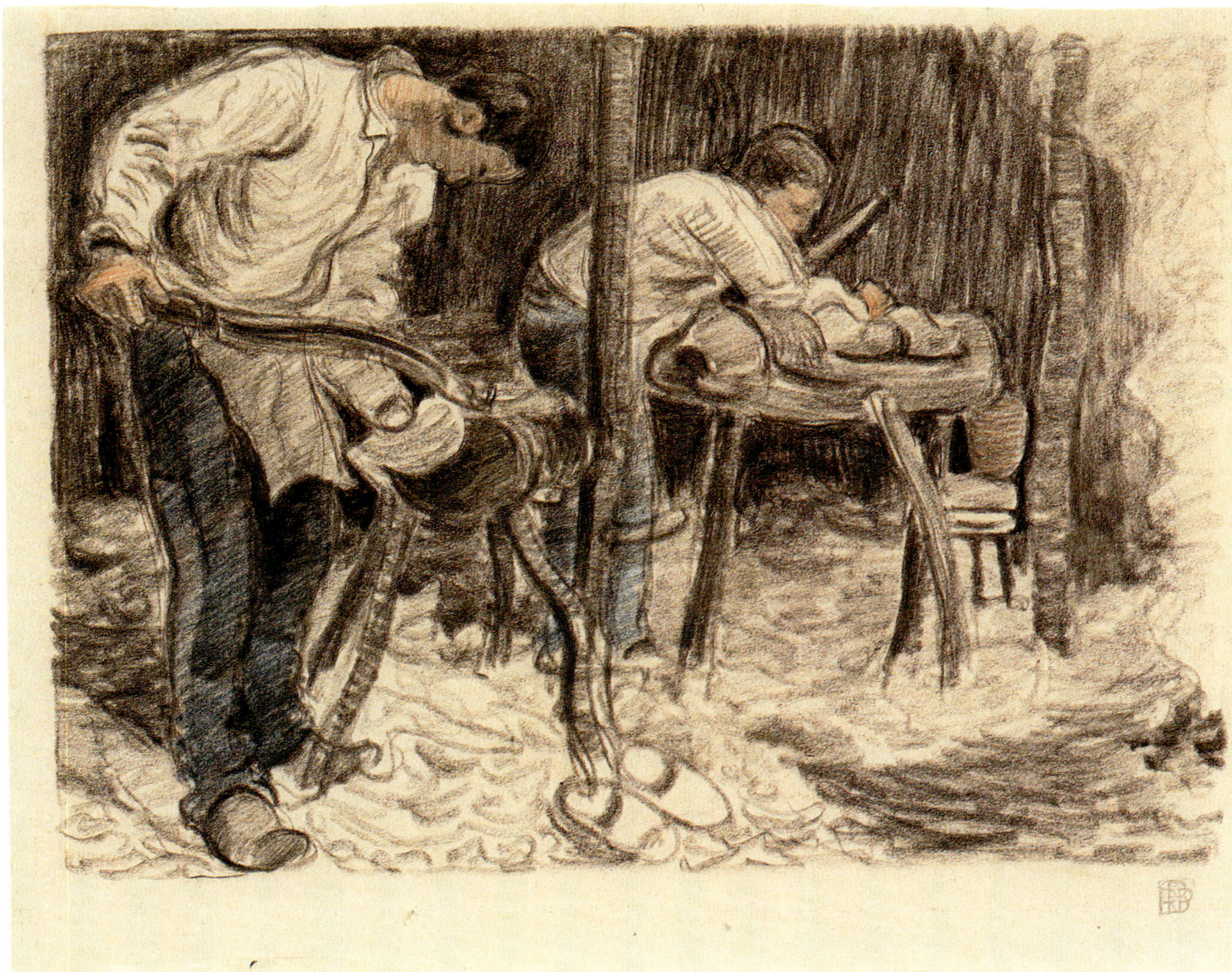

54

Die Holzschuhmacher, 1893

Les Sabotiers

Kohle und Farbstifte, 28,5 x 36 cm
Atelierstempel u. re.

Privatsammlung

Bei dieser sorgfältig angelegten Zeichnung von einer Holzschuhmacherwerkstatt handelt es sich um die vorbereitende Studie zu einer Lithographie, die Bevan um 1893-1894 anfertigte.

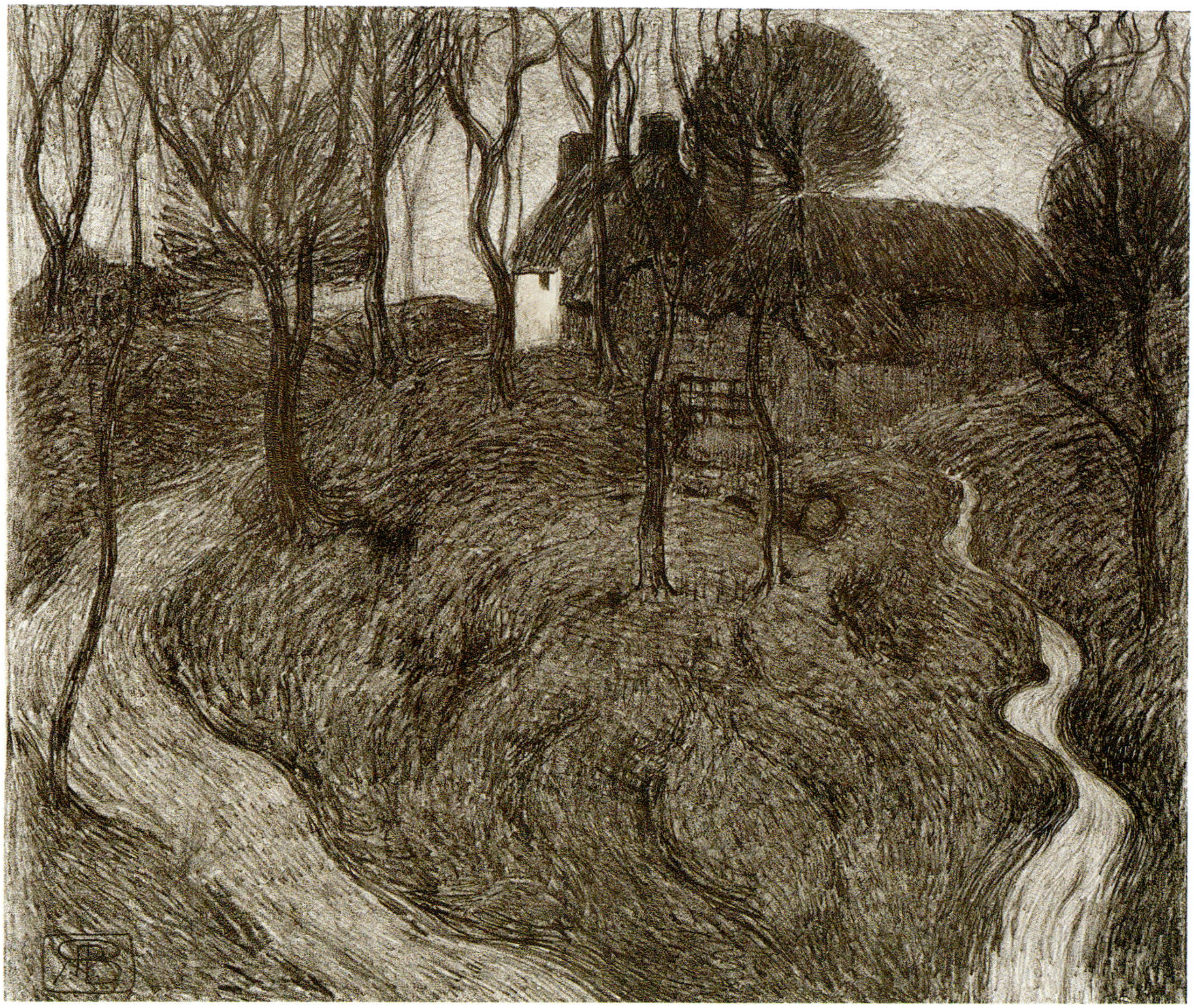

55

Hawkridge, Winter 1894

Lithographie auf feinem, cremefarbenem Velinpapier, 34,6 x 40,6 cm
Signatur auf dem Stein u. seitl. li. vom Monogramm des Künstlers: RPB

Privatsammlung

Ein schwindelerregender Vordergrund, eine üppig wuchernde Vegetation, Bäume mit sich neigenden Stämmen verleihen dieser englischen Winterlandschaft von Bevan etwas Mysteriöses und Beängstigendes.

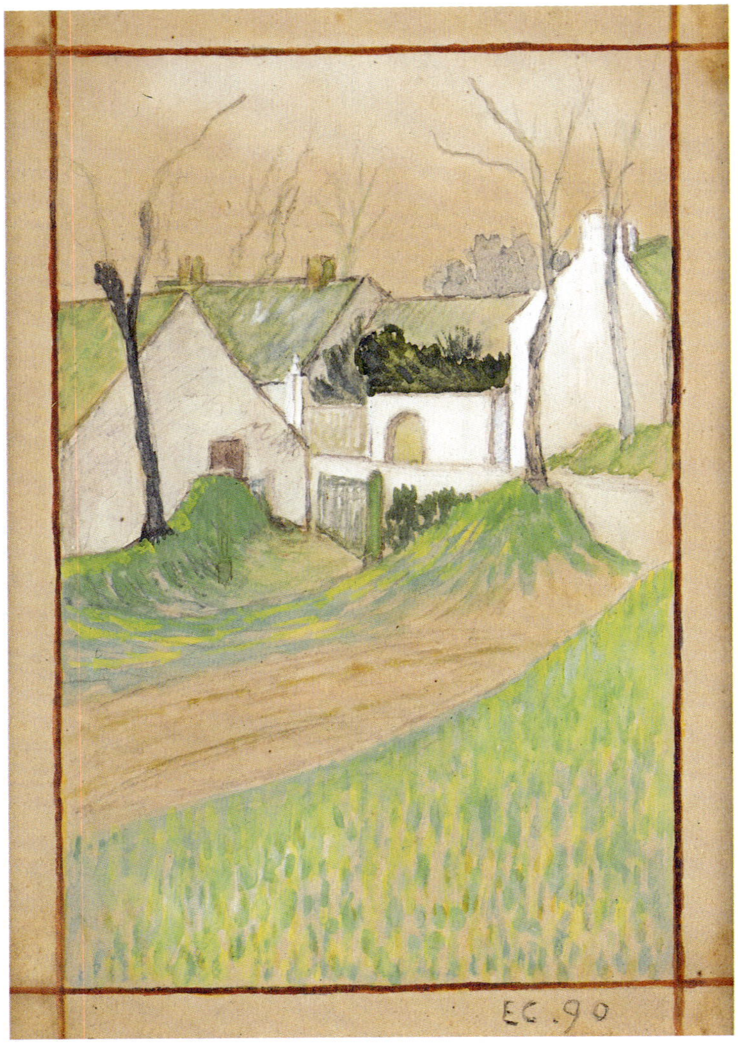

56
Bauernhöfe in Pont-Aven, 1890
Fermes à Pont-Aven

Aquarell auf Papier, 11 x 7 cm
Monogramm und Datum u. re.: EC. 90

Frankreich, Privatsammlung

Dieses kleine, naive Aquarell zeugt von Chamaillards Treue zu den Ideen von Pont-Aven hinsichtlich Form und Farbe.

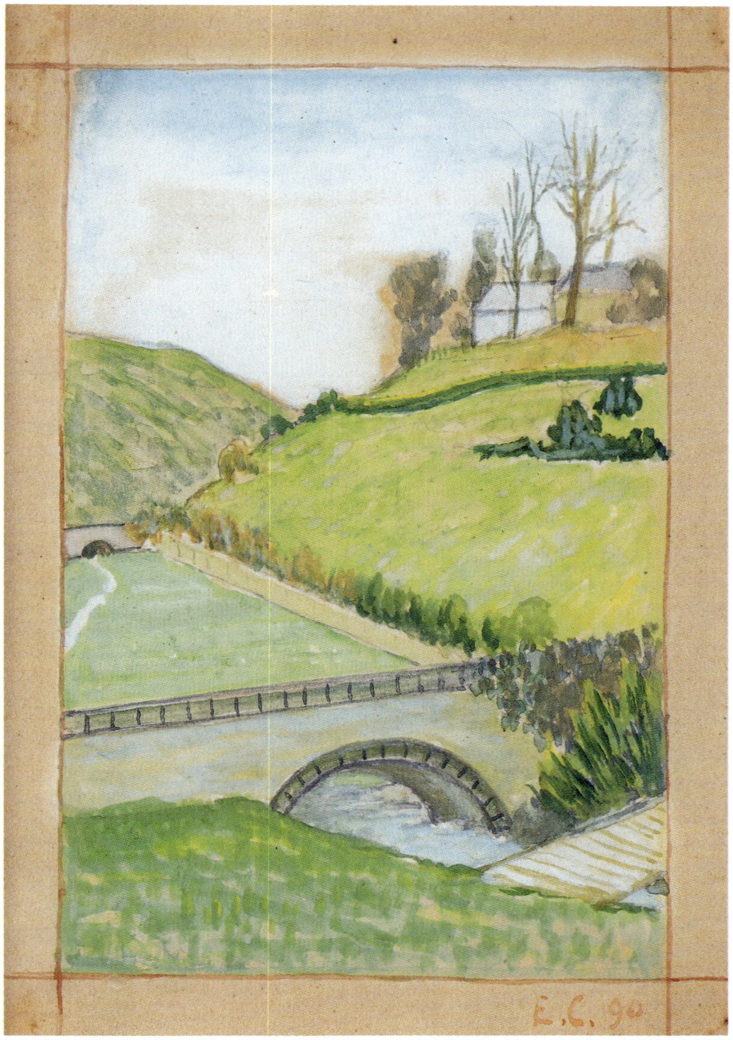

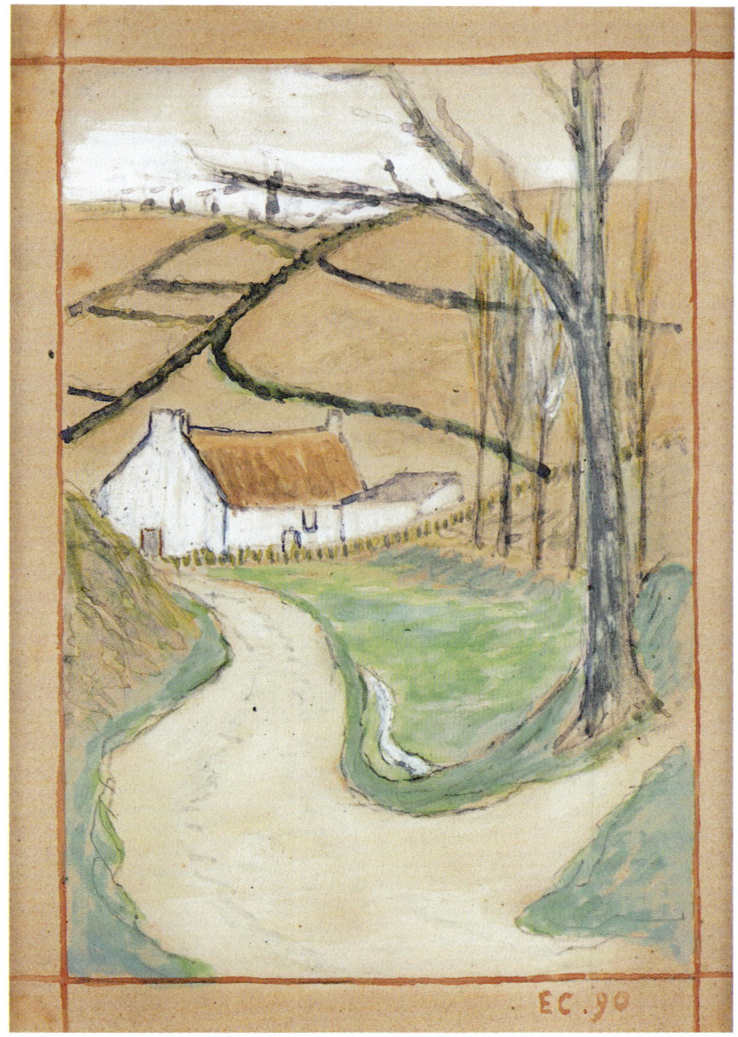

57
Bach in Pont-Aven, 1890
Ruisseau à Pont-Aven

Aquarell auf Papier, 11 x 7 cm
Monogramm und Datum u. re.: EC 90

Frankreich, Privatsammlung

58
Bauernhof in Pont-Aven, 1890
Ferme à Pont-Aven

Aquarell auf Papier, 11 x 7 cm
Monogramm und Datum u. re.: EC 90

Frankreich, Privatsammlung

Ernest Ponthieu de Chamaillard

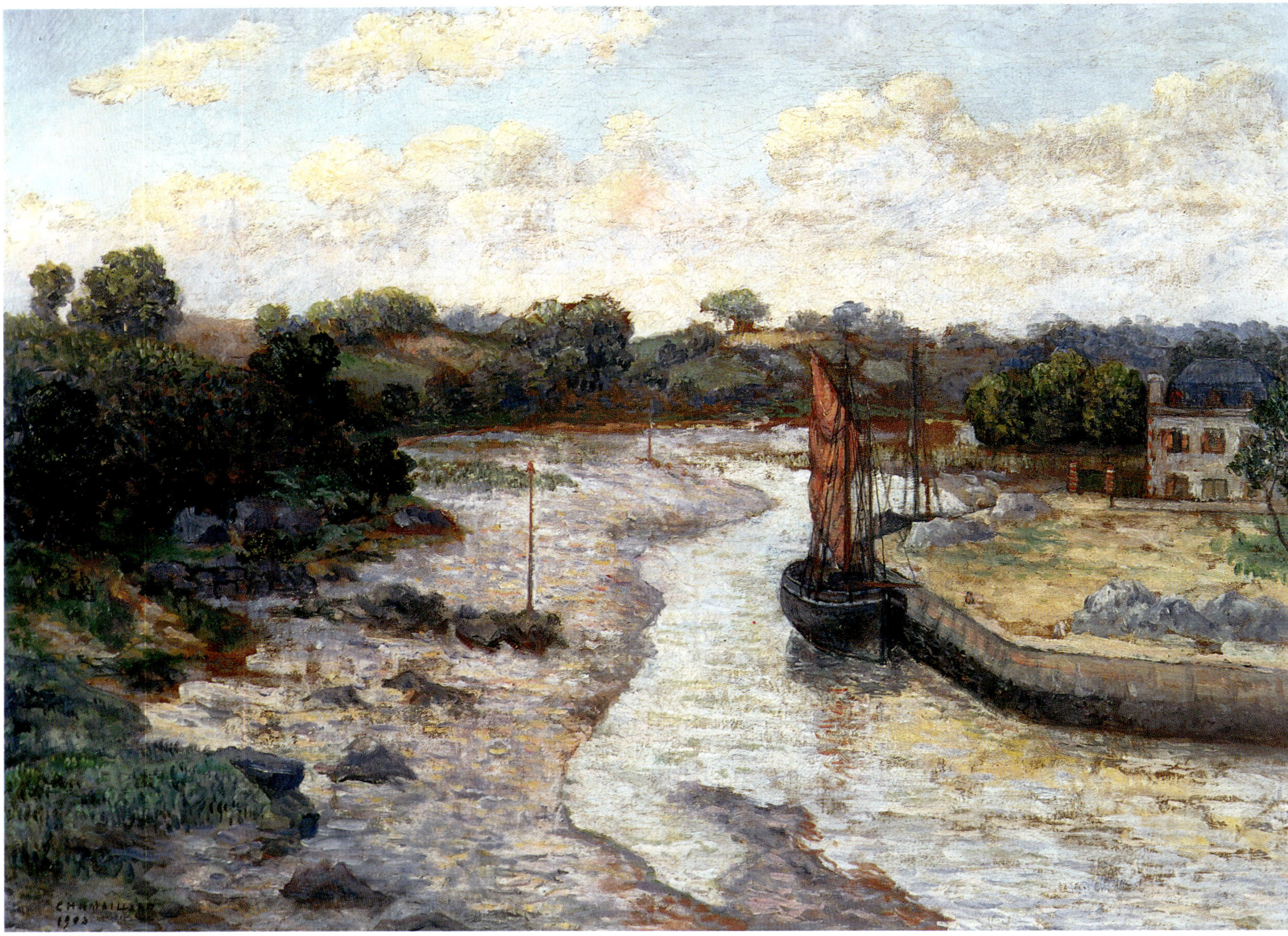

59

Der Hafen in Pont-Aven, 1902

Le Port de Pont-Aven

Öl auf Leinwand, 54x73cm
Signatur und Datum u. li.: *Chamaillard* 1902

Privatsammlung

Das feinsinnige Gemälde zeigt den ganzen Charme Pont-Avens.

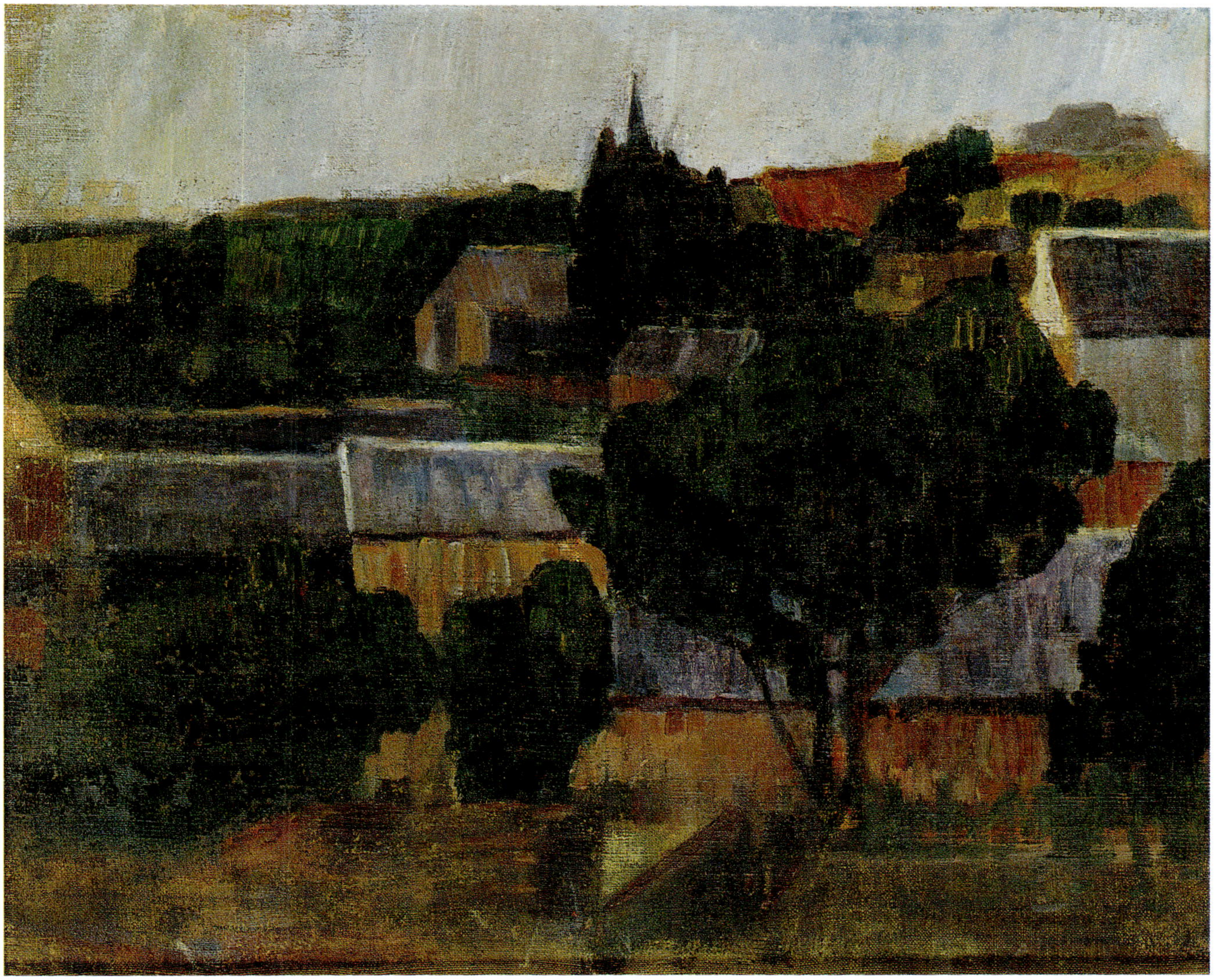

60

Dorf in der Bretagne, um 1892

Village en Bretagne

Öl auf Leinwand, 32x40cm

Privatsammlung

Der Däne Clement war außer mit seinem Landsmann Mogens Ballin auch mit Sérusier gut befreundet, der ihm Gauguins künstlerische Prinzipien vermittelte. Die geometrischen Formen der Häuser und der bretonischen Landschaft, die fehlende Räumlichkeit und die gegeneinander versetzten Farbtupfen lassen an einen Einfluß des *Talisman* denken.

Paul-Emile Colin

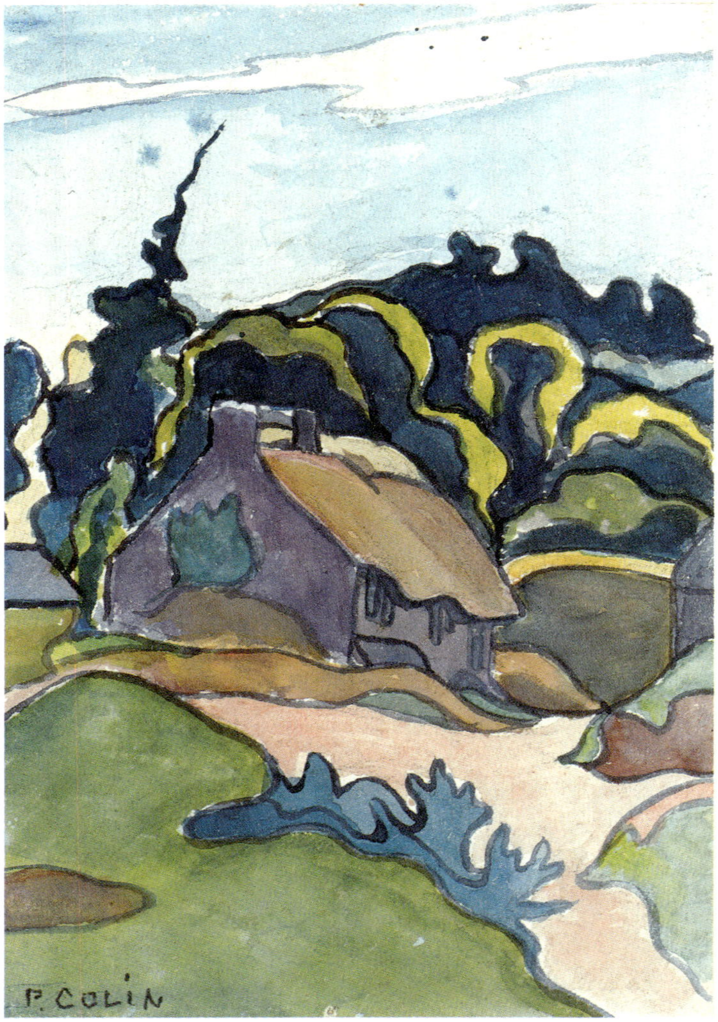

61
Landschaft in der Bretagne, um 1890
Paysage de Bretagne

Aquarell, 13,5x9,4cm
Signatur u. li.: P. COLIN

Paris, Galerie Saphir

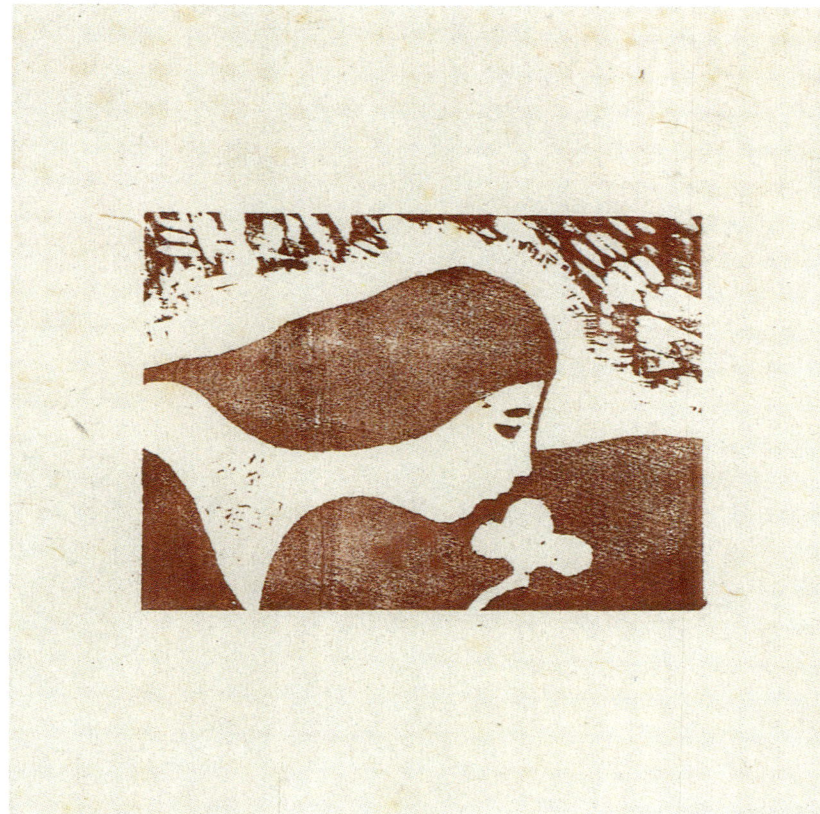

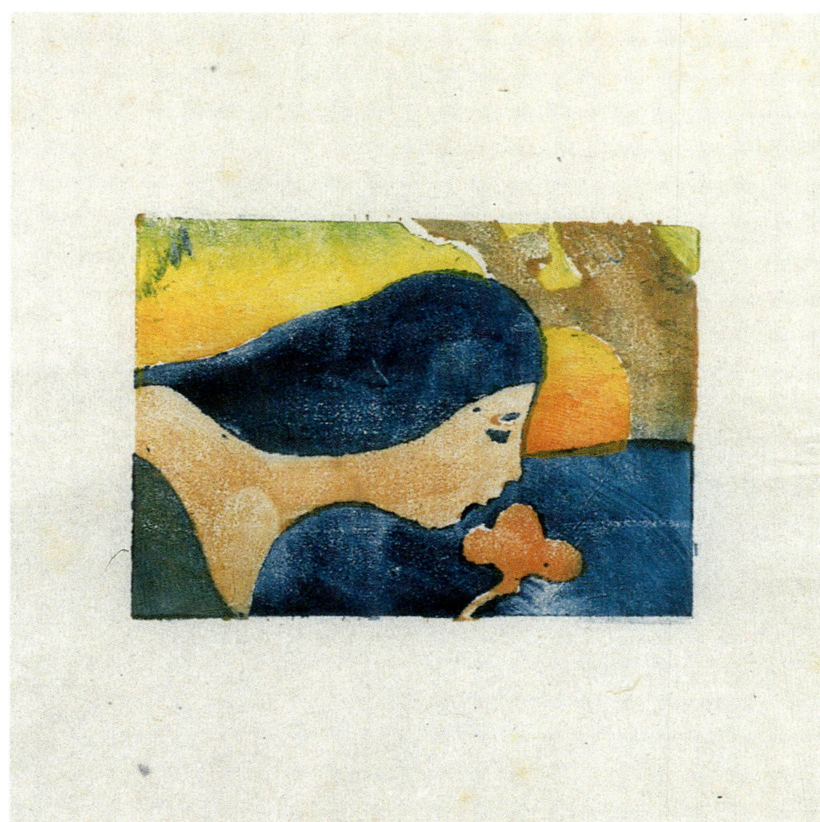

62

Die Blume, 1893

La fleur

Holzschnitt, Bisterdruck
Bildgröße 5,2x7,3cm; Blattgröße 10,2x15,7cm
Stempel u. re. am Rand: RM 1893

Kolorierter Druck
Bildgröße 5,2x7,3cm; Blattgröße 14,3x15,6cm
Monogramm in Farbe unten re. am Rand: C
Stempel u. re.: RM 1893

Paris, Galerie Saphir

Auf Anraten seines Freundes Filiger begab sich Colin im Juli 1890 nach Le Pouldu, wo er mit Gauguin, Meyer de Haan und Sérusier Bekanntschaft schloß. Mit den Vereinfachungen des Synthetismus machte er sich zwar vertraut, doch übernahm er diese Form der Ästhetik nie zur Gänze. *Die Blume* von 1893 ist sein einziger Holzschnitt in diesem Stil.

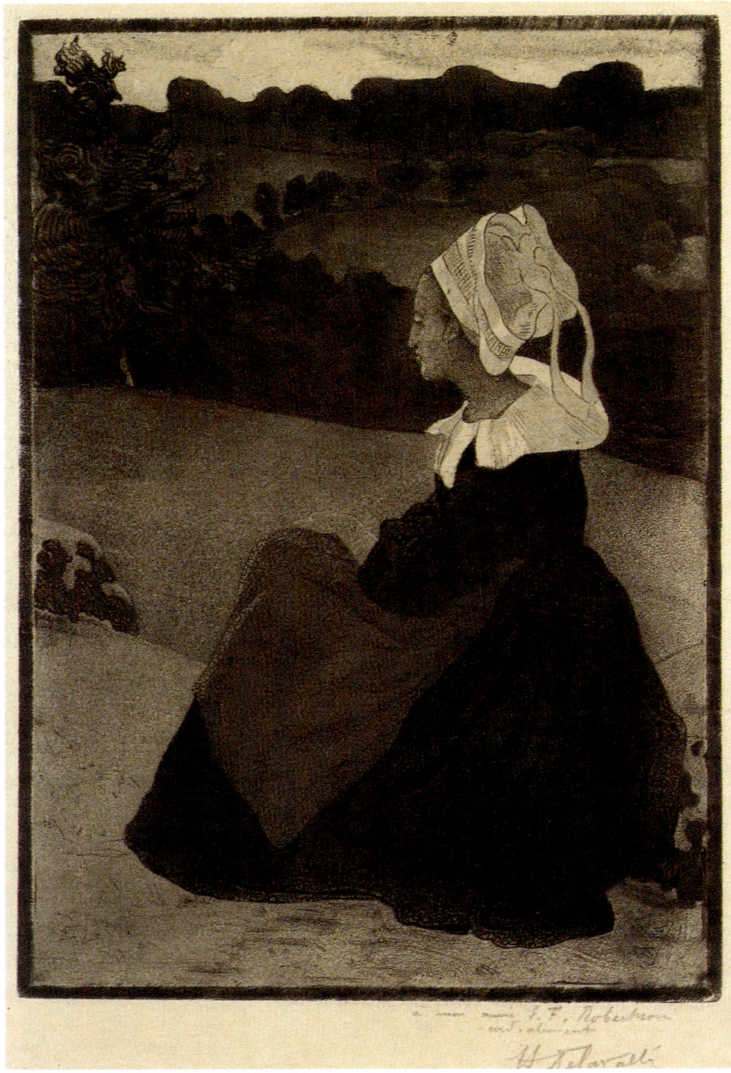

63
Sitzende Bretonin, 1893
Bretonne assise

Asphaltlack, Aquatinta und Radierung, 24,9 x 17,9 cm
Signatur und Widmung u. re.: *à mon ami* E. F. *Robertson / cordialement* / H. *Delavallée*

Privatsammlung

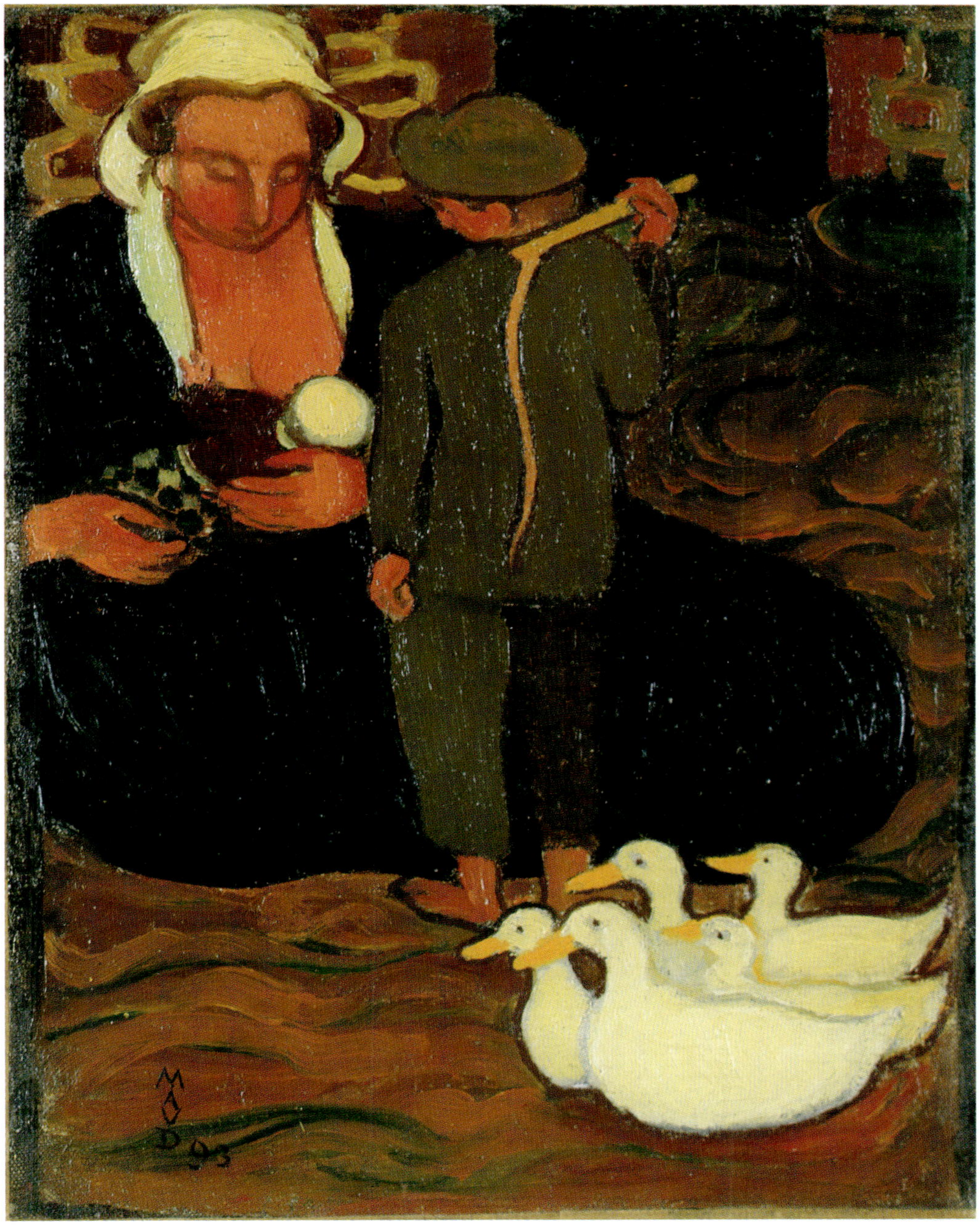

64

Kind mit Peitsche, 1893

L'Enfant au fouet

Öl auf Leinwand, 27 x 22 cm
Datum und Monogramm u. li.: MAUD 93

Paris, Daniel Malingue

Die durchaus friedfertige Peitsche im Zentrum der Komposition wird vom Künstler gezielt als Instrument zur Bildkomposition eingesetzt: Sie sorgt im gesamten Bildaufbau dieses unbeschwerten Mutter-und-Kind-Bildes für Ausgewogenheit.

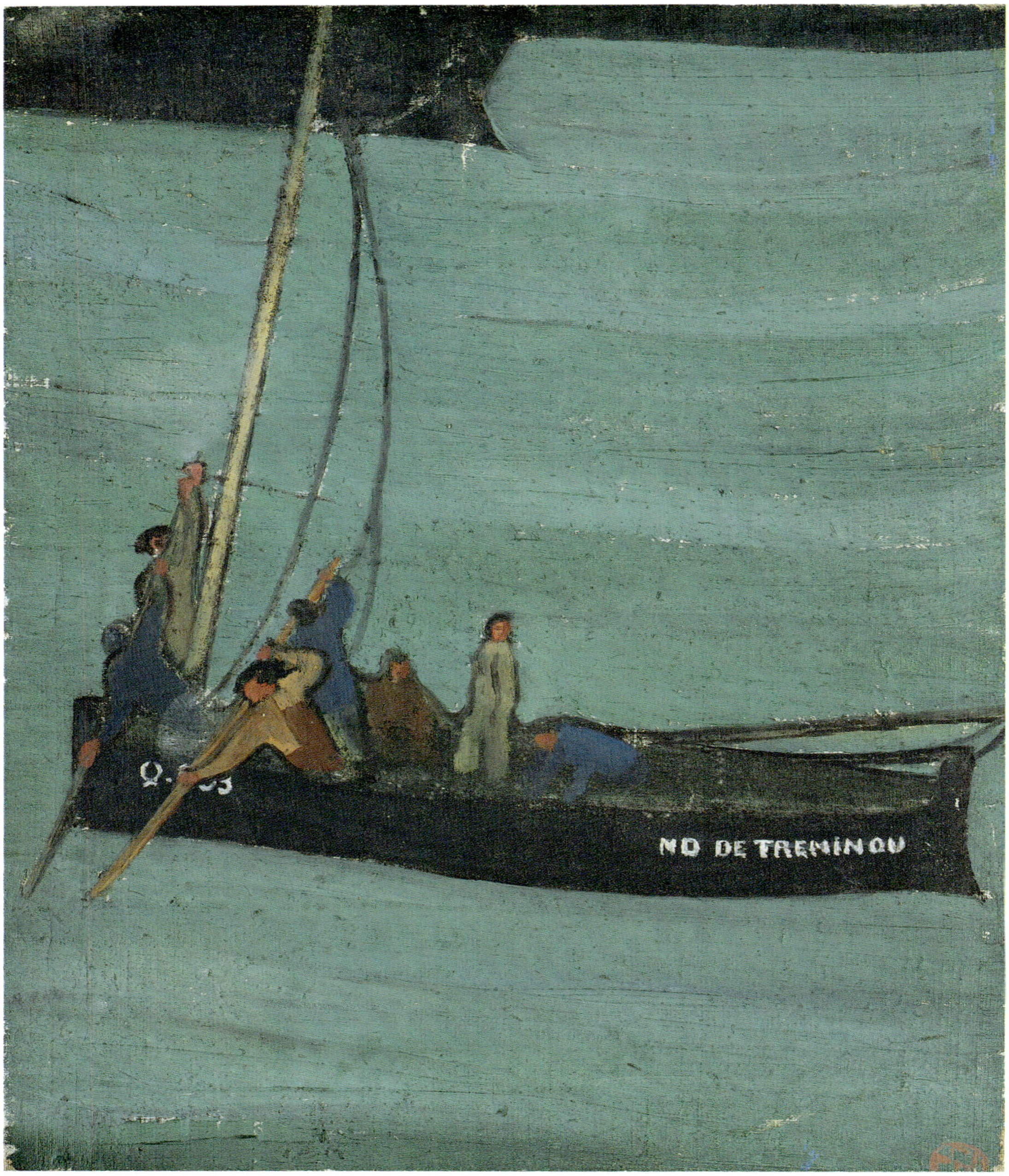

65

Notre-Dame de Tréminou, o. J.

Öl auf Leinwand, 37 x 32 cm
Monogramm u. re.

Privatsammlung USA

Dieses undatierte Gemälde ist wahrscheinlich den Jahren 1892-1893 zuzuordnen, in denen Maurice Denis sich dem vereinfachenden Stil von Pont-Aven zuwandte. Die »Notre-Dame de Tréminou« ist vor einen fast einfarbigen Grund projeziert, der von dem hohen Bootsmast überschnitten wird. Die geschäftigen Matrosen, das fahrende Schiff, dessen Name sich in weißen Buchstaben von einem vibrierenden Schwarz abhebt, und die mit kräftigem Strich gezeichnete See vermitteln einen ausgesprochen lebendigen Eindruck.

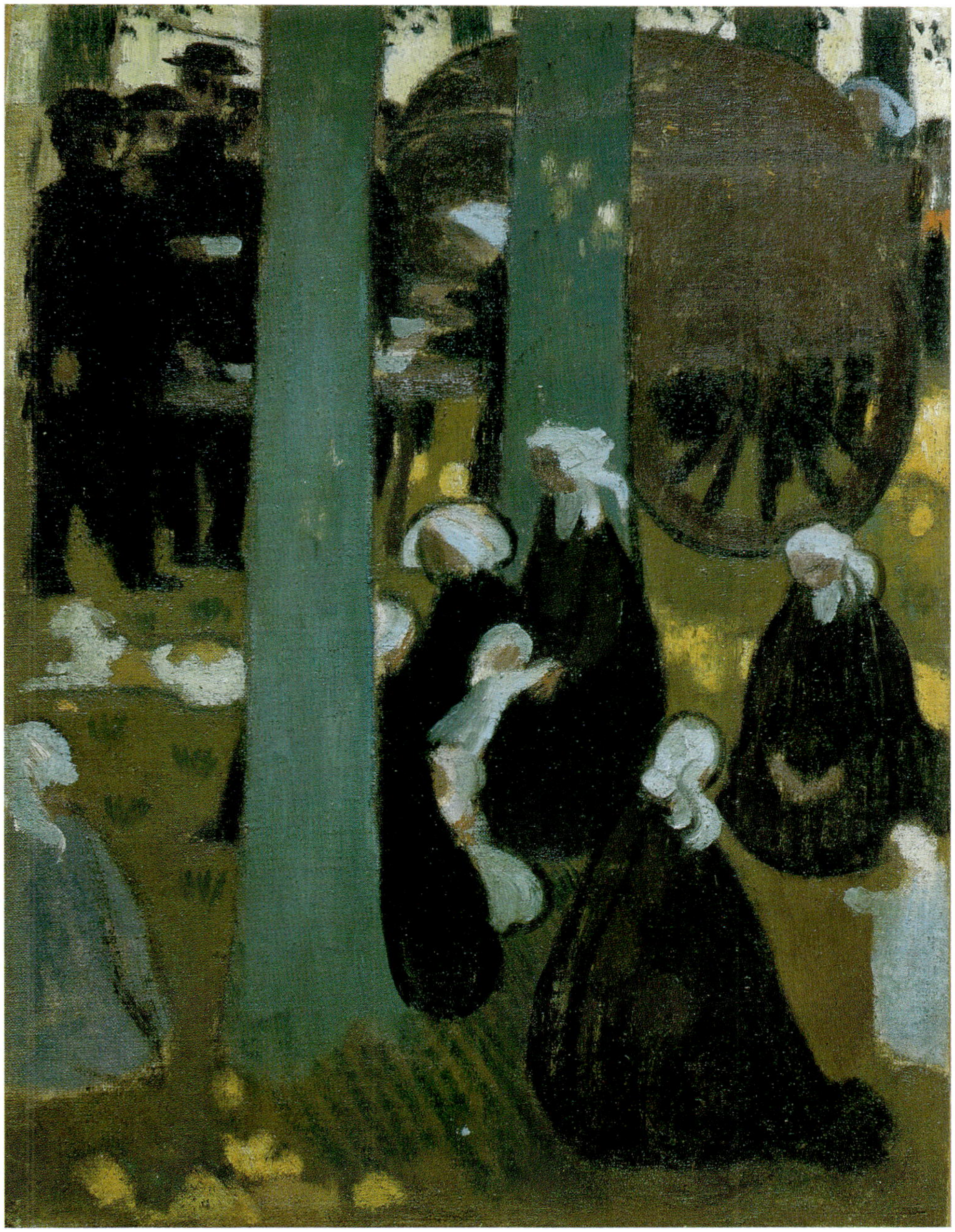

66

Umtrunk mit Cidre, um 1894

La Bolée de cidre

Öl auf Leinwand, 38 x 29 cm

Saint-Germain-en-Laye, Musée départemental Maurice Denis, Le Prieuré

Hier handelt es sich – wie so oft bei Denis – um eine lebendige, zwischen Bäumen beobachtete Szene.

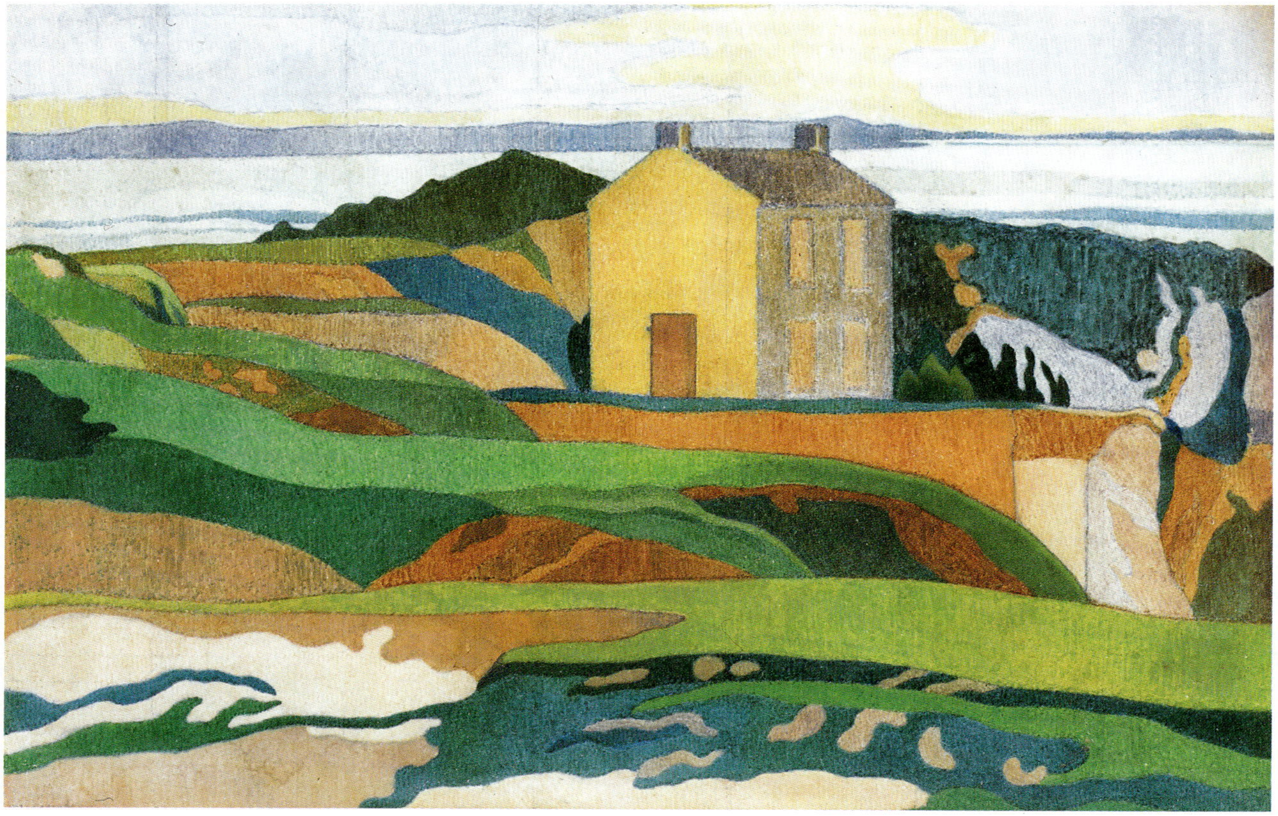

67

Das Haus des Gehängten, um 1890-1891

La Maison du Pendu

Gouache auf Pappe, 25x37,5cm
Signatur u. li.: *Filiger*

Paris, Daniel Malingue

»Diese künftig für den Künstler typische Landschaftsauffassung sollte auch in anderen Bildern zum Tragen kommen: Klar umrandete, bunte, flache Streifen, die sich überlappen, ohne ineinander überzugehen, und so gut wie keine Perspektive, wodurch das Motiv auf eine vertikale Ebene ohne Schneise, ohne Durchbruch gestellt wird, und die Zweidimensionalität gewahrt bleibt, so wie bei den Freskenmalern des Mittelalters und der Renaissance.« (Mira Jacob)

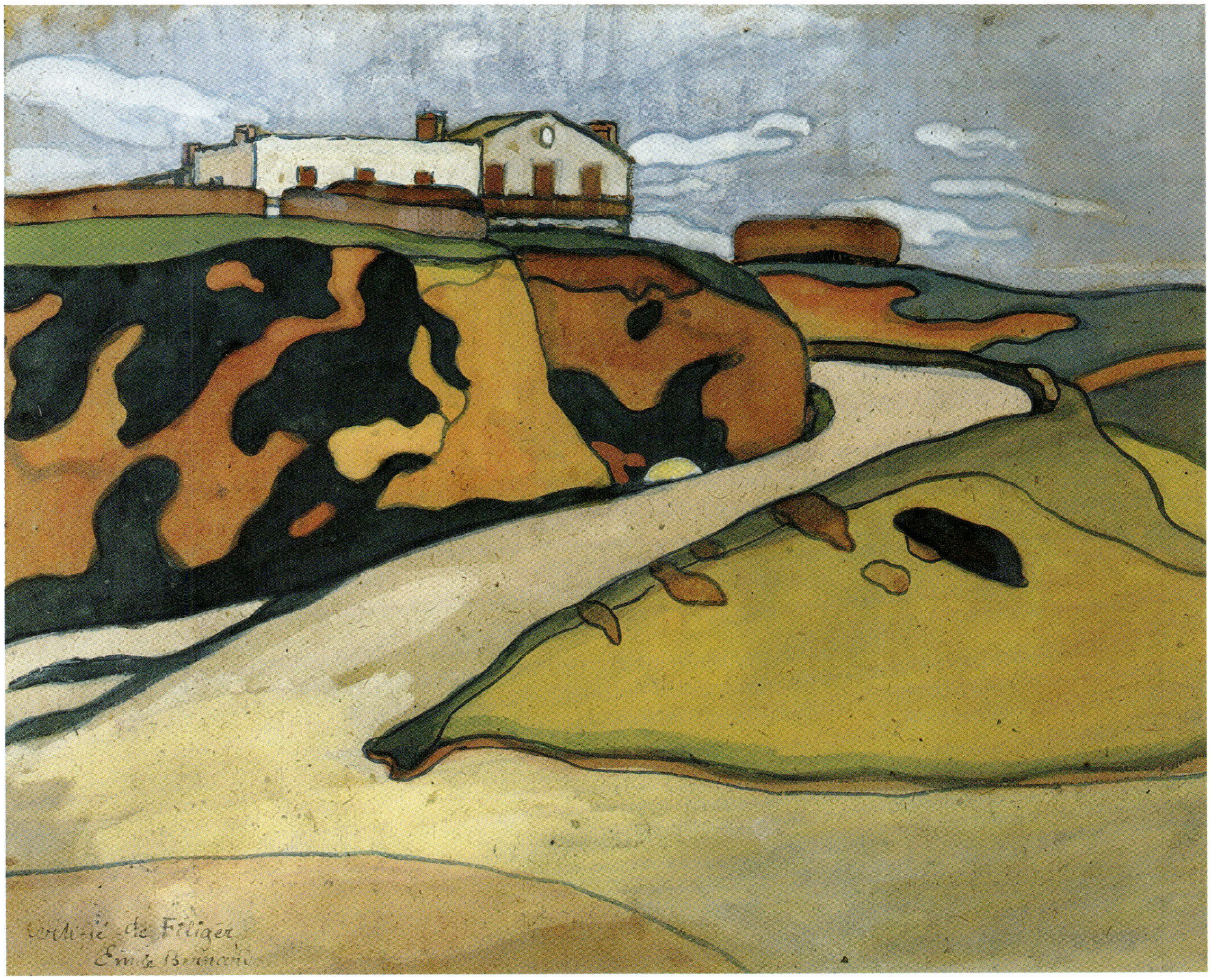

68

Landschaft in der Bretagne, um 1892-1893

Paysage de Bretagne

Gouache auf Pappe, 22,6 x 28,1 cm
Inschrift und Signatur u. li. mit Tusche: *Certifié de Filiger / Emile Bernard*

USA, Mr. und Mrs. Arthur G. Altschul

Einzig die winkelige Form der Häuser auf der Anhöhe bricht mit den bunten, ornamental aufgefaßten Abschnitten des Geländes beiderseits der Straße.

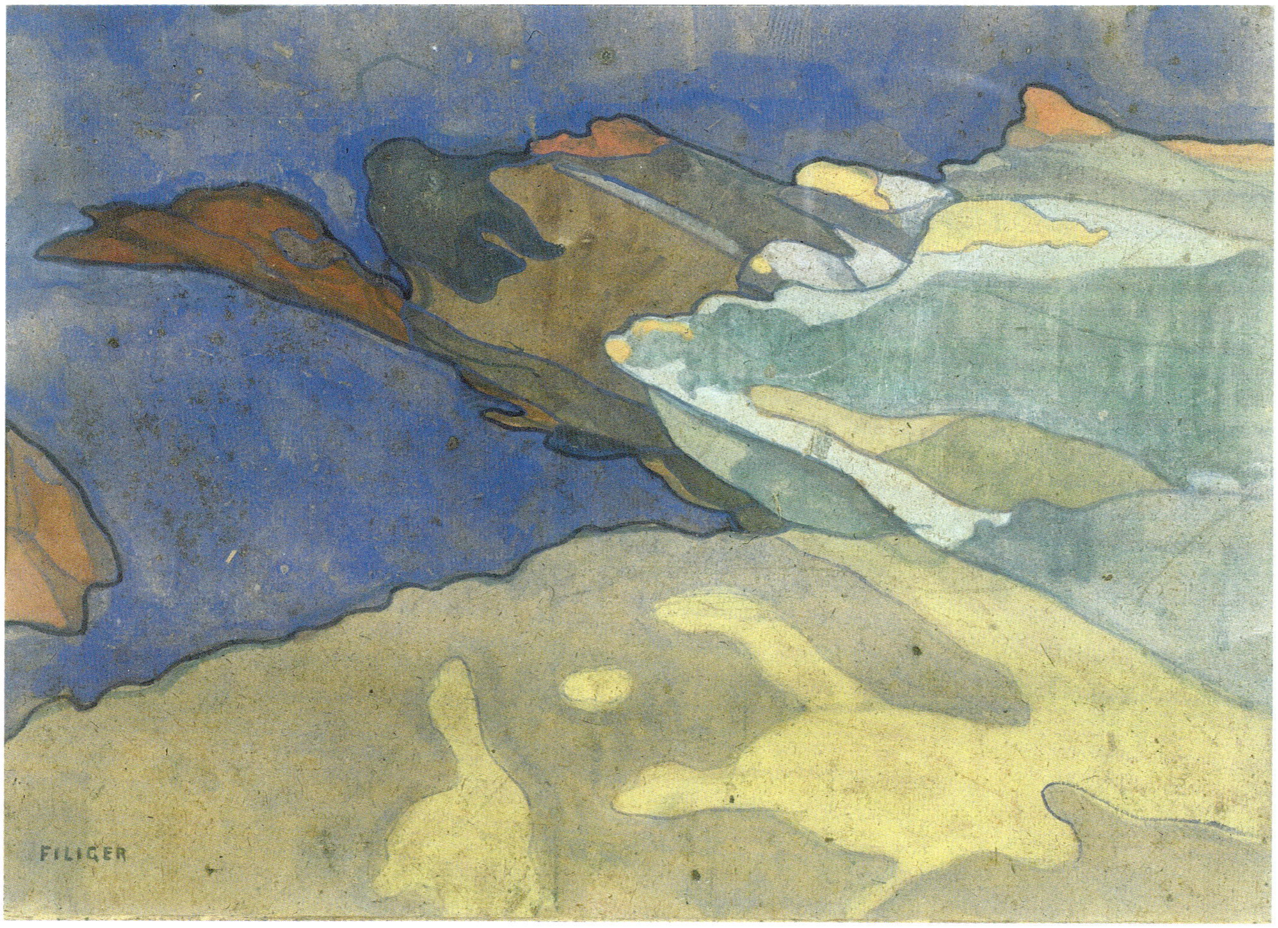

69

Küste in der Bretagne, um 1890

Rivage de Bretagne

Gouache auf Pappe, 21 x 28,5 cm
Signatur in kleinen Großbuchstaben u. li.: FILIGER

USA, Mr. und Mrs. Arthur G. Altschul

Die Gouache liefert eine der eigenartigsten Interpretationen, die Filiger von der bretonischen Küste gab und die dem Werk etwas Bizarres verleiht.

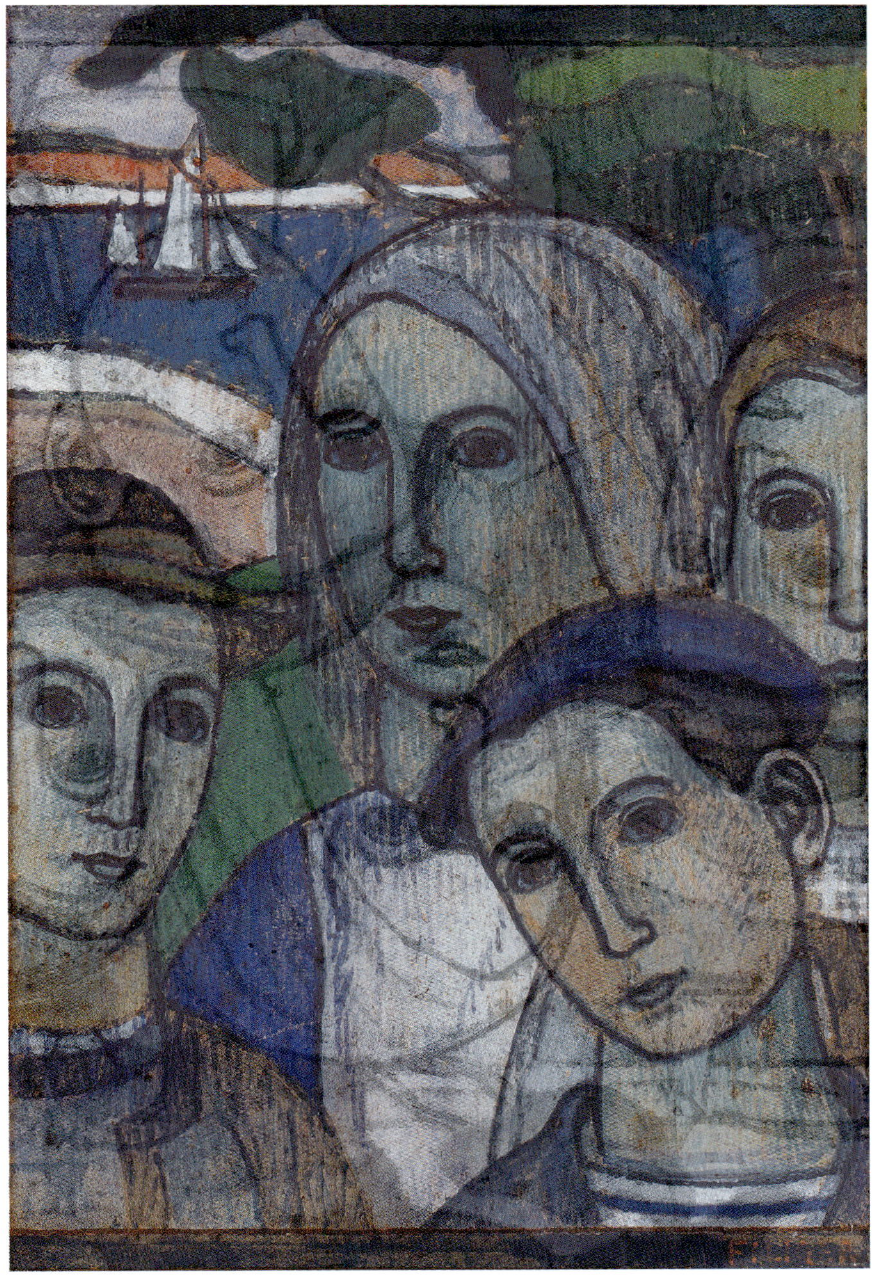

70

Fischerfamilie, 1894

Famille de pêcheurs

Gouache und Blattgold auf Pappe, 28x19,5cm
Signatur in kleinen Großbuchstaben u. re.: FILIGER

Frankreich, Privatsammlung

»Lassen Sie Ihre Figuren niemals lachen oder weinen«, sagte Filiger. Mira Jacob schreibt sehr zutreffend, daß es sich hier um »stille Figuren« handelt. Hinter ihnen zeichnet sich eine weite Landschaft ab, nah und fern zugleich, die von einer ebensolchen Stille beherrscht zu sein scheint.

Charles Filiger

71

Christus auf dem Land, 1894-1895

Christ à la lande

Blattgold und Silber über Gouache auf Pappe
Rahmen mit Verzierungen des Künstlers, 35x26cm
Signatur in kleinen Großbuchstaben u. re.: FILIGER, und Titel: *Christ+à+la+lande*

Frankreich, Privatsammlung

Diese Christusfigur am Kreuz ist von den bretonischen Darstellungen der Kreuzwegstationen inspiriert und ähnelt dem *Gelben Christus* von Gauguin: Bäume, Heide, Umfriedungen, kleine, niedrige Häuser: Filigers Sicht der bretonischen Landschaften paßt sehr gut zu seinen religiösen Themen.

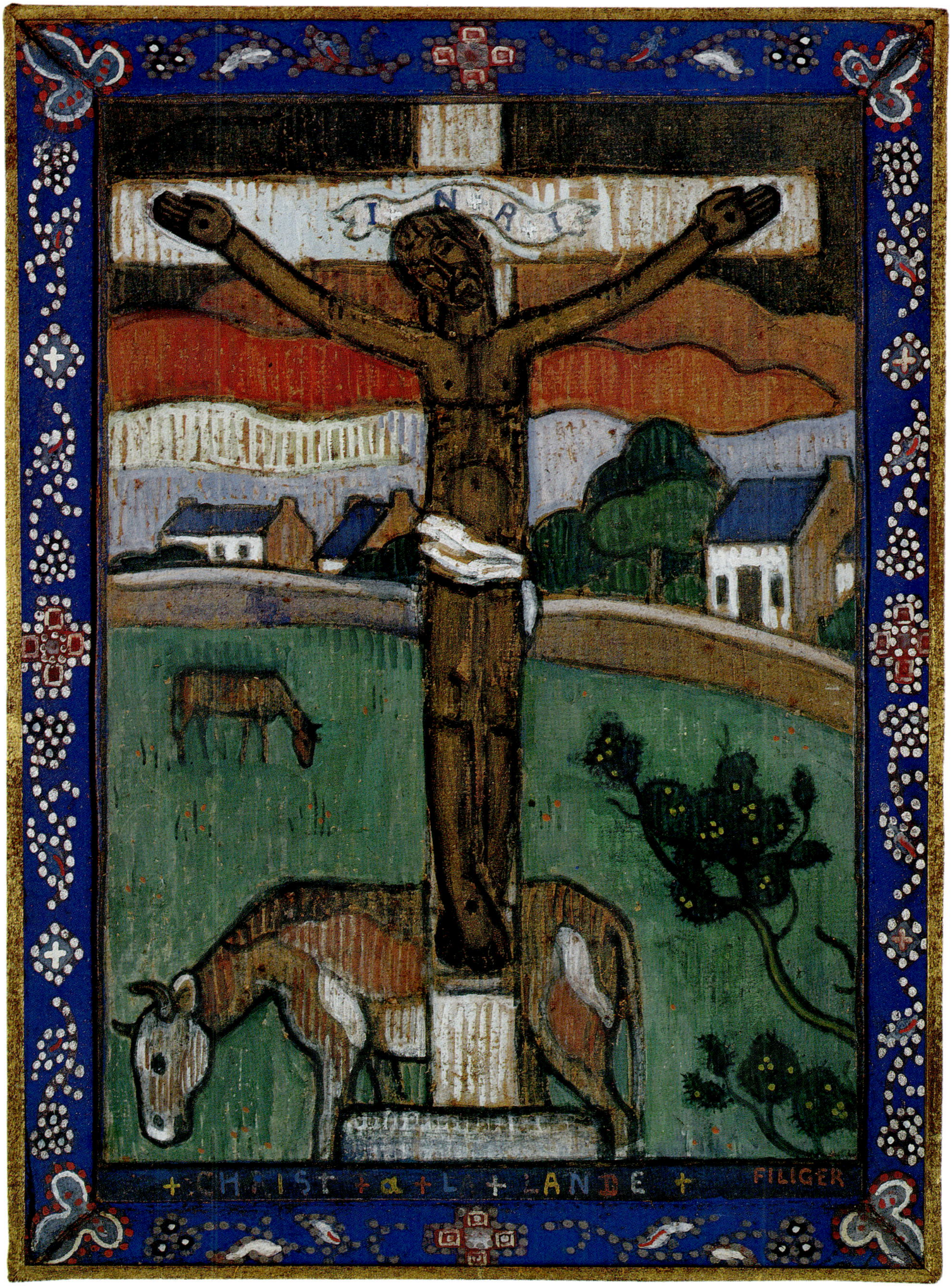
I N R I
+ CHRIST + a + L + LANDE +
FILIGER

Eric Forbes-Robertson

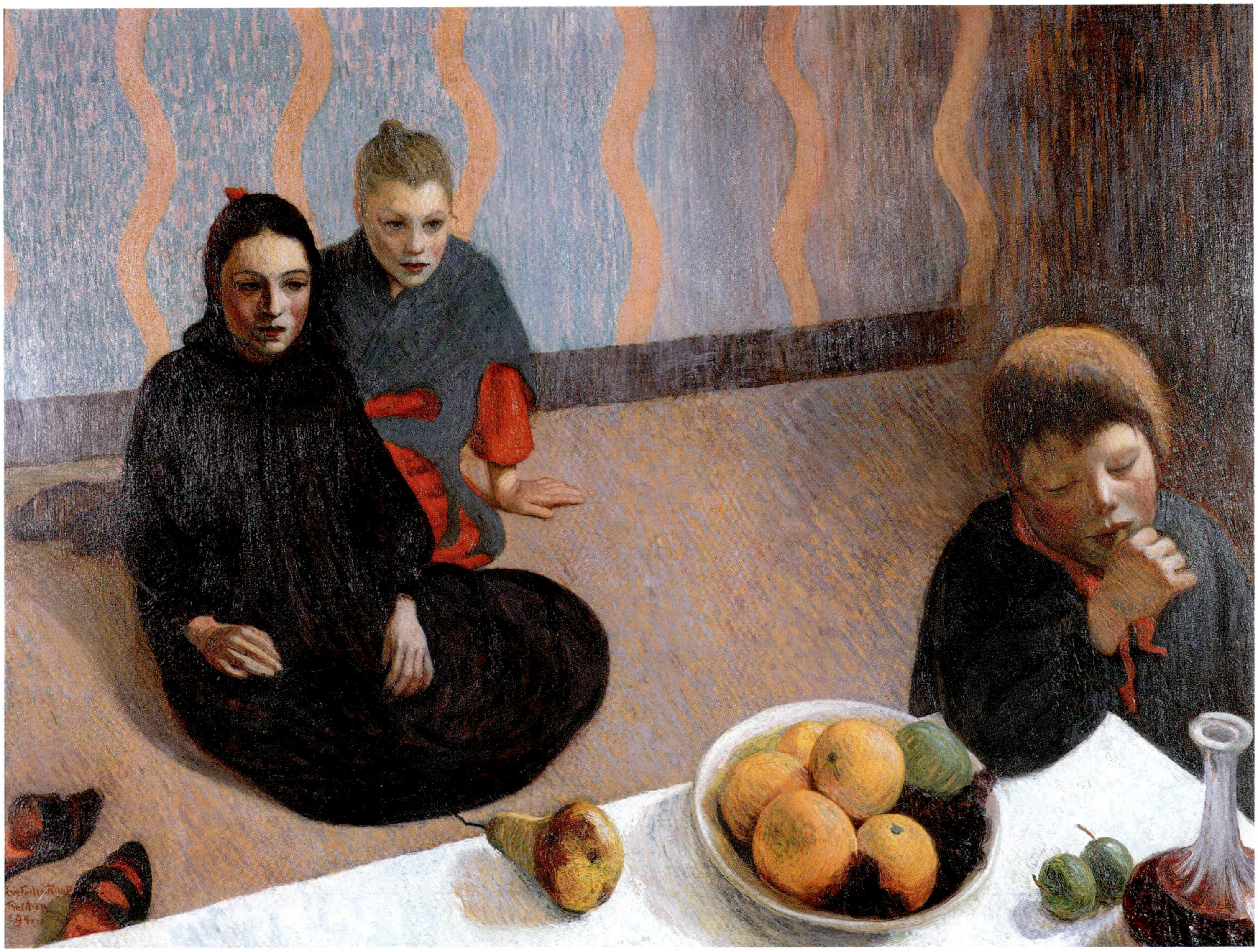

72
Große Erwartungen, 1894
Great Expectations

Öl auf Leinwand, 74,4 x 100 cm
Signatur und Datum u. li.: *Eric Forbes-Robertson / Pont-Aven – 94*

Northampton Museums and Art Gallery

Dieses symbolistische Gemälde, das im September 1894 unter dem Titel *Kinderträume* (*Rêves d'enfants*) in der Galerie Le Barc de Boutteville ausgestellt wurde, entstand kurze Zeit nach der Begegnung des Künstlers mit Gauguin.

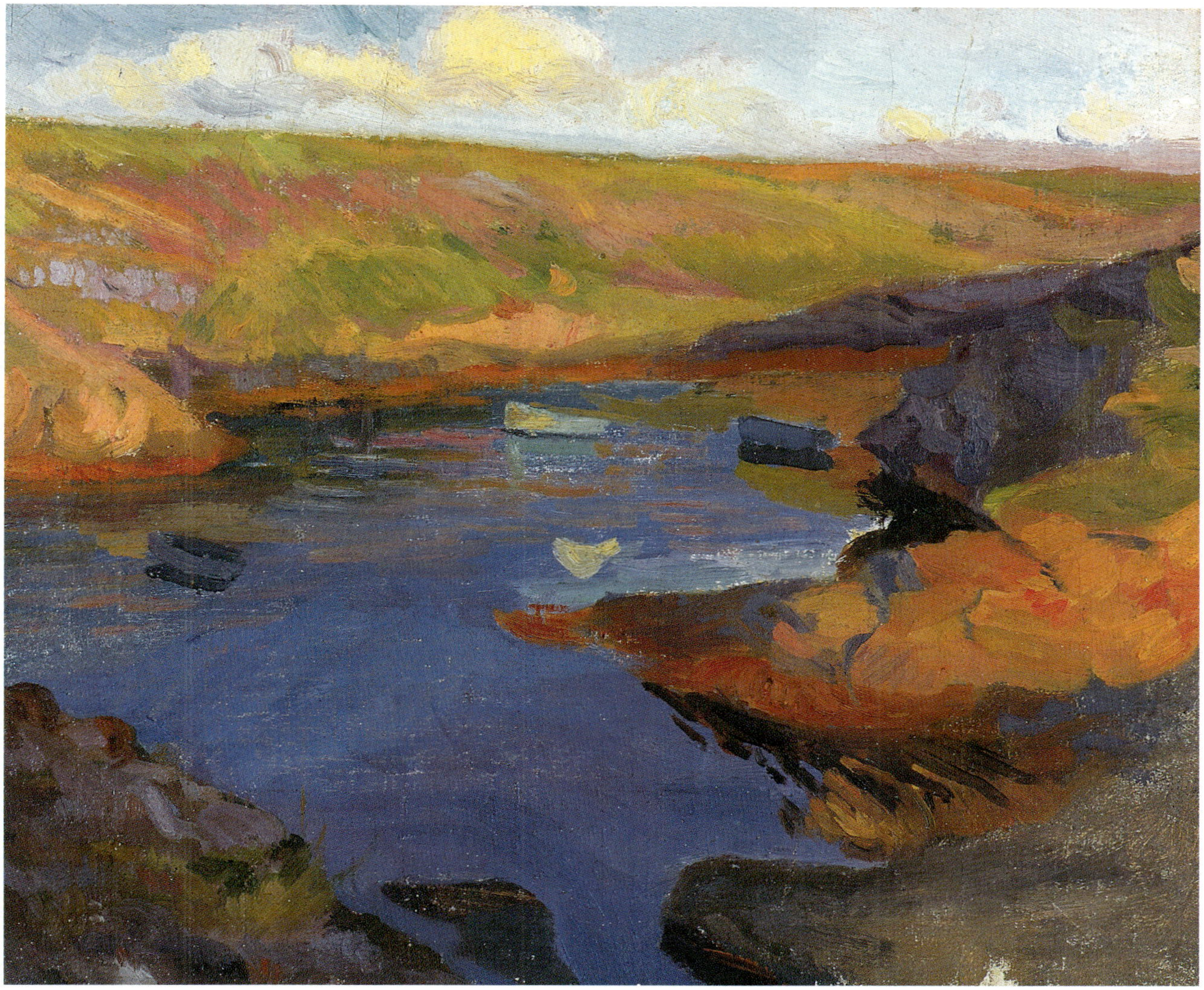

73

Landschaft. Bretonische Küste, um 1894

Paysage. Côte bretonne

Öl auf Leinwand, 33x41 cm

Musée de Pont-Aven

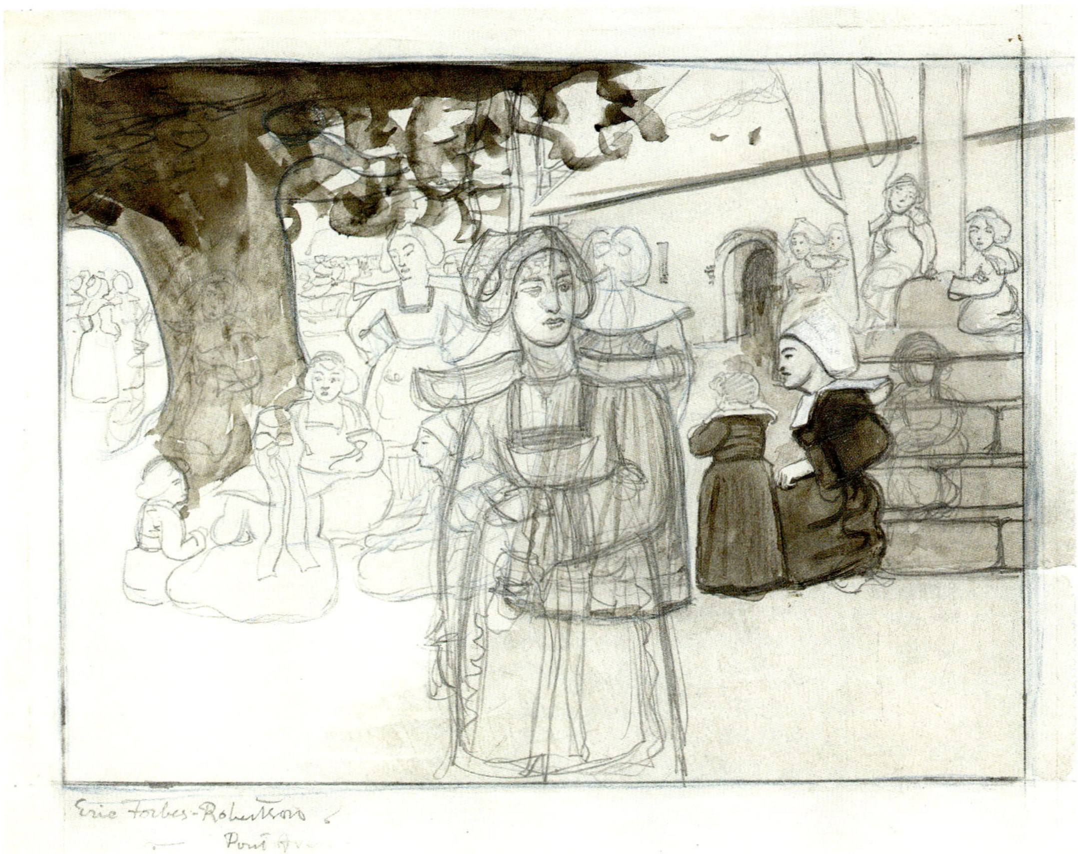

74
Bretonin auf dem Markt, 1893
Bretonne au marché

Weiß über schwarzem und blauem Stift, Tusche und Lavis, 21,2x25,8cm
Signatur und Bezeichnung li. unterhalb der Zeichnung: *Eric Forbes-Robertson / Pont-Aven*

Privatsammlung

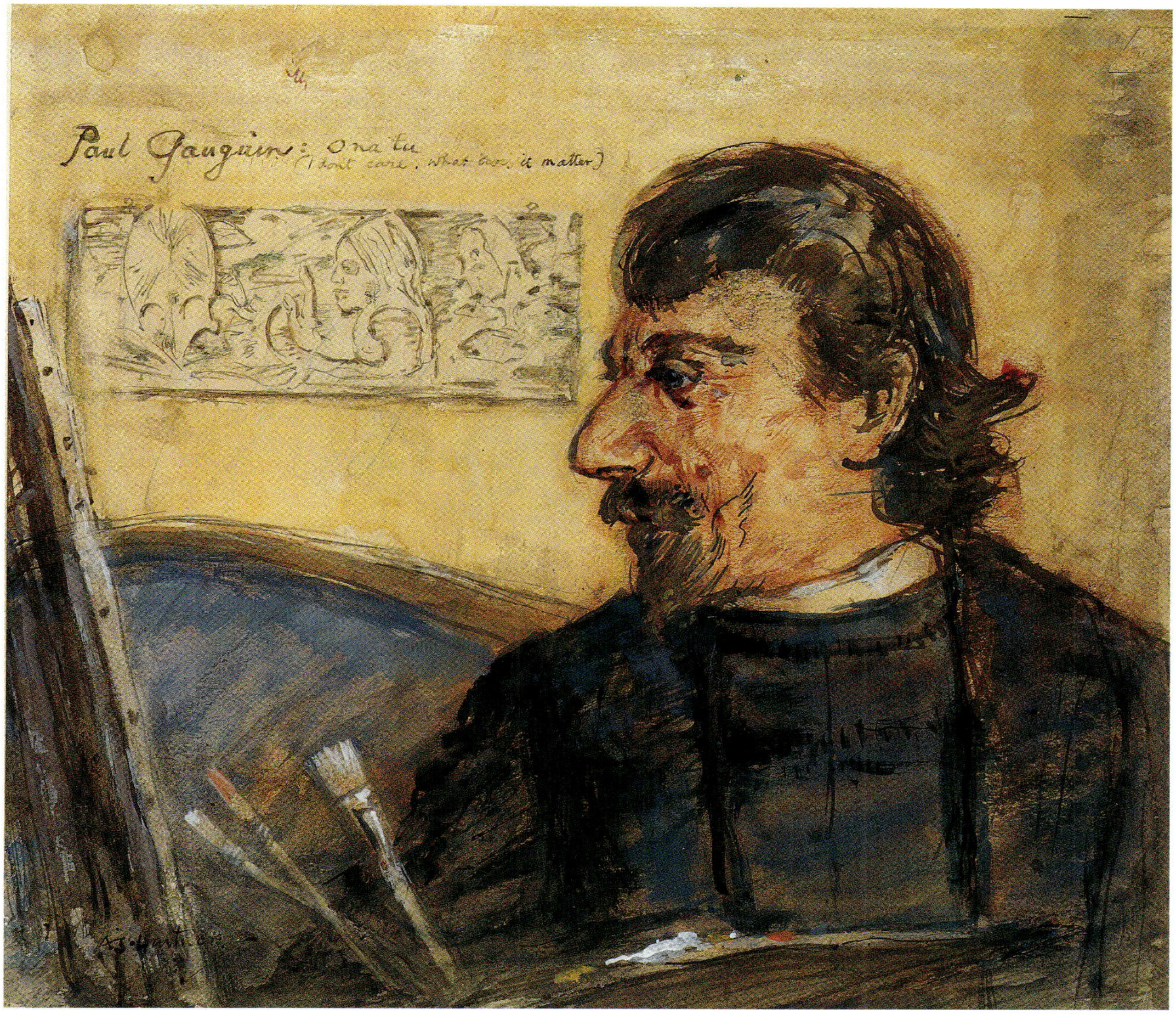

75

Portrait von Paul Gauguin, o. J.

Portrait de Paul Gauguin

Aquarell, 26,7 x 35,5 cm
Signatur u. li.: A. S. *Hartrick*; Inschrift o. li.: *Paul Gauguin*: *Ona tu* / (*I don't care, what does it matter*)

Glasgow Museums, Art Gallery and Museum, Kelvingrove

Hartrick fertigte dieses Porträt aus dem Gedächtnis in der Zeit an, als er seine Memoiren schrieb (A *Painter's Pilgrimage*, 1939). Er war Gauguin im Sommer 1886 in Pont-Aven begegnet.

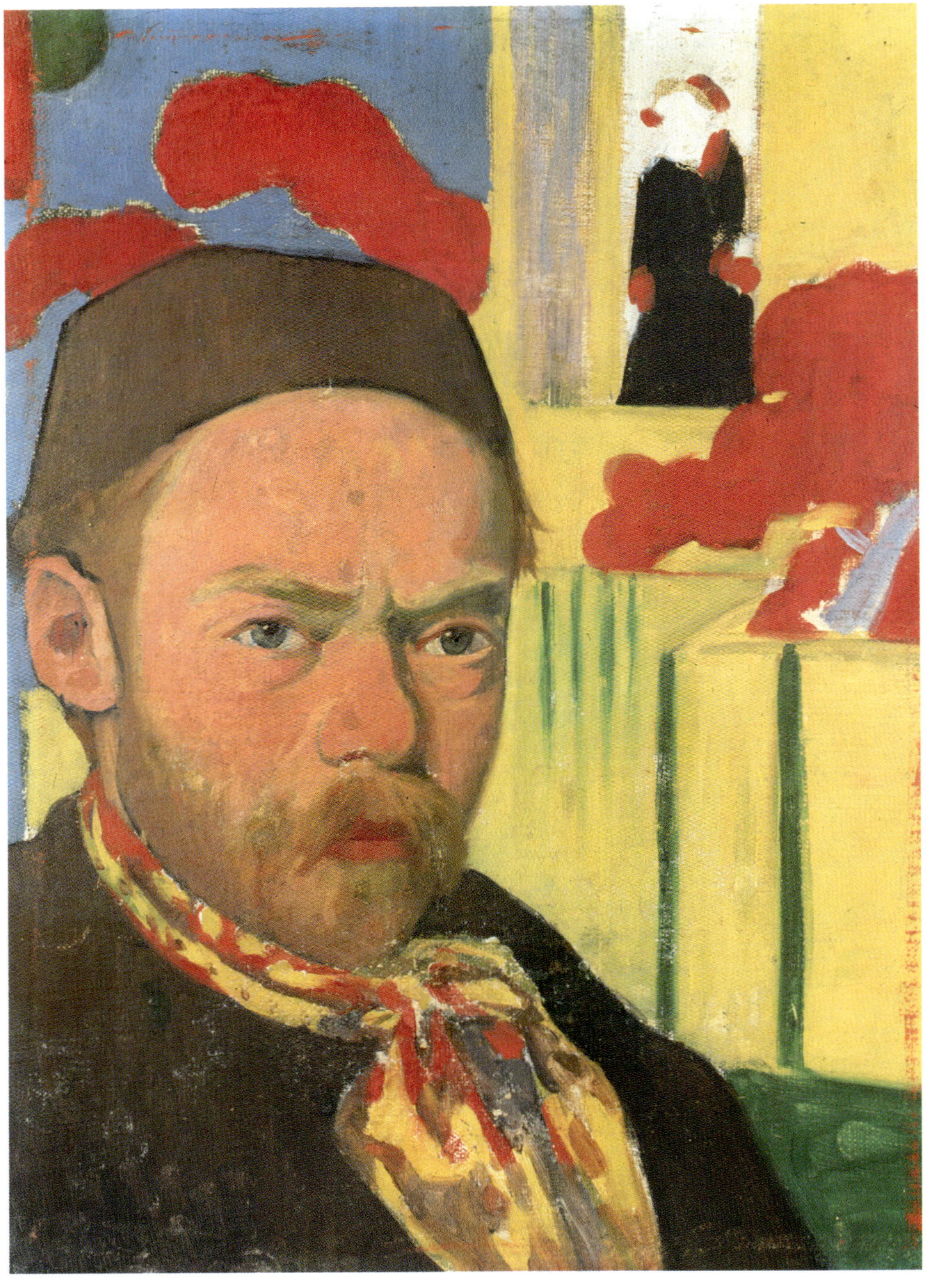

76
Selbstporträt vor Hintergrund in japanischem Stil, Ende 1889

Autoportrait sur fond japonisant

Öl auf Leinwand, 32,5x24,5cm

USA, Mr. et Mrs. Arthur G. Altschul

Der Dekor im Hintergrund dieses Selbstporträts könnte aus dem Atelier stammen, das sich Meyer de Haan und Gauguin im Herbst 1889 teilten. Gauguin hatte dort die bei Volpini ausgestellten Zinkographien und japanische Druckgraphiken aufgehängt.
Meyer De Haan schuf unter dem Einfluß dieser Ästhetik ein japanisch anmutendes Selbstporträt, dessen kräftige Farbflächen an den *Talisman* von Sérusier erinnern.

77
Selbstporträt, Ende 1889

Autoportrait

Öl auf Leinwand, 74x54cm

Privatsammlung

Auf diesem hieratischen Selbstporträt ähnelt Meyer de Haan mit seiner bestickten bretonischen Weste, dem roten Umhang und der dazu passenden Mütze einem Weisen aus dem Morgenland. Das Bild ist Ausdruck des leidenschaftlichen Interesses, das er für Geheimlehren und Religionsgeschichte hegte. Van Gogh, der de Haans Begeisterung für Rembrandt teilte, bewunderte die außerordentliche Begabung seines Landsmannes für die Porträtkunst.

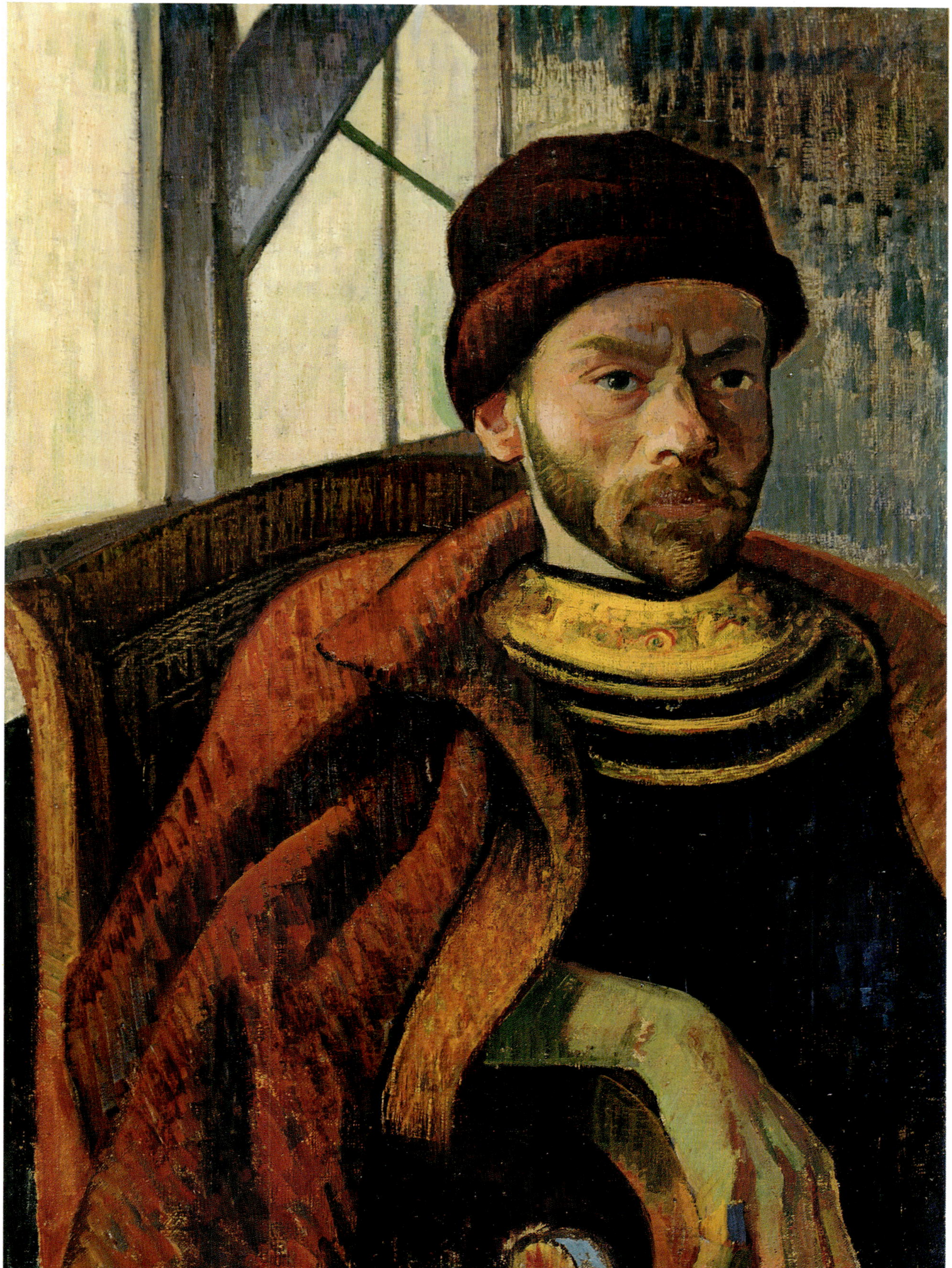

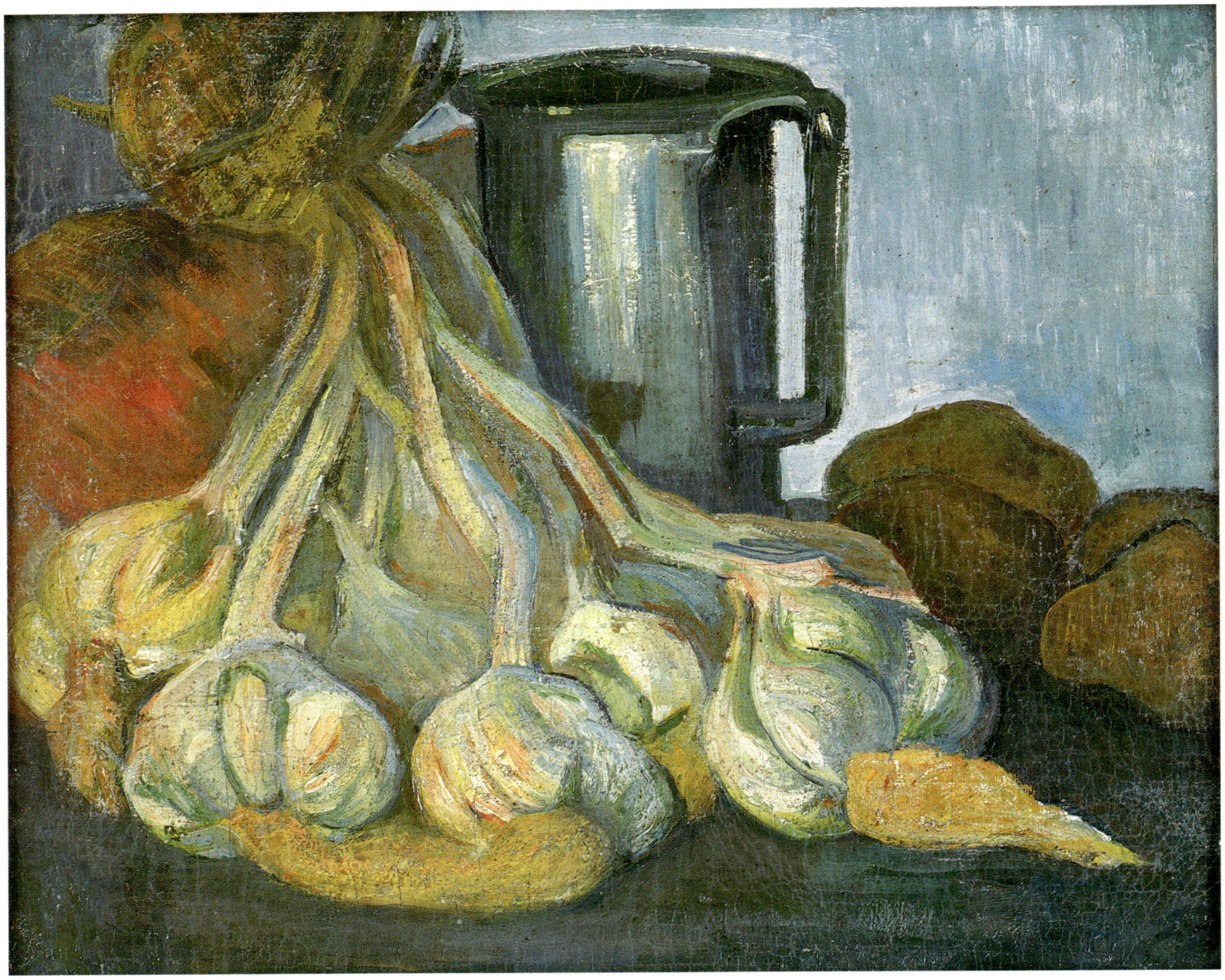

78
Knoblauchknollen und Zinnkrug, 1889-1890
Botte d'ail et pot d'étain
Öl auf Leinwand, 32x40cm
Rennes, Musée des Beaux-Arts, aus den Beständen des Musée d'Orsay

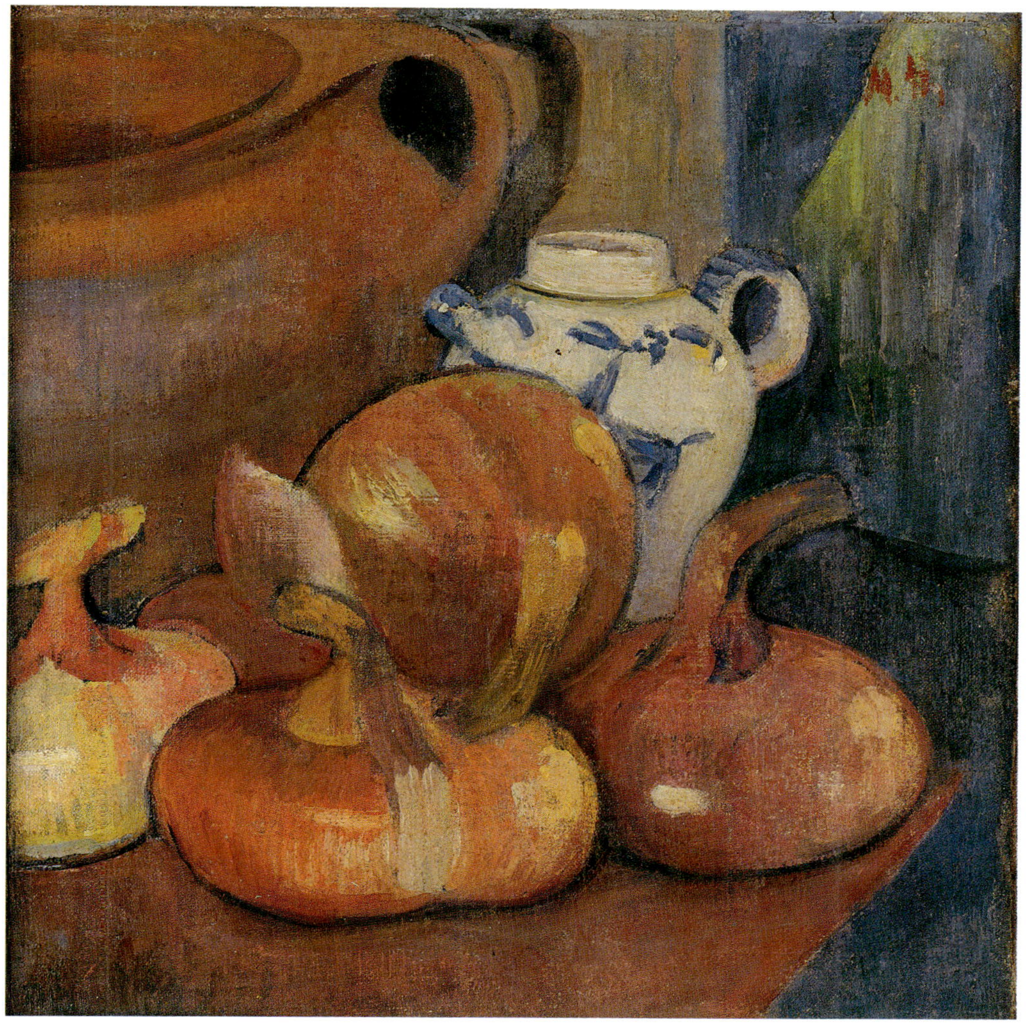

79

Weinkrug und Zwiebeln, 1889-1890

Pichet et oignons

Öl auf Leinwand, auf Holz aufgezogen, 30x30cm
Signatur o. re.: M.H.

Quimper, Musée des Beaux-Arts, aus den Beständen des Musée d'Orsay

Dieses Stilleben mit dem ungewöhnlichen quadratischen Format zierte ursprünglich das Türfeld eines Schrankes im Speisesaal der Herberge von Marie Henry in Le Pouldu.

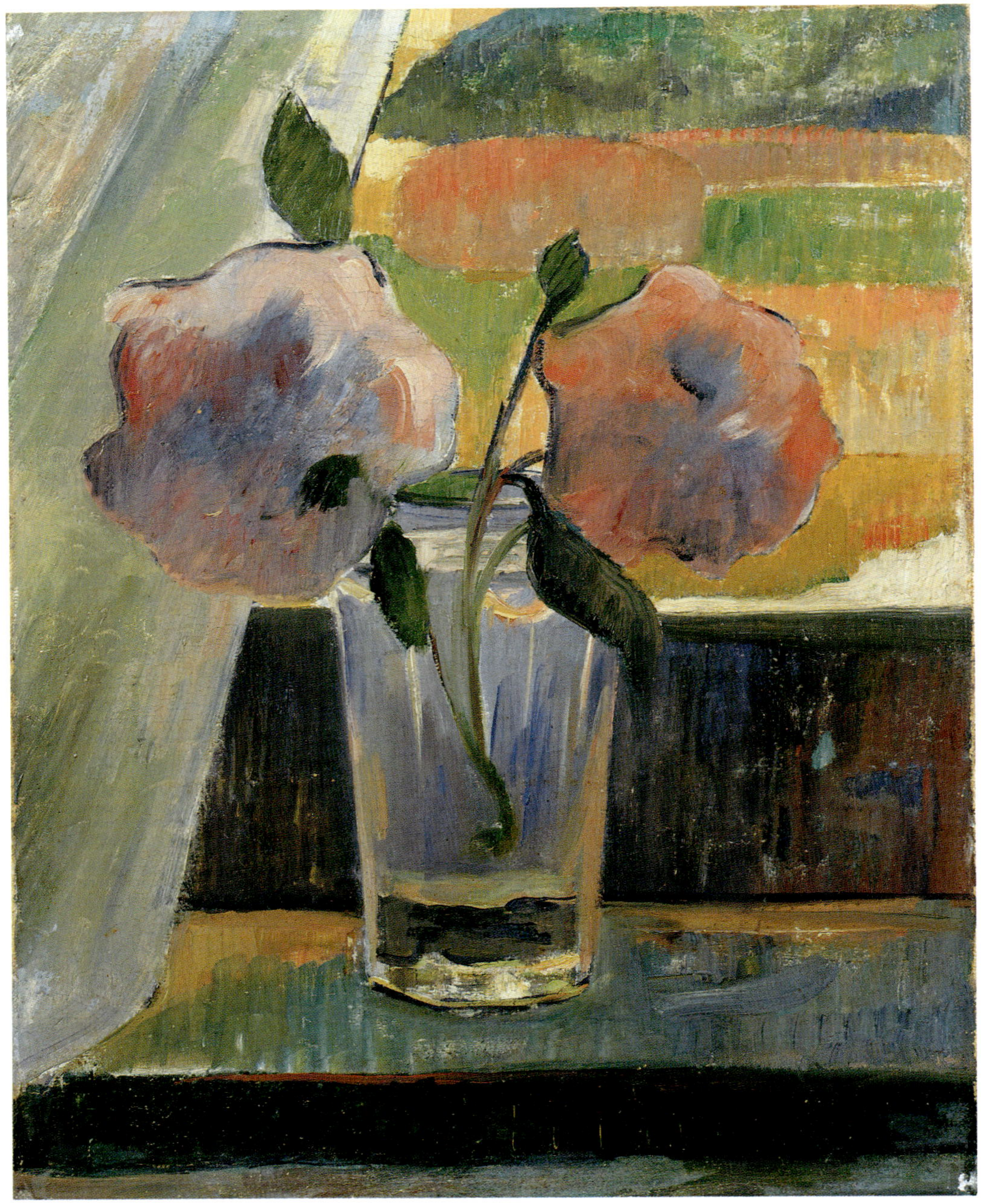

80

Blumen in einem Glas, um 1890

Fleurs dans un verre

Öl auf Leinwand, 35,5 x 28,5 cm

Privatsammlung

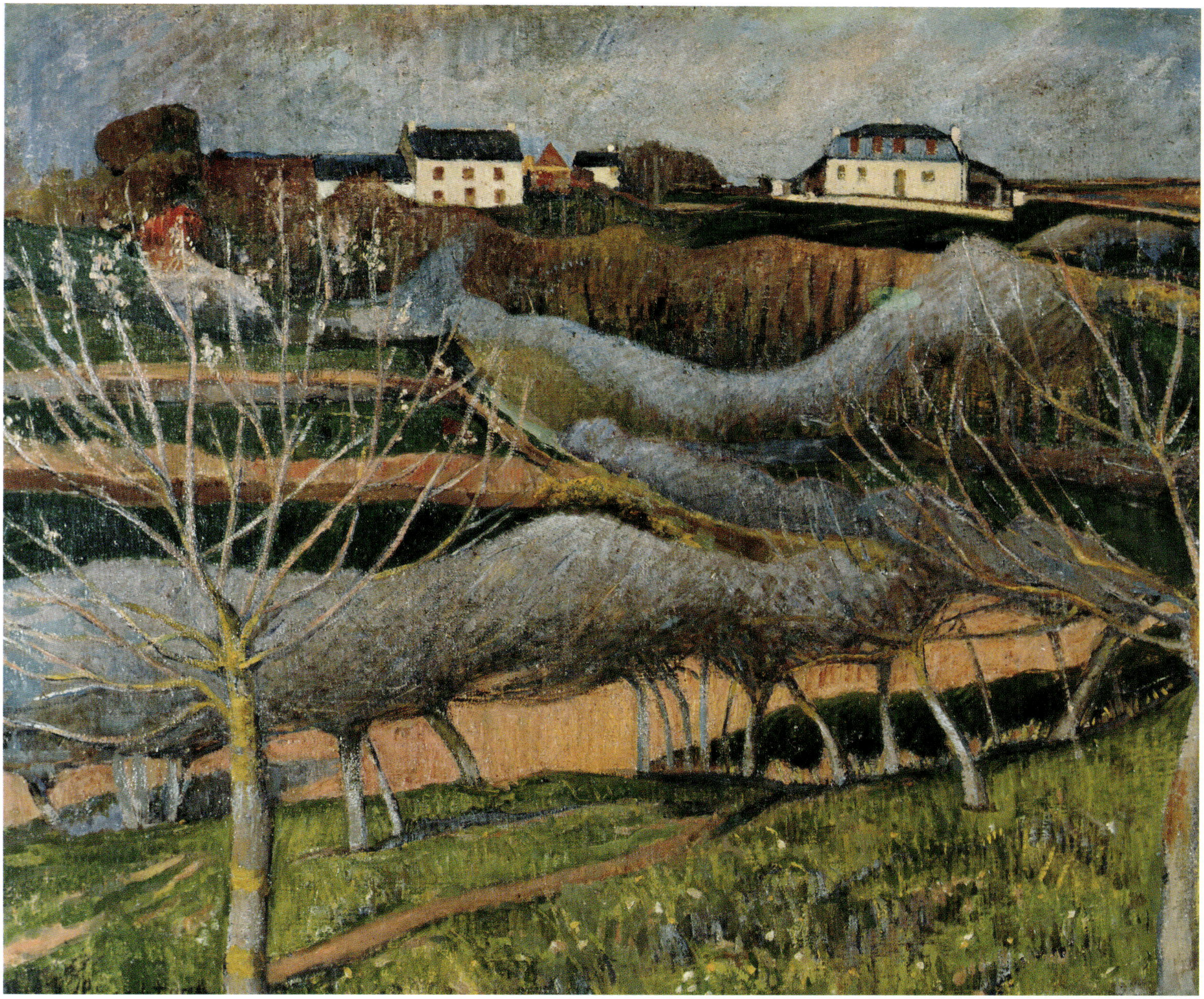

81

Landschaft bei Le Pouldu, Obstgarten, 1890

Paysage du Pouldu, verger

Öl auf Leinwand, 60x73cm
Signatur u. li.: *Meyer de Haan*

USA, Mr. et Mrs. Arthur G. Altschul

»De Haan kommt hier bestens an«, schrieb Gauguin im Oktober 1889 an Bernard. In der Tat erwies sich de Haan, den er als seinen Schüler bezeichnete, sehr schnell als ausgezeichneter Landschaftsmaler.

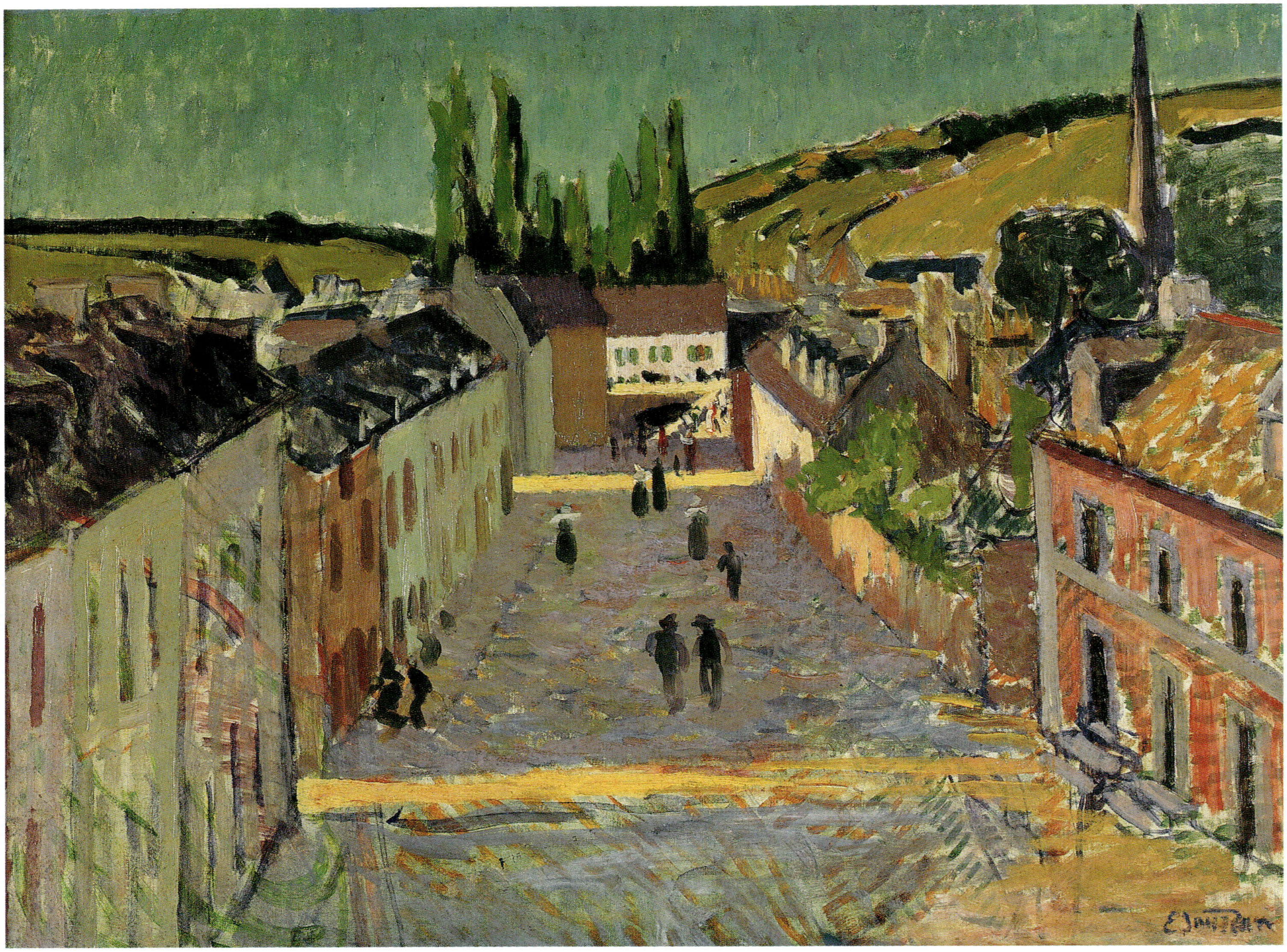

82

Die Rue de Concarneau in Pont-Aven, um 1892

La Rue de Concarneau à Pont-Aven

Öl auf Leinwand, 54,2 x 73,2 cm
Signatur u. re.: E. *Jourdan*

Frankreich, Privatsammlung

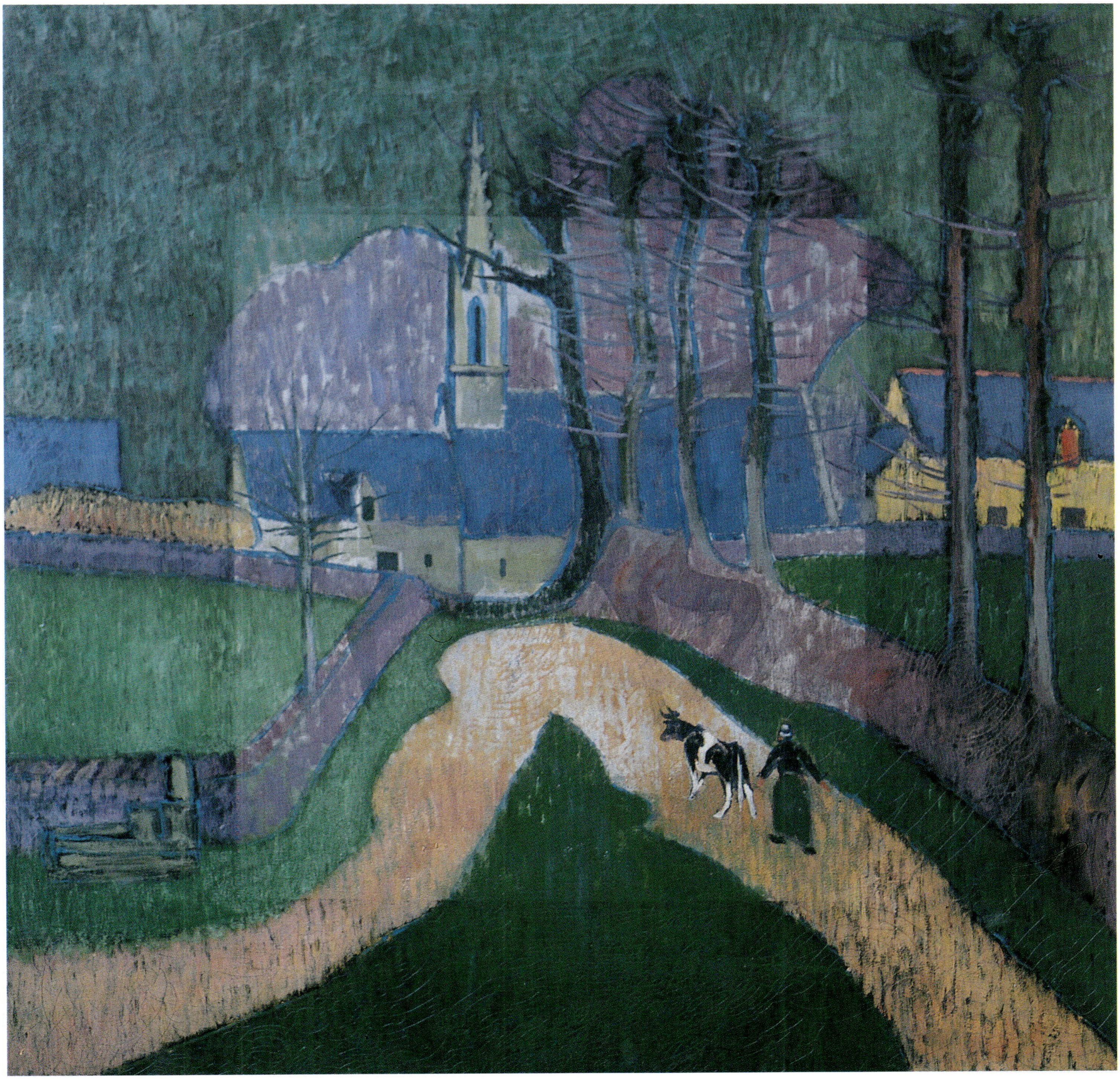

83

Die Kapelle von Trémalo, o. J.

La Chapelle de Trémalo

Öl auf Leinwand, 74x78cm
Ohne Signatur

Musée de Pont-Aven

Als Malgrund für diese poetische Interpretation der Kapelle von Trémalo ganz in der Nähe von Pont-Aven diente dem Künstler die Bespannung eines alten Funkengitters, auf die zuvor ein Pferd mit einer breiten schwarzen Einfassung gemalt worden war; aufgrund der Pigmentreaktion kam dieses Motiv im Laufe der Zeit wieder zum Vorschein.

84
Bretonische Landschaft, o. J.
Paysage breton

Kohle auf weißem Papier, 44,5 x 30 cm
Atelierstempel u. re.: G L.

Rennes, Musée des Beaux-Arts

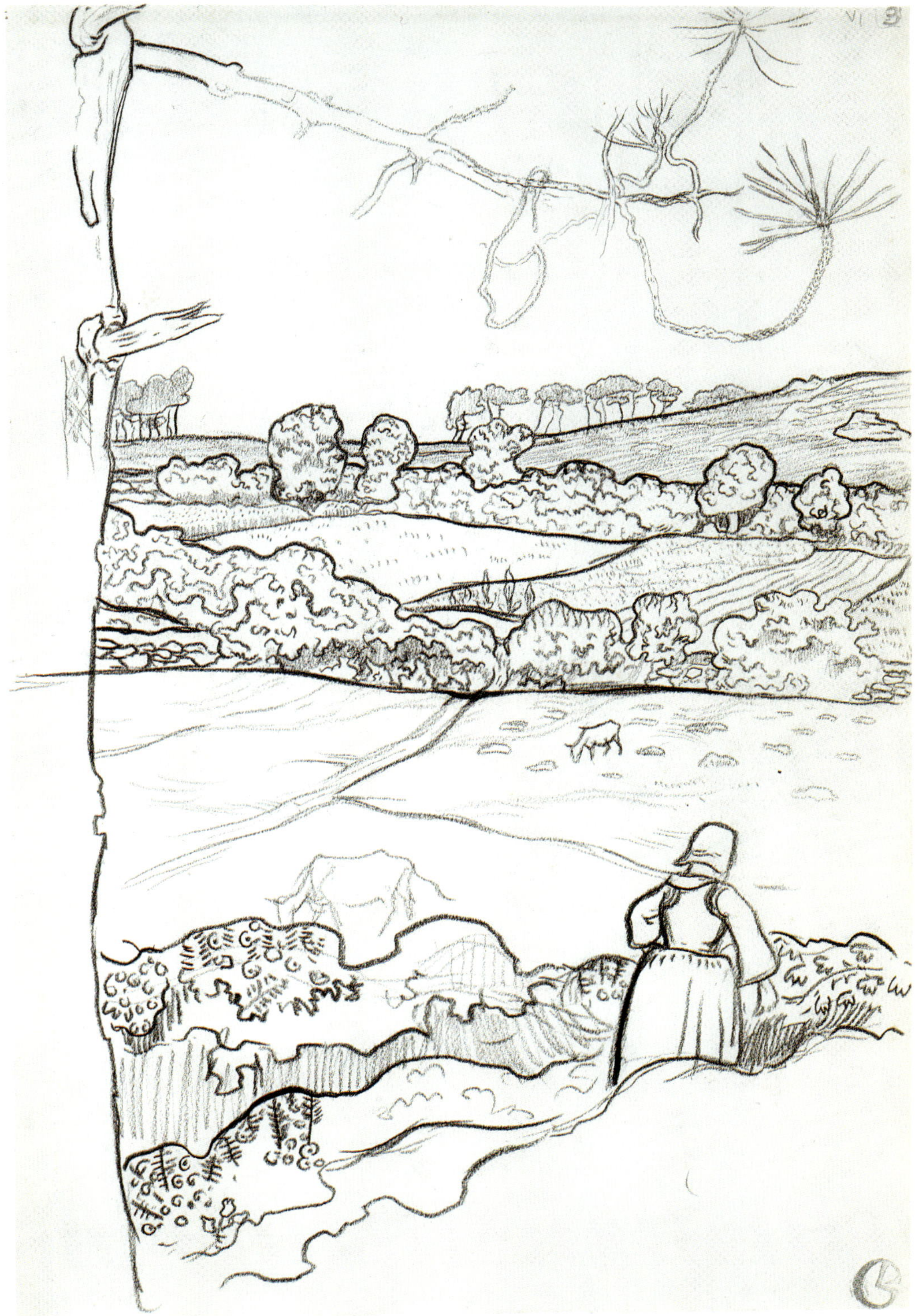

Charles Laval

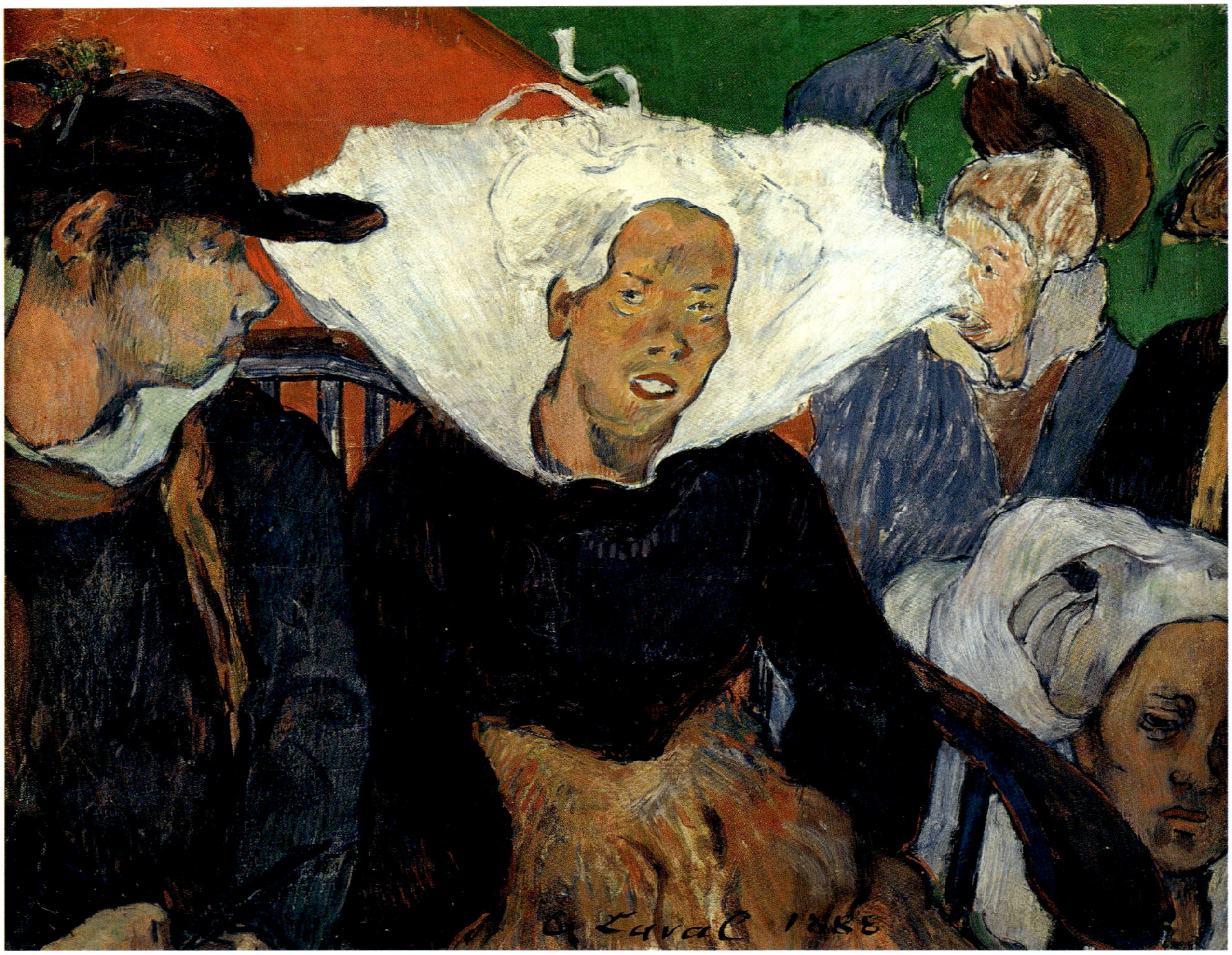

85
Auf dem Weg zum Markt, Bretagne, 1888

En allant au marché, Bretagne

Öl auf Leinwand, 37,5 x 46 cm
Signatur und Datum u. Mitte: C *Laval* 1888

Privatsammlung

Laval, der treue Gefährte Gauguins auf Martinique und in Pont-Aven, war stark vom Stil und den Themen seines Mentors beeinflußt.

86
Die Rue du Presbytère *oder* Trübes Wetter in Pont-Aven, o. J.

La Rue du Presbytère ou *Temps gris à Pont-Aven*

Öl auf Leinwand, 61,5 x 50,5 cm
Signatur u. re.: G. *Loiseau*

Frankreich, Privatsammlung

Wie Emile Jourdan war Gustave Loiseau fasziniert von dem Blick auf Pont-Aven und dem Geschehen in dieser Straße. Diese vom Geist her noch impressionistischen Gemälde sind ein lebendiges Zeitdokument.

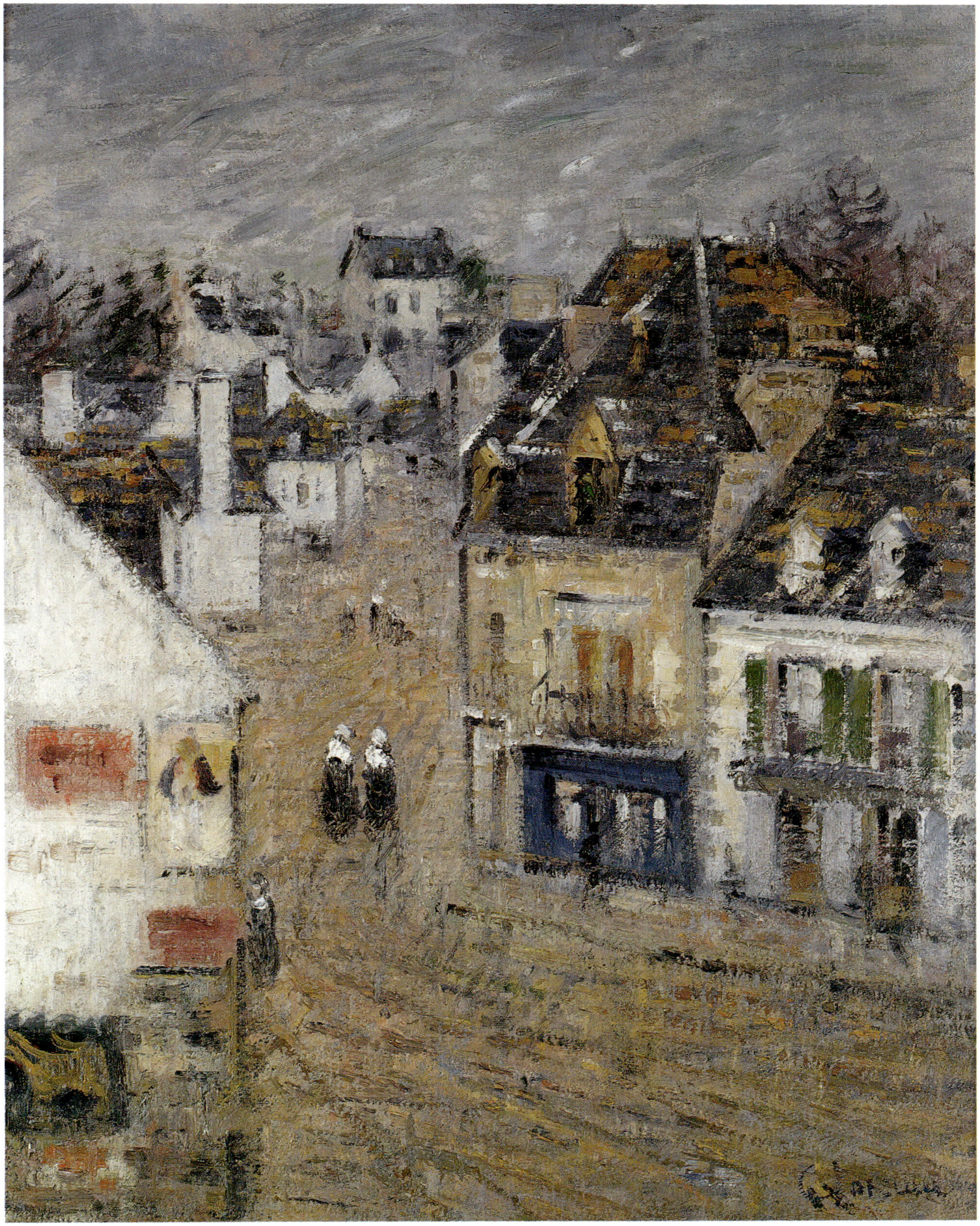

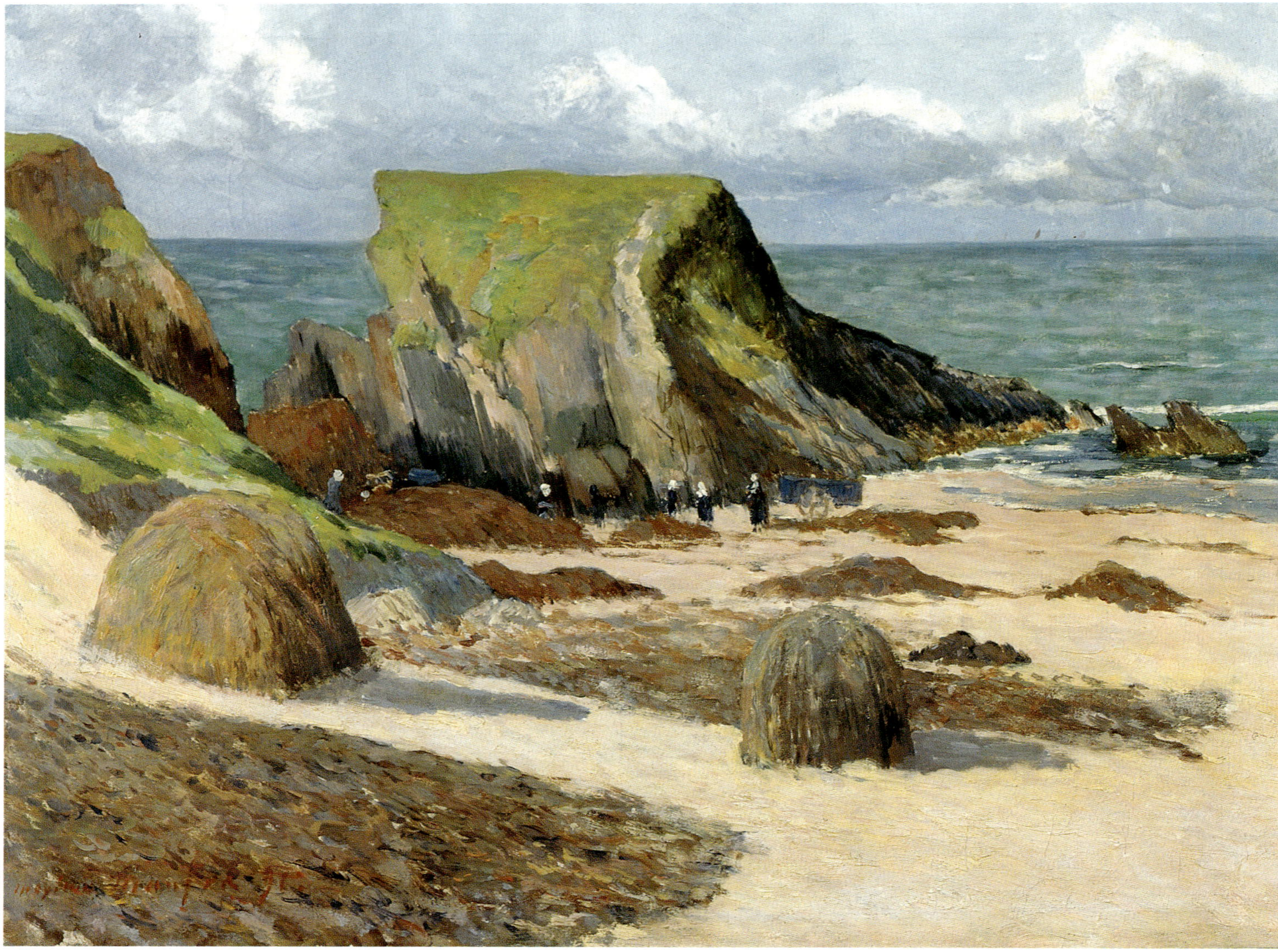

87

Das Sammeln des Seetangs, 1891

La Récolte des goémons

Öl auf Leinwand, 46x62 cm
Signatur und Datum u. li.: *Maxime Maufra* 92

Nantes, Musée des Beaux-Arts

Bei Maufra wird stets ein ausgeprägter Sinn für die Gesamtanordnung ersichtlich, ganz gleich ob es sich – wie in diesem Fall – um seine impressionistisch geprägten Bilder handelt oder um die Gemälde, die eher dem Stil von Pont-Aven entsprechen.

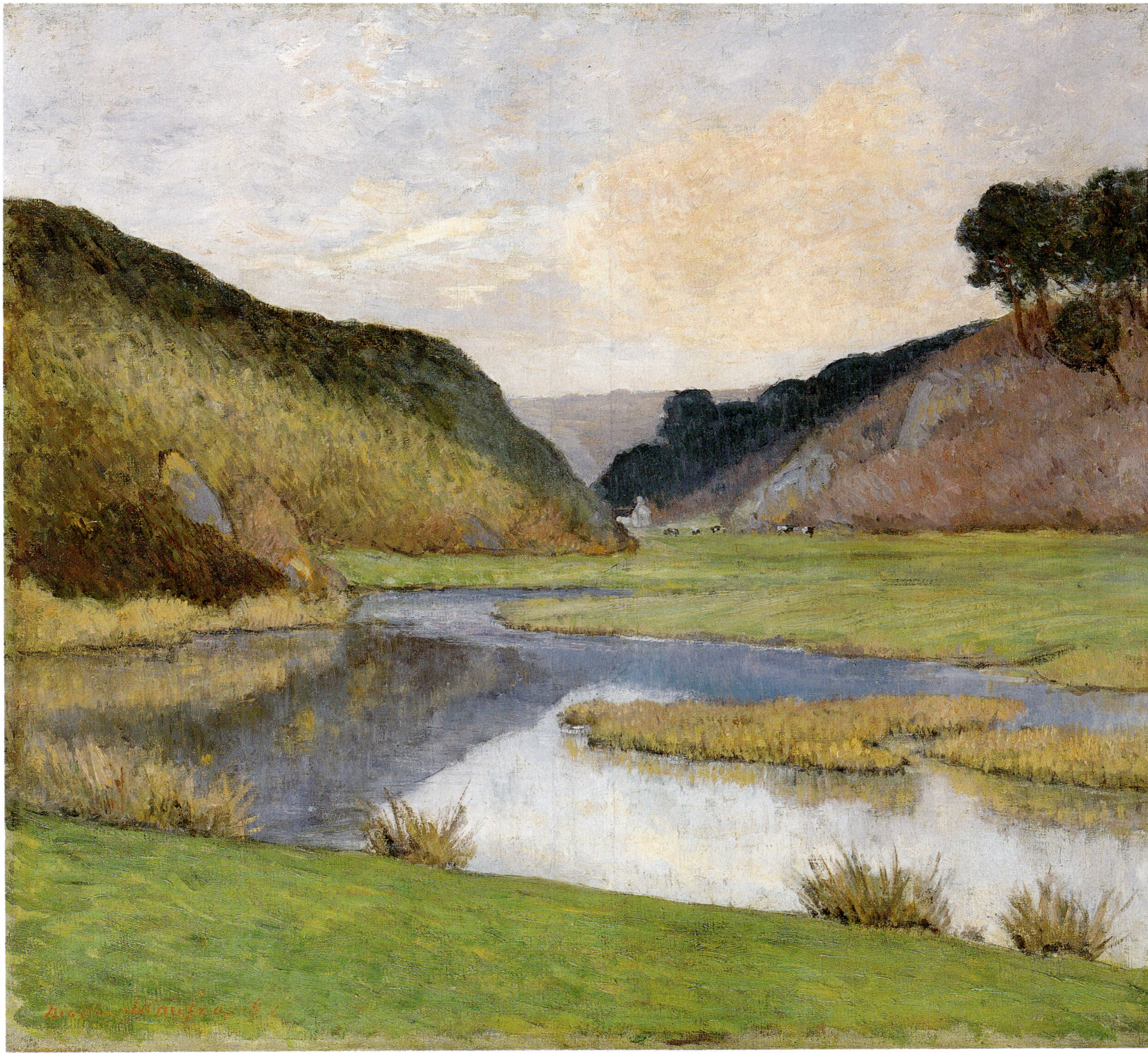

88

Das Guilly-Tal, Moëlan, 1892

Vallée de Guilly, Moëlan

Öl auf Leinwand, 60x66,8cm
Signatur und Datum u. li.: *Maxime Maufra* 92

Privatsammlung

»Es entsprach meinen persönlichen Neigungen, Stil und Natur miteinander in Einklang zu bringen«, sagte Maufra. Dafür ist dieses Bild mit seinem gelungenen Aufbau und den vielfältigen bunten Lichtreflexen ein anschauliches Beispiel.

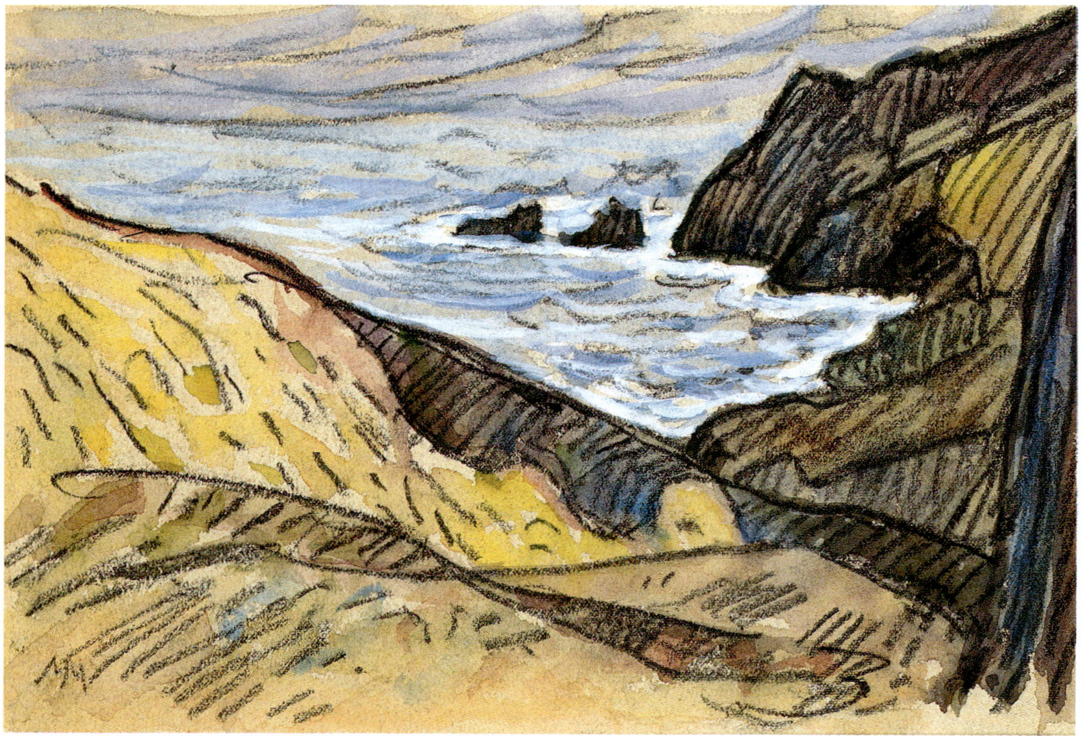

89
Meeresküste, um 1893
Bord de mer

Kohle, Aquarell und Gouache, 15,5 x 22 cm

Fontainebleau, Privatsammlung

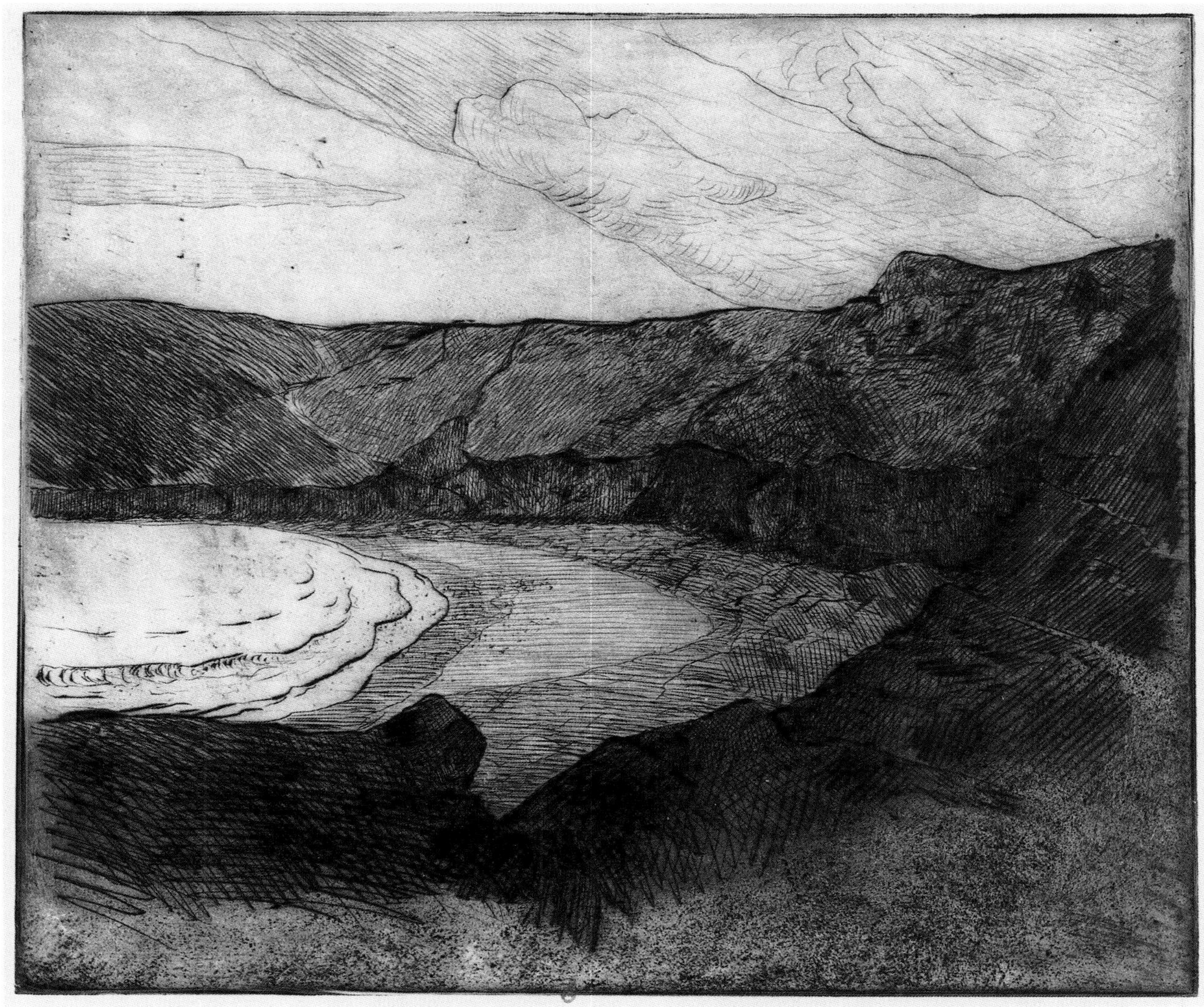

90

Die kleine Bucht, 1893

La Crique

Ätzradierung, Kaltnadelradierung und Aquatinta, 29,8 x 35,6 cm
Signatur u. li. auf der Platte: *Maufra*

Paris, Bibliothèque Nationale de France,
Département des Arts graphiques et de la Photographie

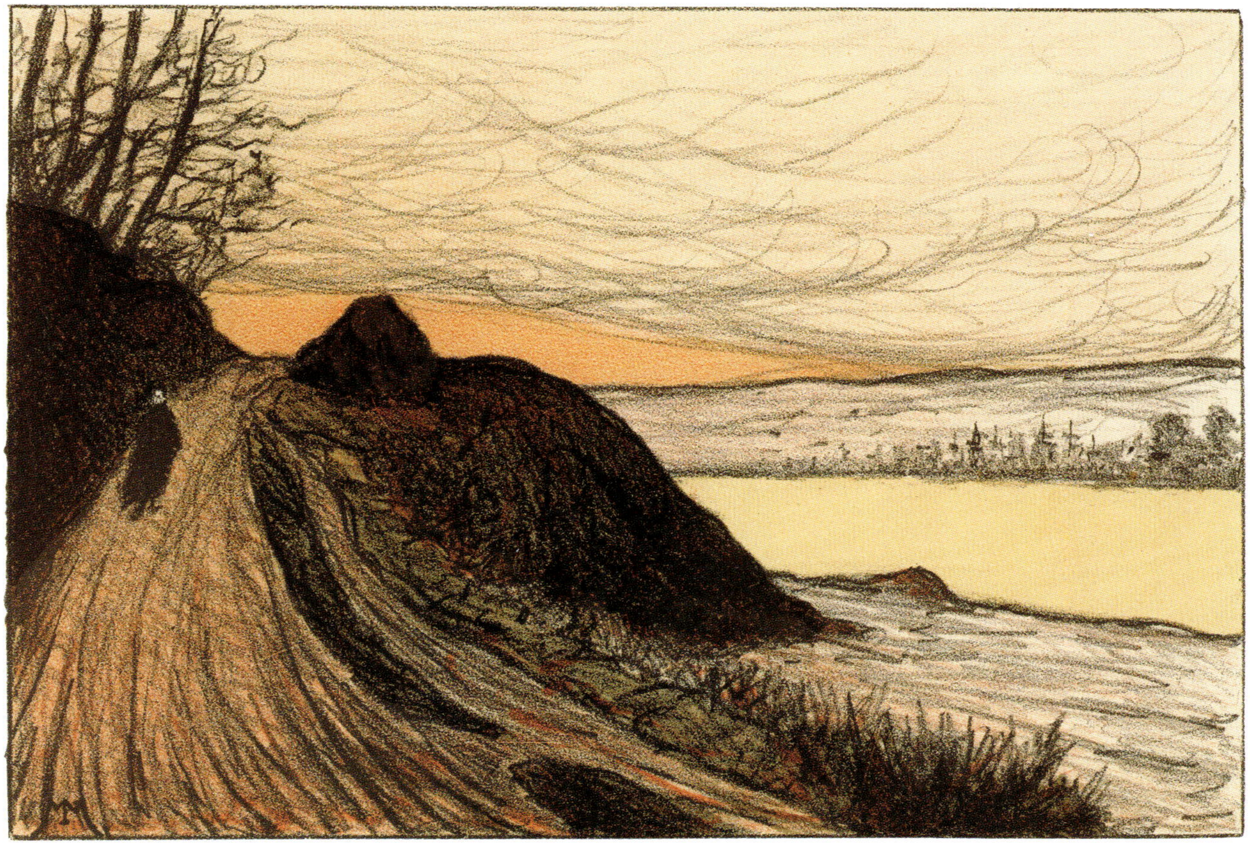

91
Weg entlang der Küste, 1893
Le Chemin au bord de la mer

Farblithographie, 20 x 29,2 cm
Monogramm u. li.: MM

Paris, Bibliothèque Nationale de France,
Département des Arts graphiques et de la Photographie

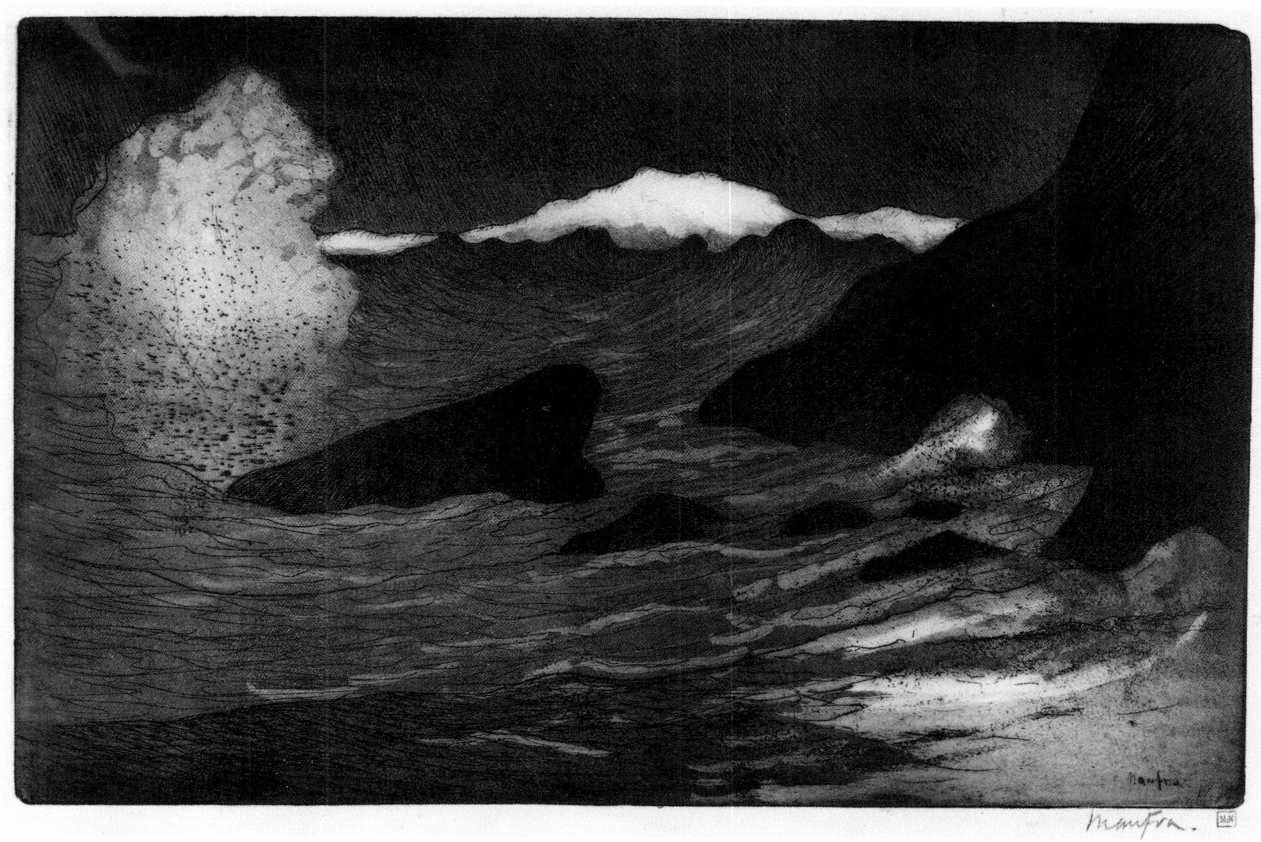

92
Die Welle, 1894
La Vague

Ätzradierung und Aquatinta, 34,2 x 53,5 cm
Signatur mit Stift u. re.: *Maufra* 94

Paris, Bibliothèque Nationale de France,
Département des Arts graphiques et de la Photographie

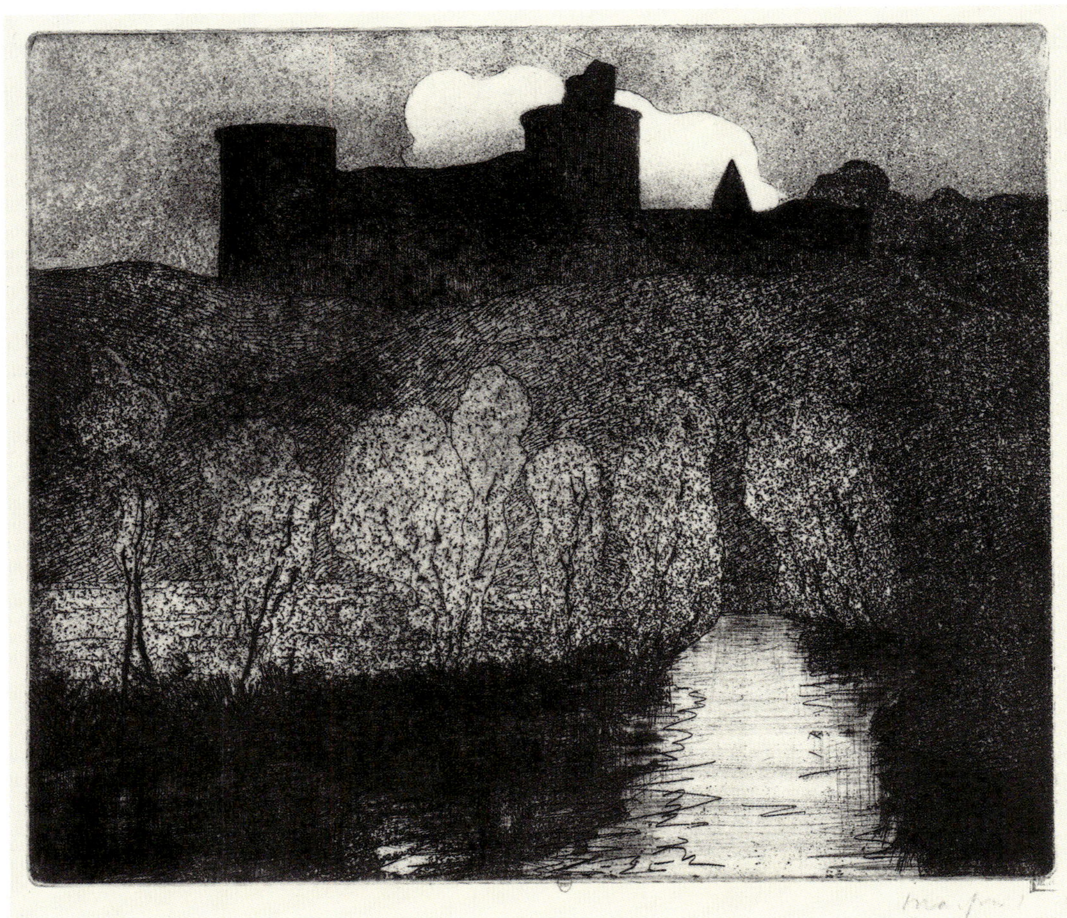

93
Die Festung von Tonquedec, um 1894
Le Château-fort de Tonquedec

Ätzradierung und Aquatinta, 30 x 35,5 cm
Signatur und Numerierung mit blauem Stift u. re.: *Maufra n° 53*

Paris, Bibliothèque Nationale de France,
Département des Arts graphiques et de la Photographie

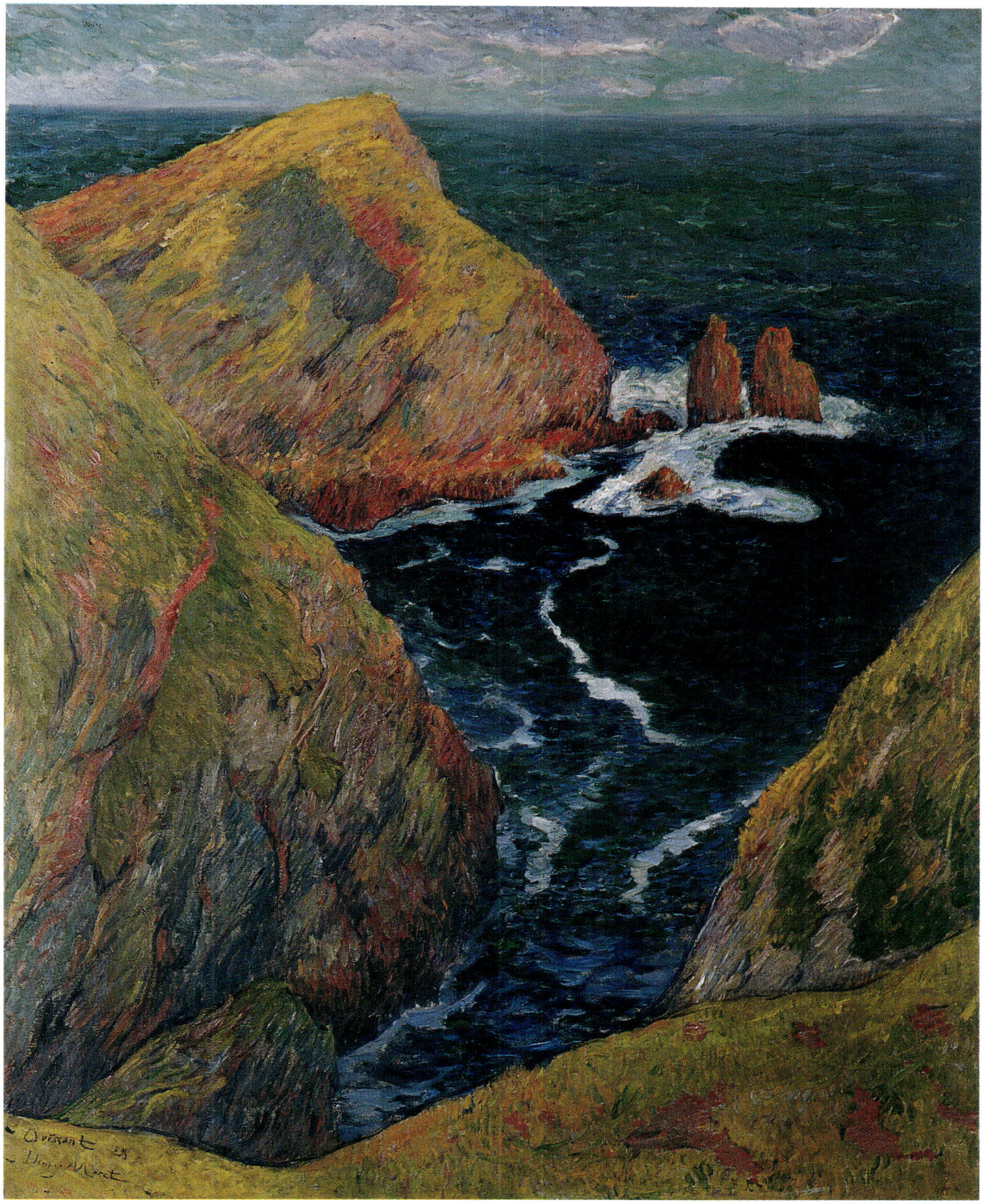

94

Ouessant, 1895

Öl auf Leinwand, 102x82cm
Titel, Signatur und Datum u. li.:
Ouessant 95/ *Henri Moret*
Privatsammlung

Einen ähnlich weiten Blick über das Meer bis hin zum Horizont malten auch Gauguin sowie später Bernard und Lacombe; bei Henry Moret dagegen ist eine impressionistische Frische spürbar.

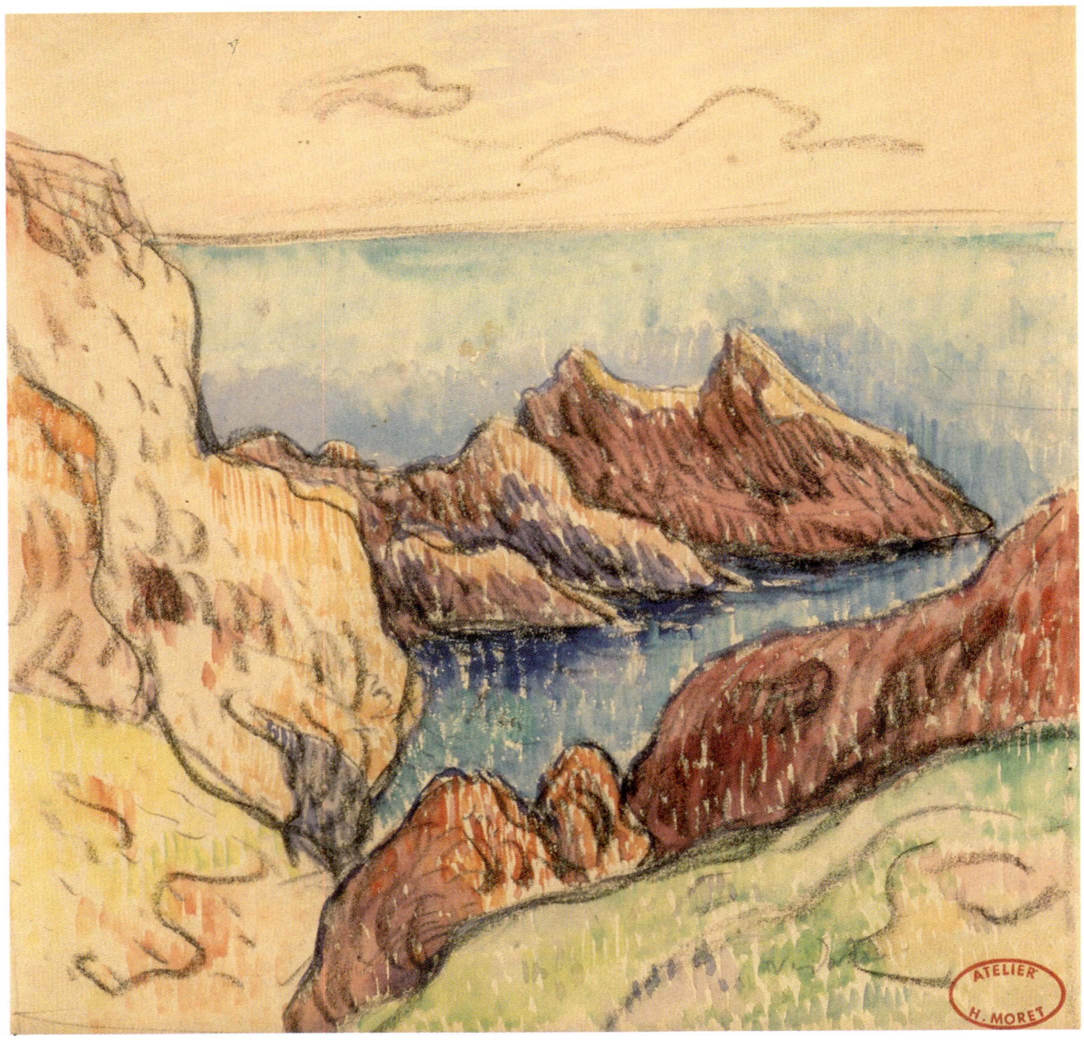

95

Küste auf Groix, 1895

La Côte de Groix

Aquarell, 24,5 x 26 cm
Atelierstempel u. re.

Privatsammlung

Wie sein Freund Maufra kommt Moret in seinen Zeichnungen der geradlinigen Technik von Pont-Aven am nächsten.

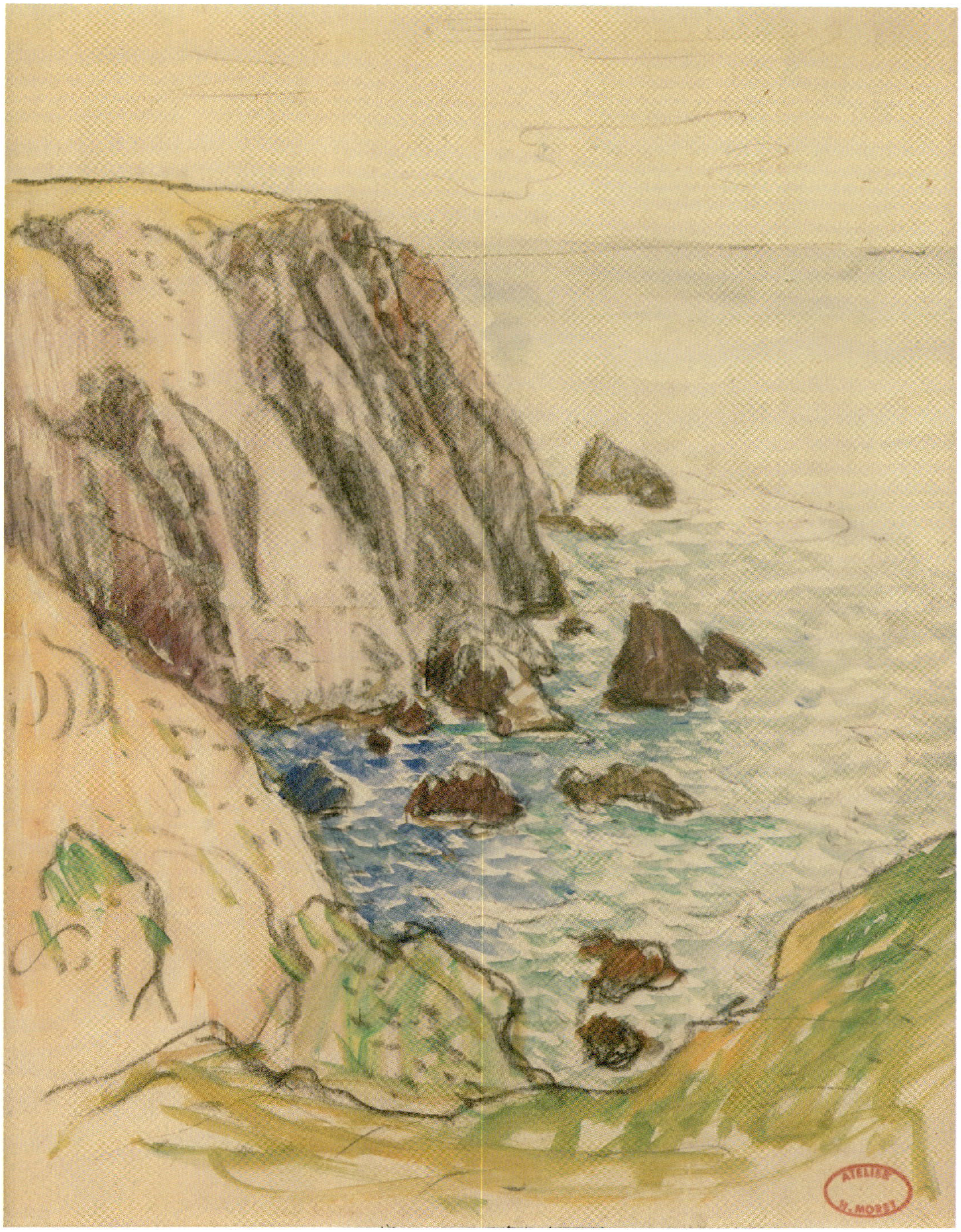

96

Steilküste auf Groix, 1904

Falaise de Groix

Aquarell, 38,2 x 30,5 cm
Atelierstempel u. re.

Privatsammlung

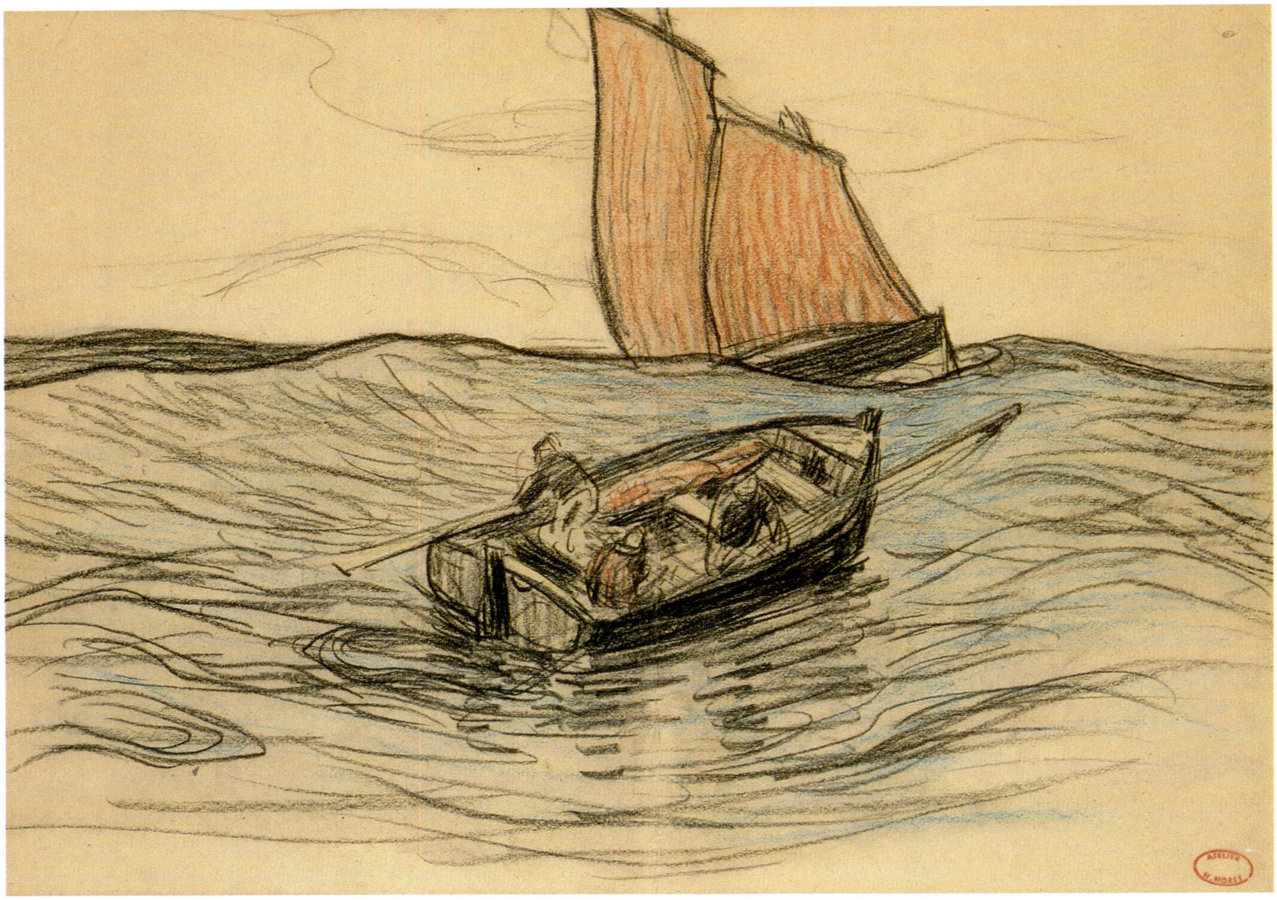

97

Fischer in der Dünung, o. J.

Pêcheurs manœuvrant dans la houle

Kohle und Pastell, 43,1 x 60 cm
Atelierstempel u. re.

Privatsammlung

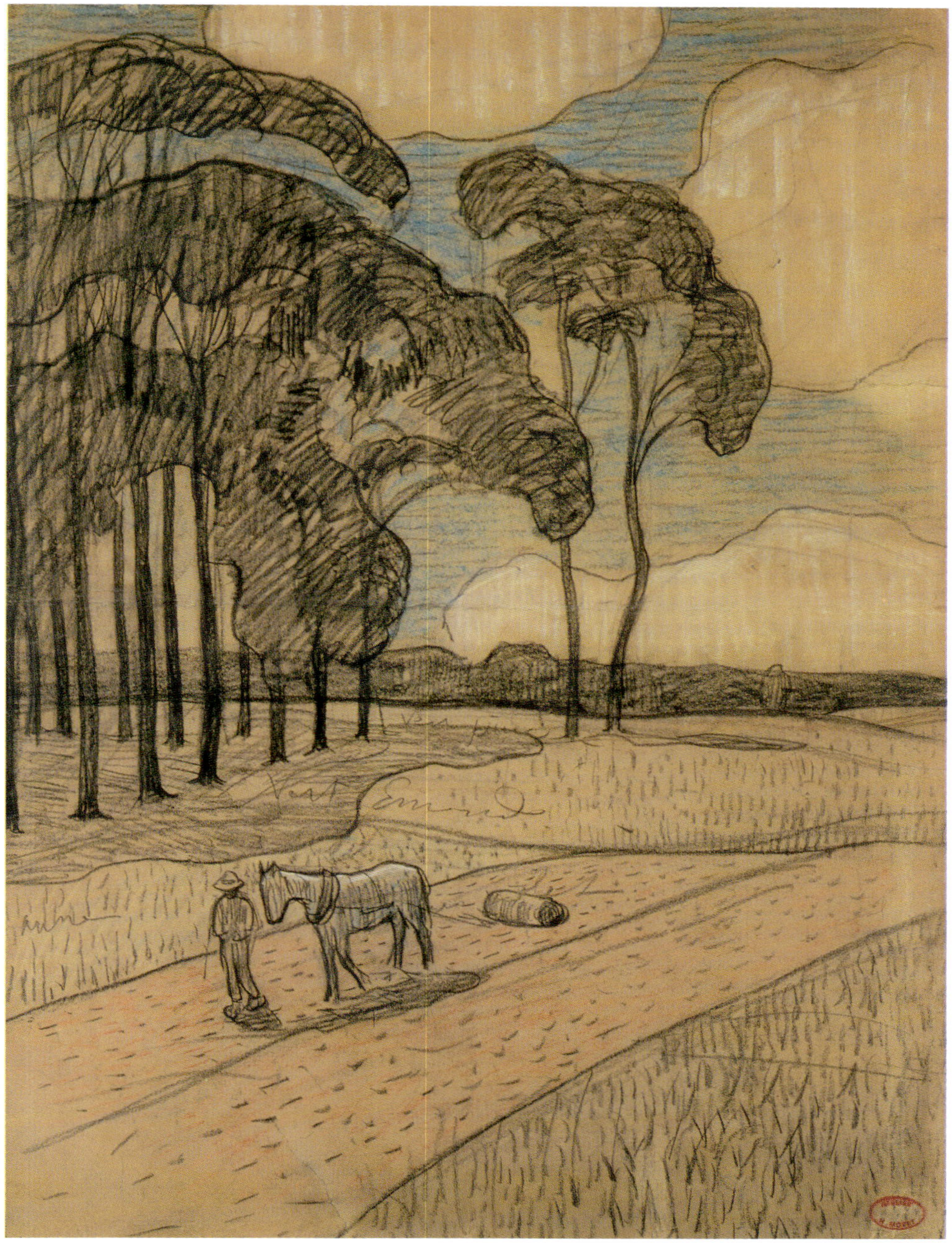

98

Ackerwalzen in Le Pouldu, 1894

Le Roulage au Pouldu

Kohle und Pastell, 61 x 46,8 cm
Atelierstempel u. re.

Privatsammlung

Dieses Blatt ist die Studie für ein gleichnamiges Gemälde. Der stets erhöhte Horizont in den Landschaften von Henry Moret vermittelt den Eindruck von Weite.

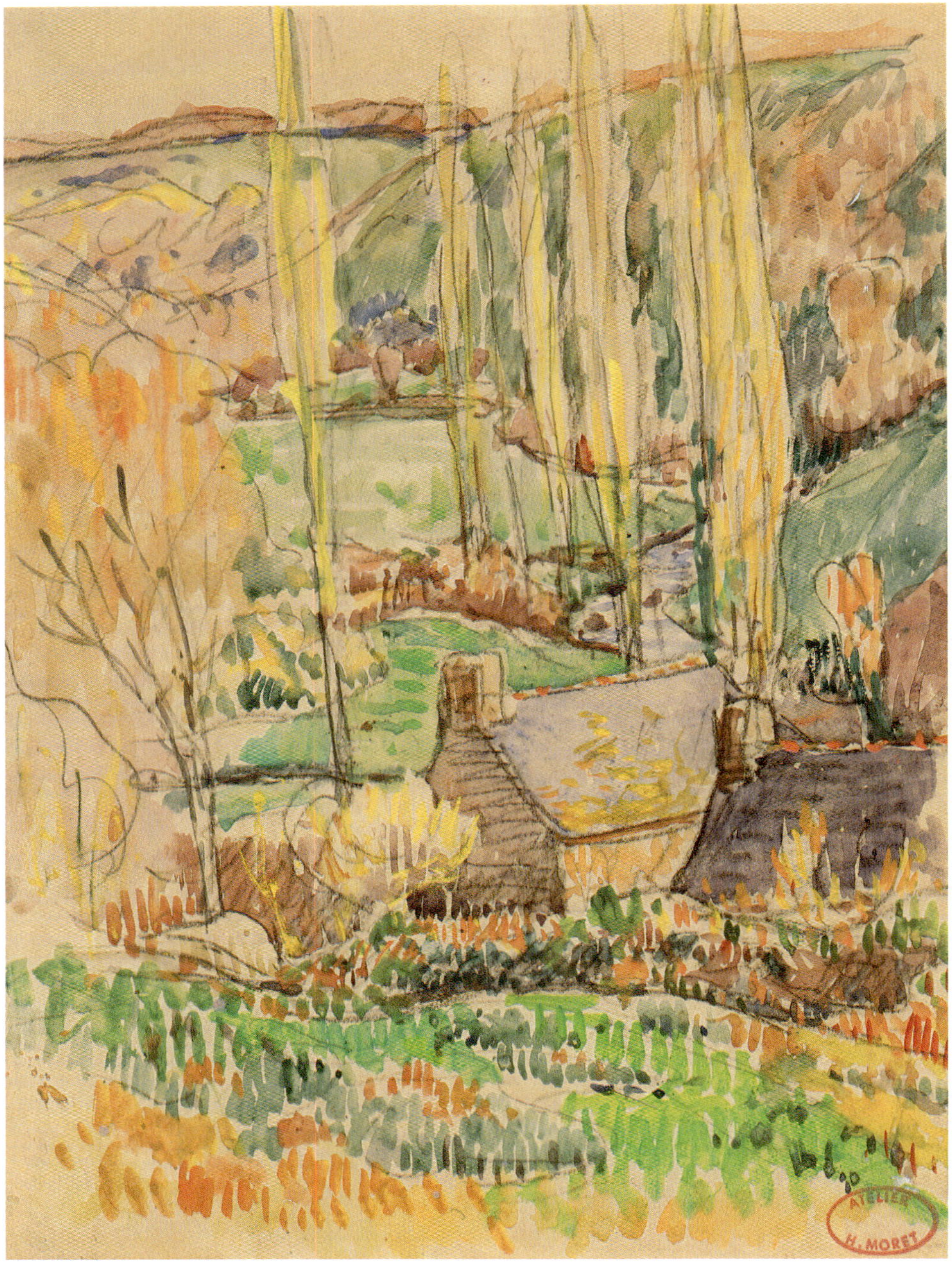

99

Häuser mit Pappeln, um 1896

Maisons près des peupliers

Bleistift und Aquarell, 30x22,5cm
Atelierstempel u. re.

Privatsammung

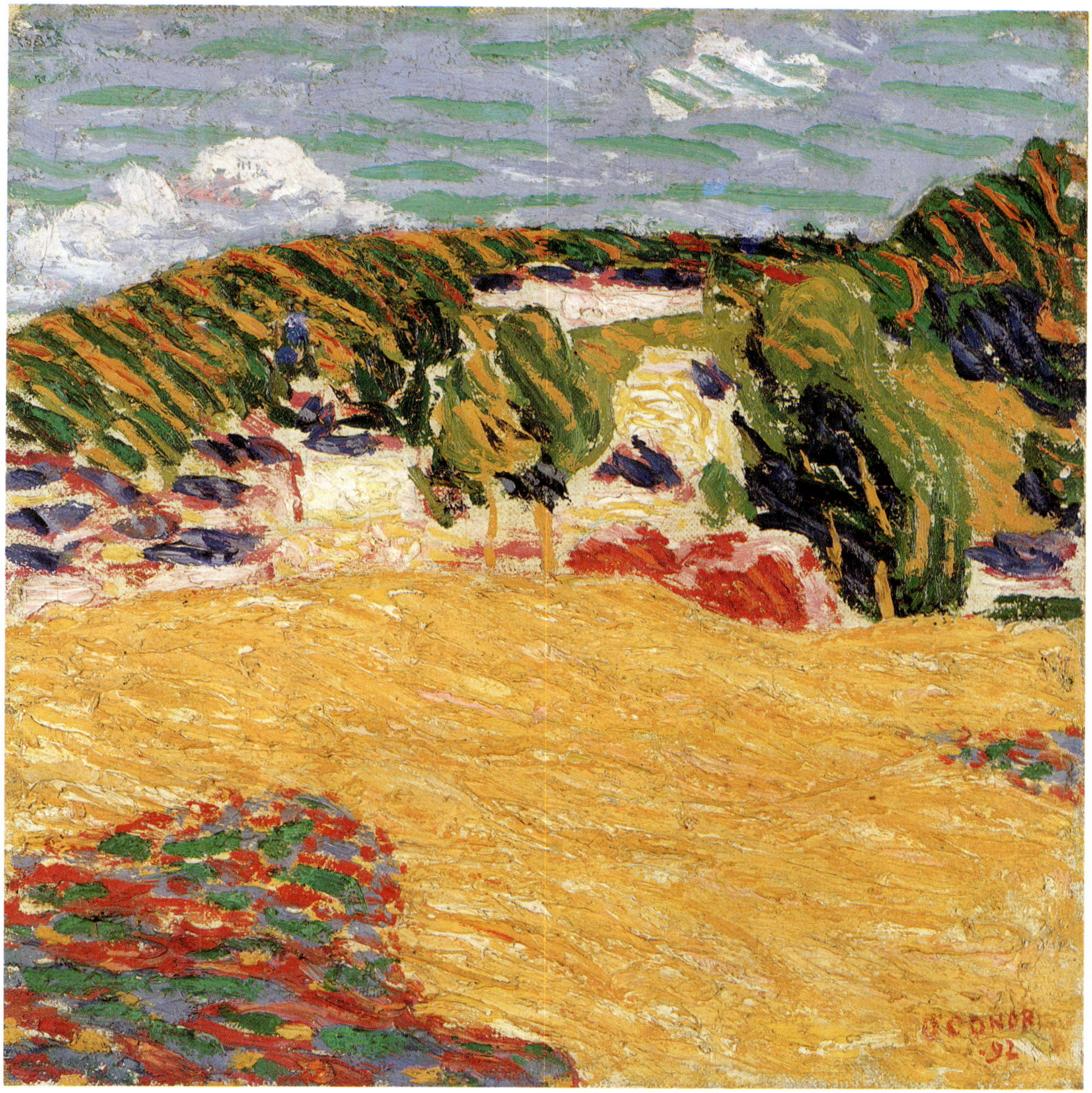

100

Das Maisfeld, Pont-Aven, 1892

Le Champ de maïs, Pont-Aven

Öl auf Leinwand, 38 x 38 cm
Signatur und Datum u. re.: O'*Conor* 92

Belfast, Ulster Museum

Mit ihrer länglichen, pastosen Schichtung von Streifen in reinen Farbtönen erinnert die Landschaft an den Stil von Vincent van Gogh. Der irische Maler hatte etwa zehn Gemälde van Goghs in Augenschein nehmen können, die 1890 im Salon des Indépendants ausgestellt waren.

101

Junge Bretonin, um 1893

Jeune Bretonne

Öl auf Holz, 80x64,6cm

Privatsammlung

Anläßlich der Kritik, er kumuliere auf seinen Bildern dicke, bunte Farbstreifen, vertiefte O'Conor diesen Aspekt seiner Malweise ganz bewußt und legte hier der in Näharbeiten vertieften jungen Bretonin eine gestreifte Stola um die Schultern. Farbe und Licht werden auf diese Weise regelrecht miteinander verwoben. Diese Stilisierung, frei von jedem Bemühen um eine naturalistische Darstellung, führt zu einer Transposition des Sujets, bei der Impressionen und Emotionen lediglich durch Farbe und Strich wiedergegeben werden.

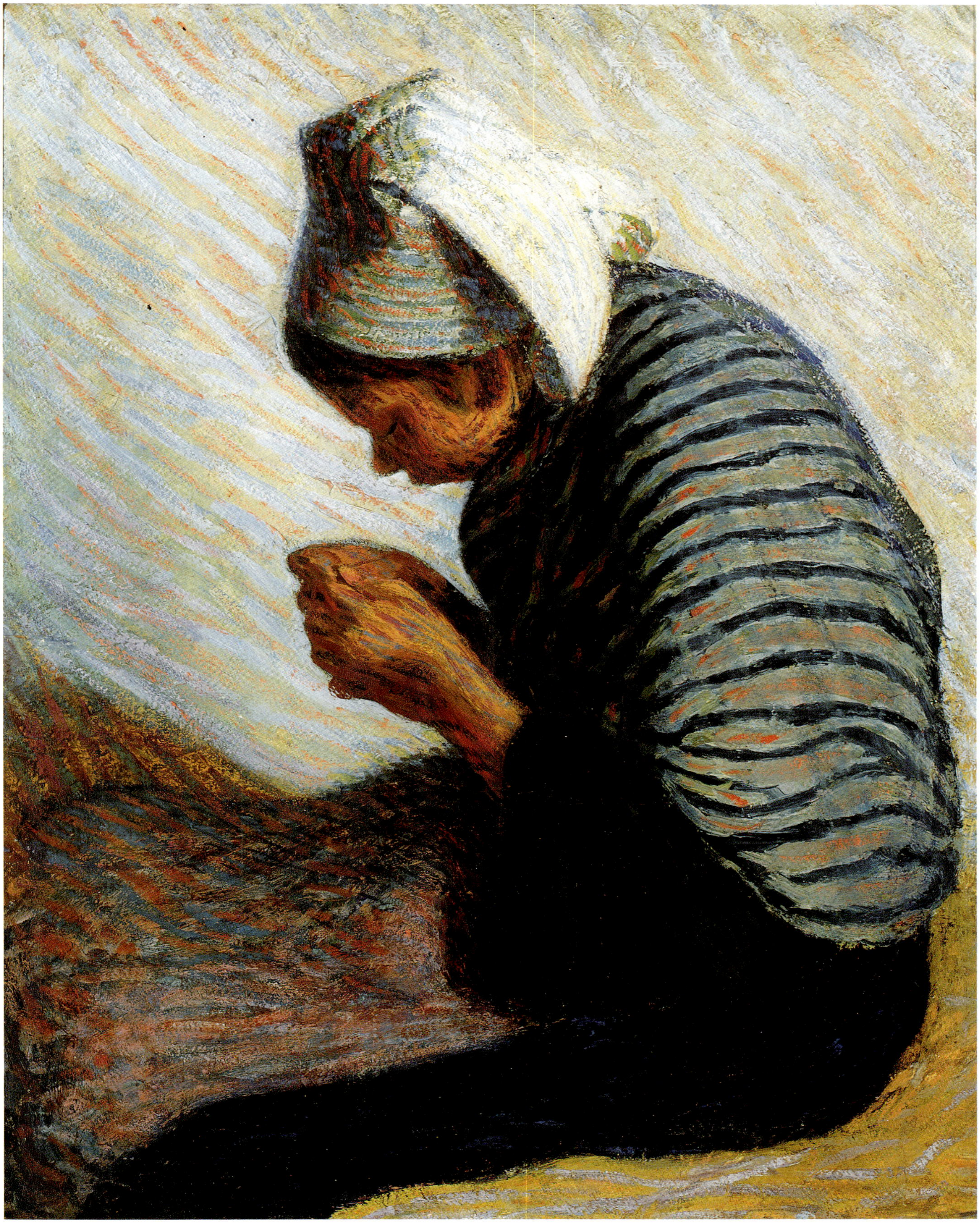

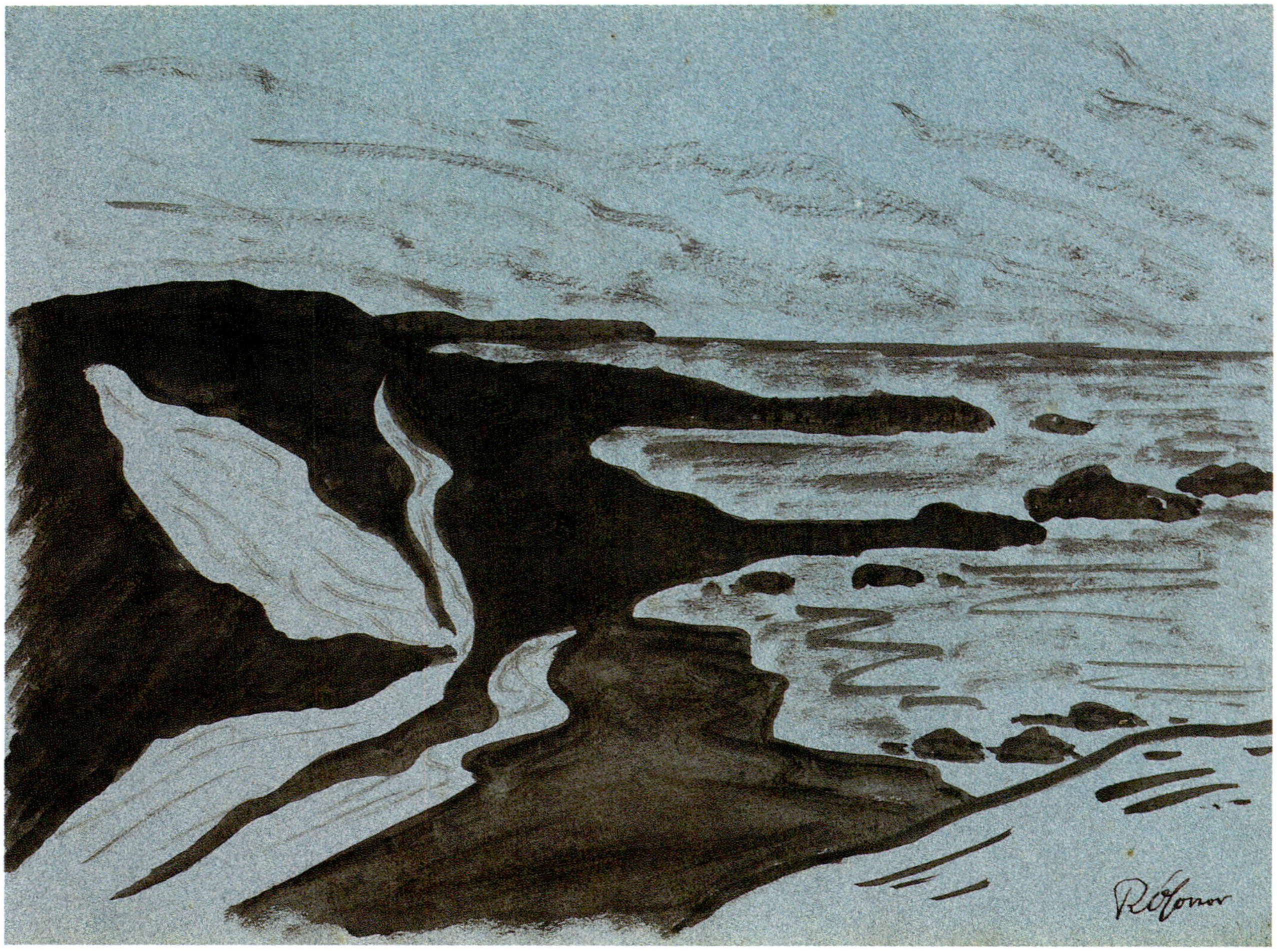

102
Bretonische Küste (Le Pouldu), 1893
Côte bretonne (Le Pouldu)

Tuschzeichnung auf blauem Ingres-Papier, 21 x 29 cm
Signatur u. re.: RO'*Conor*

Privatsammlung

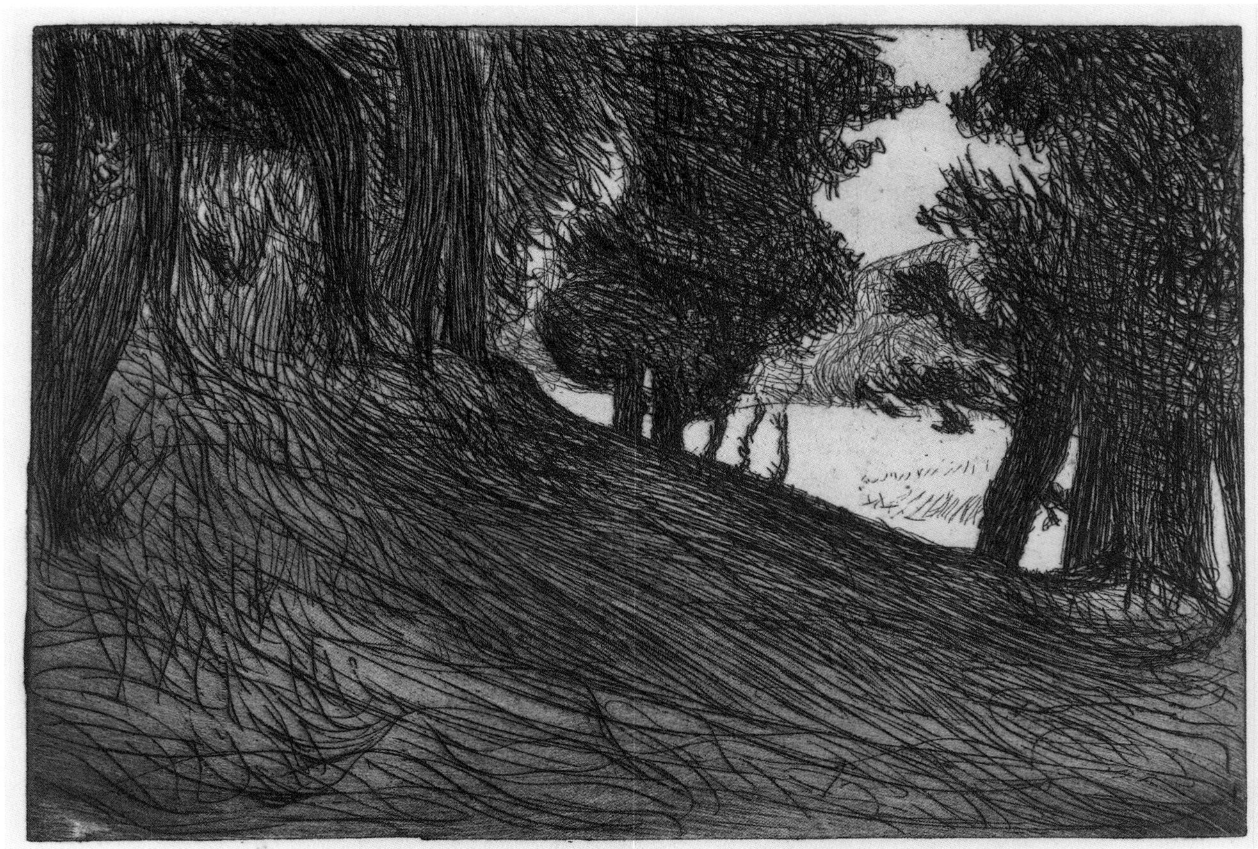

103

Der Bois d'Amour in Pont-Aven, 1893

Le Bois d'Amour à Pont-Aven

Ätzradierung auf cremefarbenem Papier mit Wasserzeichen
Bildgröße 22 x 32,6 cm; Blattgröße 39,1 x 47,5 cm
Signatur und Datum u. re. auf der Platte: R O'*Conor* 93

Paris, Bibliothèque Nationale de France,
Département des Estampes et de la Photographie

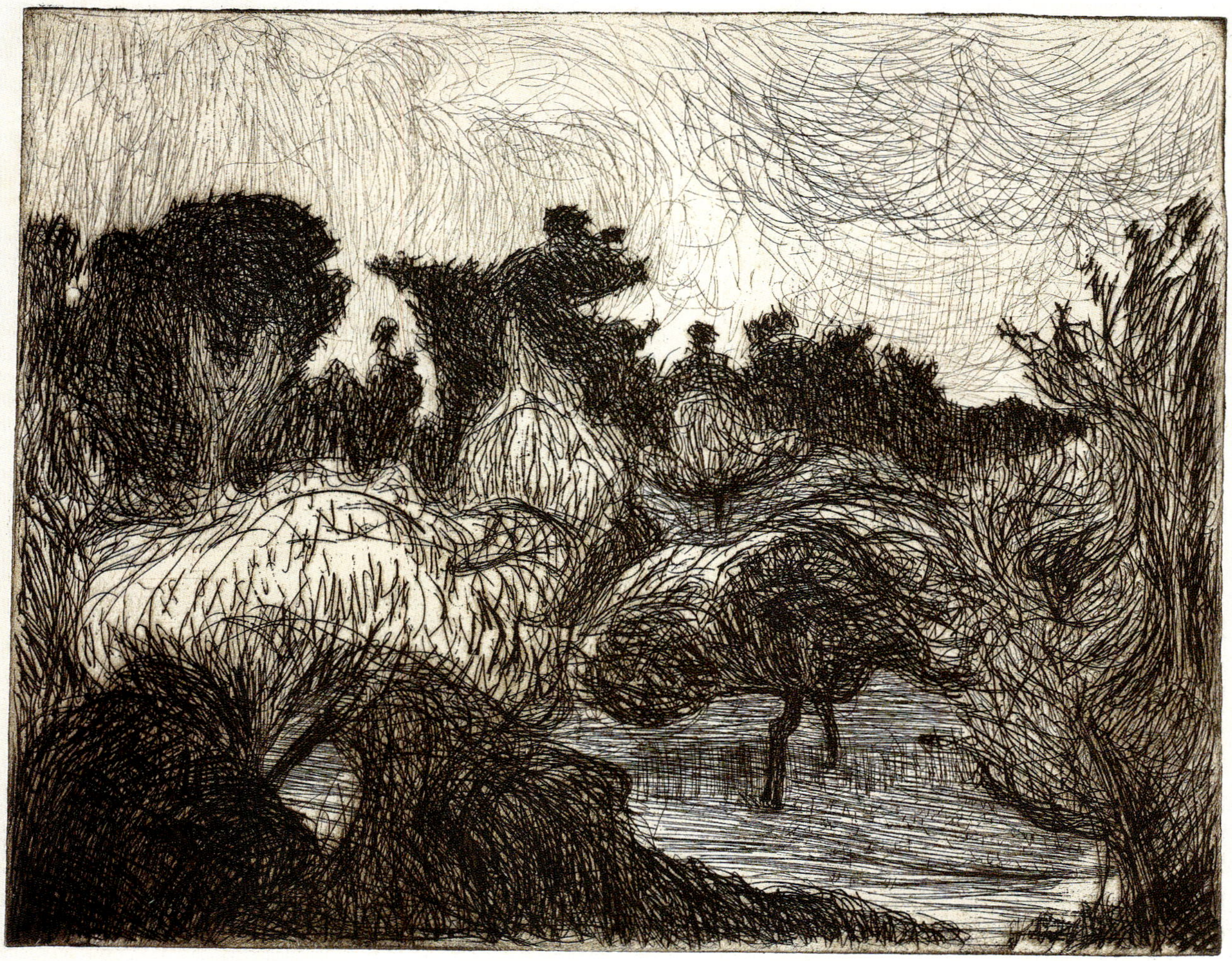

105
Dünen, 1893
Dunes

Kaltnadelradierung auf cremefarbenem Velinpapier der Marke Arches
Stempel u. re.: *Atelier O'Conor*
Bildgröße 20 x 28,5 cm; Blattgröße 30,5 x 44,7 cm

Privatsammlung

104
Bäume im Wind, 1893
Arbres dans le vent

Ätzradierung und Kaltnadelradierung auf festem cremefarbenem Velinpapier mit unregelmäßiger Struktur
Bildgröße 25,5 x 32,7 cm; Blattgröße 37,6 x 47,4 cm

Privatsammlung

106
Die Steilküste, 1893
La Falaise

Radierung, Bildgröße 25 x 39 cm;
Blattgröße 38,2 x 57,5 cm
Signatur und Datum u. re. auf der Platte:
R O'*Conor* 93

Frankreich, Privatsammlung

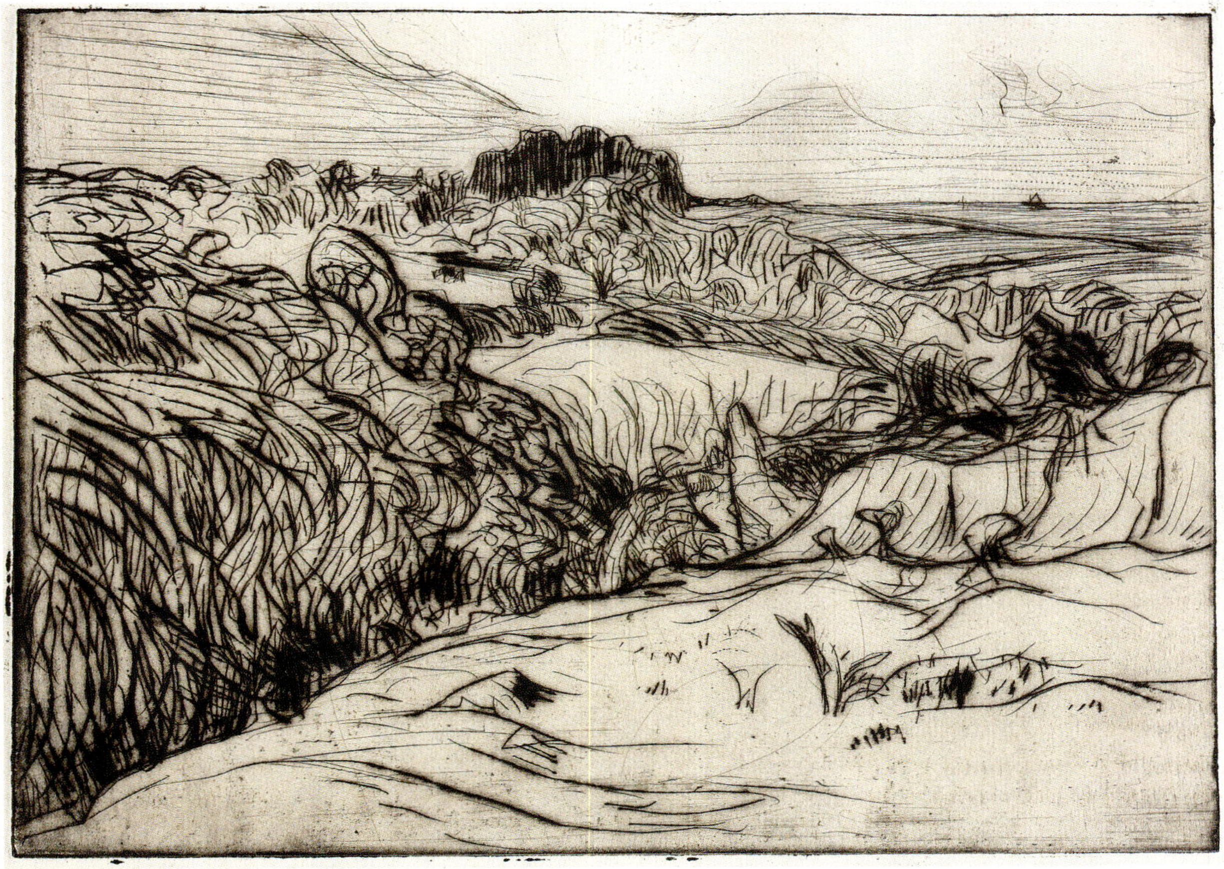

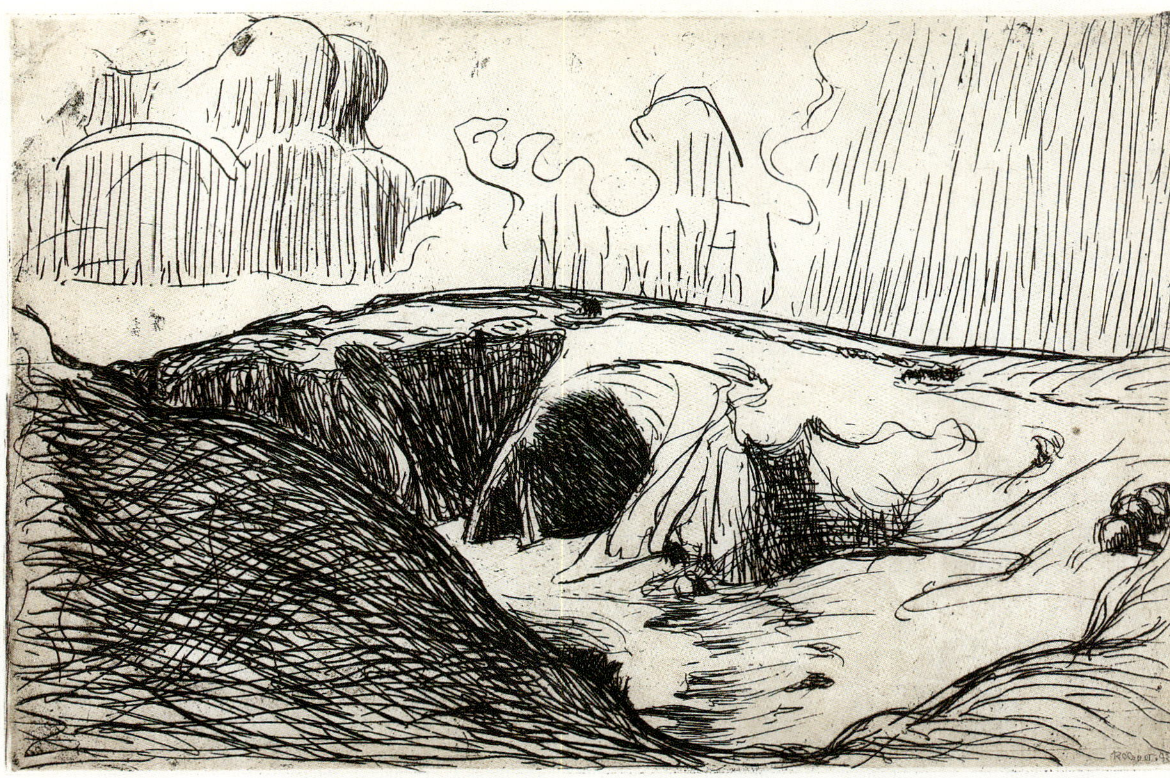

Ferdinand Loyen du Puigaudeau

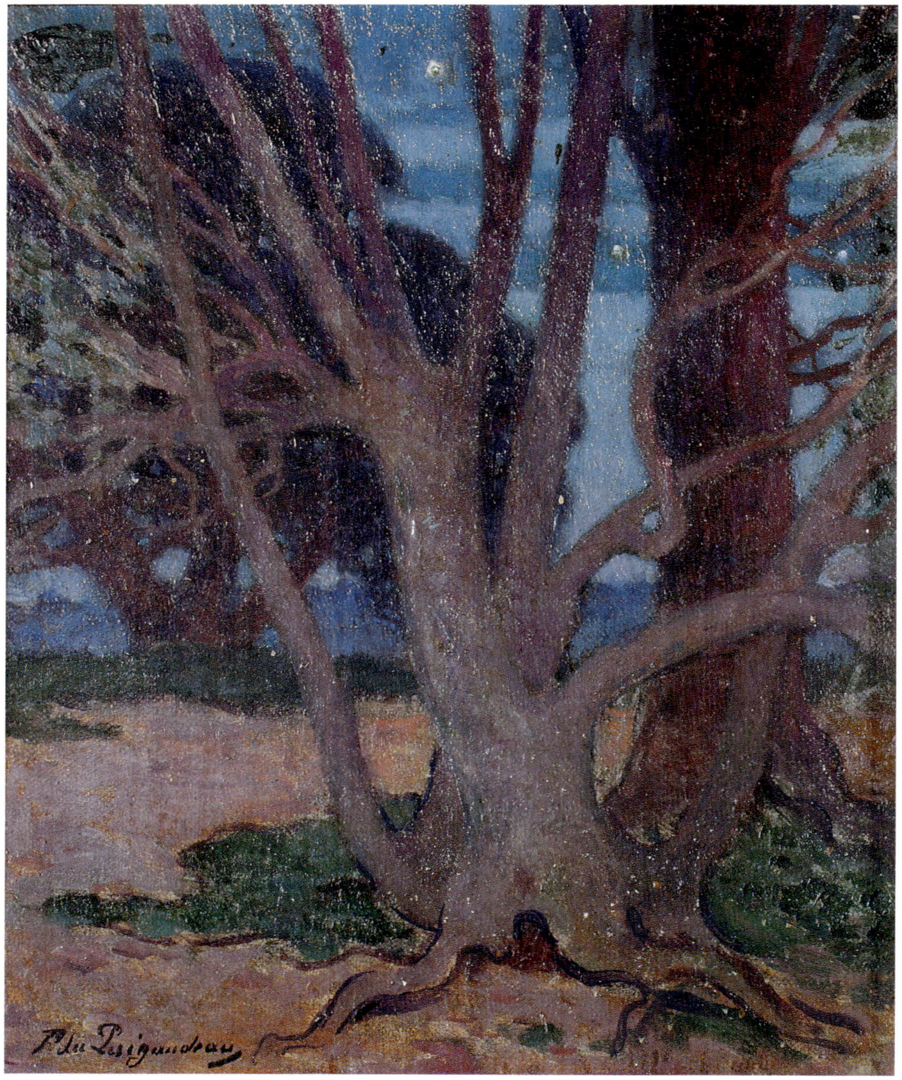

107

Baum bei Anbruch der Nacht, o. J.

L'Arbre à la tombée de la nuit

Öl auf Pappe, 17 x 14,4 cm
Signatur u. li.: F. *du Puigaudeau*

Privatsammlung

Ferdinand Loyen du Puigaudeau war ein junger Maler von 22 Jahren, als Gauguin 1886 mit ihm – wie zuvor mit Charles Laval – in der Herberge Gloanec in Pont-Aven Freundschaft schloß; im vertrauten Umgang nannte Gauguin ihn »Piccolo«.

Dieses kleine Bild auf Pappe ist eines der seltenen Zeugnisse für das Interesse, das der junge Künstler der Malerei von Pont-Aven entgegenbrachte: »[...] ein alter Baum, extrem vereinfacht dargestellt, mit schwarzumrandeten Umrissen, grüne Flächen, die das Gesamtbild beherrschen.« (Antoine Laurentin)

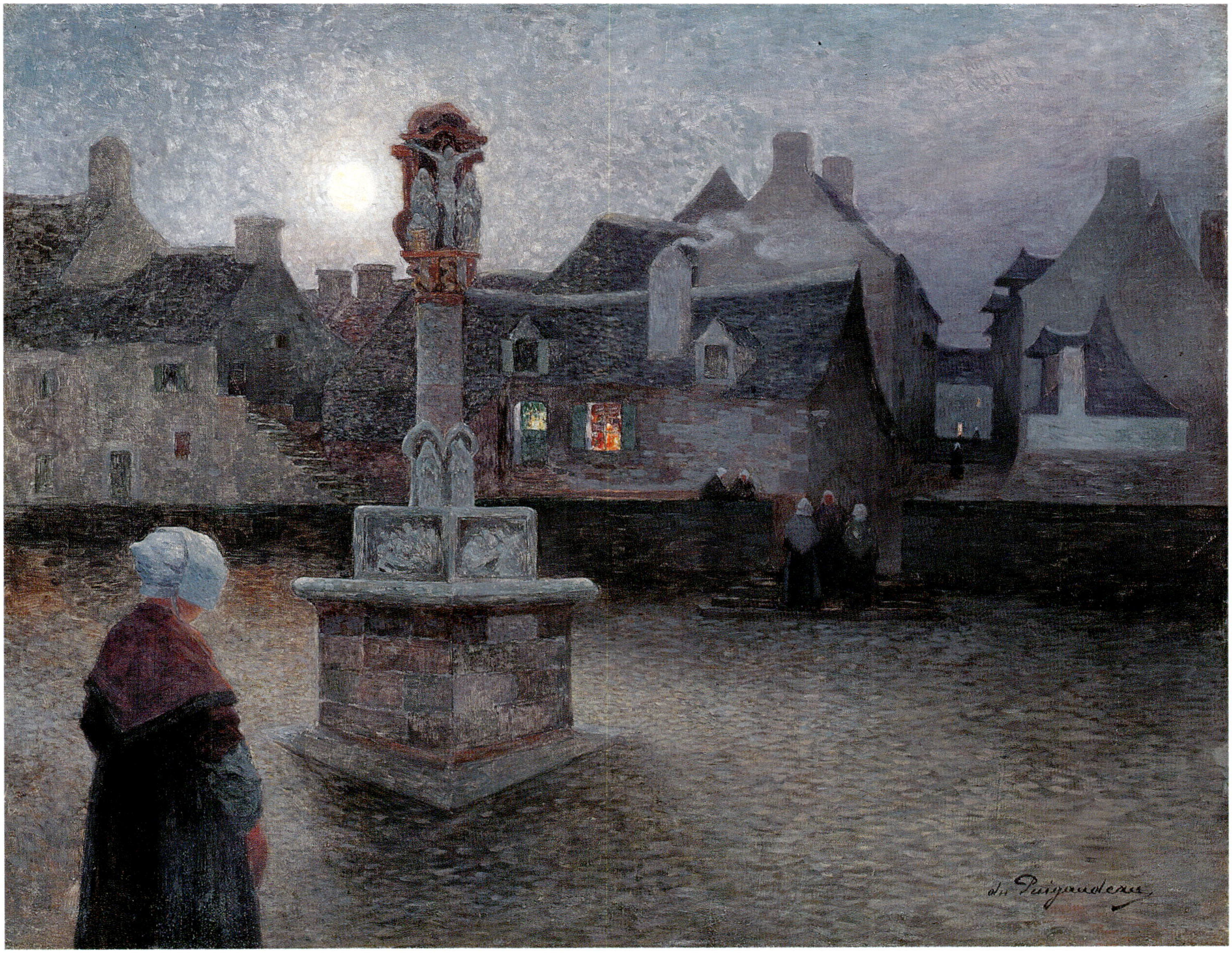

108

Bildstock in Rochefort-en-terre *oder* Die Abendmesse, o. J.

Le calvaire de Rochefort-en-terre ou *L'Office du soir*

Öl auf Leinwand, 49x61 cm
Signatur u. re.: *du Puigaudeau*

Morlaix, Musée des Jacobins

Puigaudeau widmete seine Aufmerksamkeit insbesondere der Beobachtung verschiedenster Lichteffekte wie Sonnenlicht, Dämmerung und Mondschein oder aber künstlicher Lichtquellen wie Kerze, Laterne und Lampion. Degas äußerte 1897 bei Durand-Ruel seine Bewunderung für die Leuchtkraft eines der *Feuerwerke* (*Feux d'artifice*) von Puigaudeau und erwarb das Bild. Die Maler schlossen später Freundschaft.

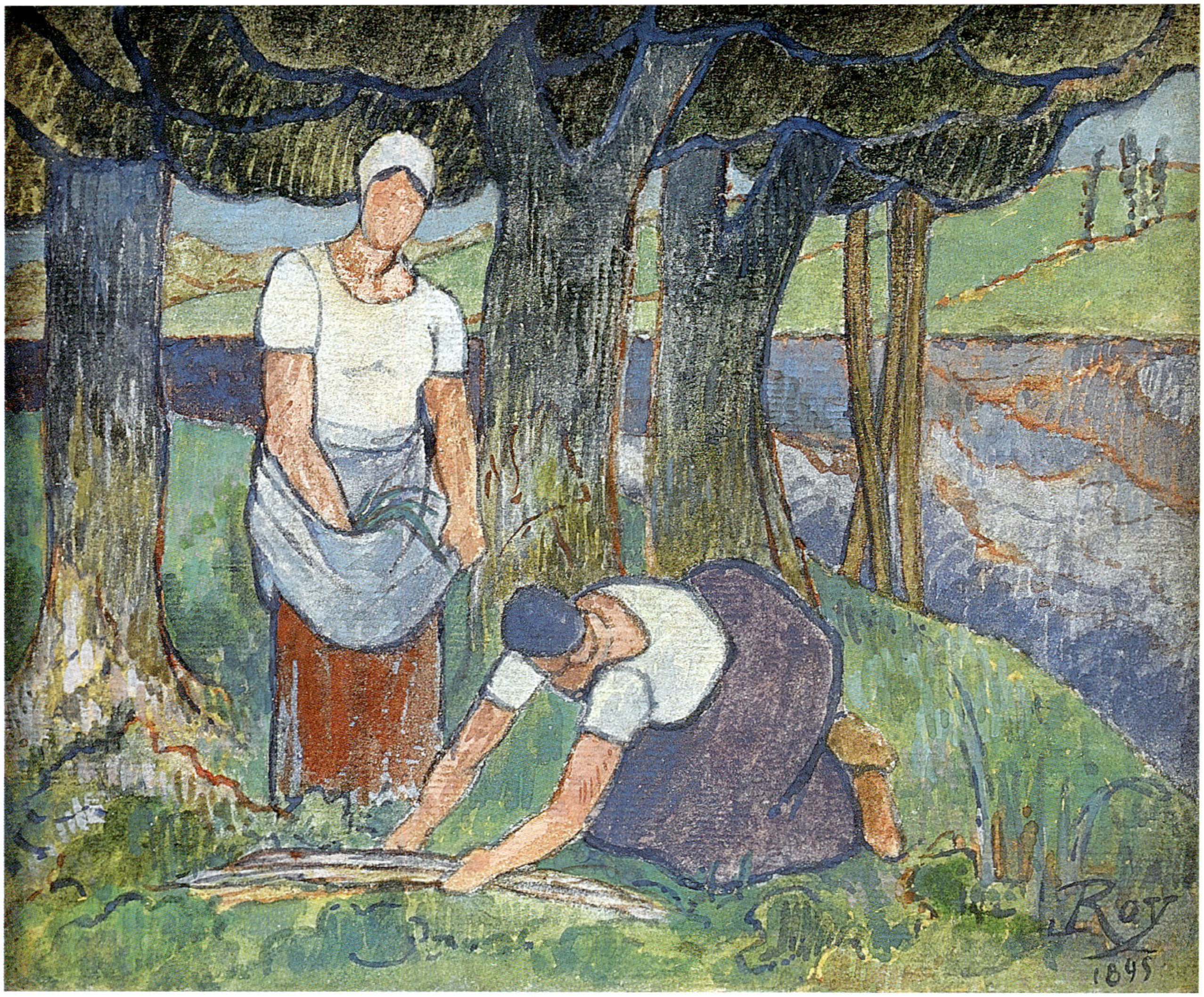

109
Bretoninnen am Fluß, 1895
Bretonnes près d'une rivière

Gouache, 28,8 x 33,5 cm
Signatur und Datum u. re.: ROY 1895

Privatsammlung

Louis Roy, der gute Beziehungen zu Schuffenecker, Filiger und Gauguin unterhielt, nahm 1889 an der Ausstellung bei Volpini teil. Sein Stil zeichnet sich durch runde, konturstarke Formen aus, die seinen ländlichen Szenen Fülle verleihen.

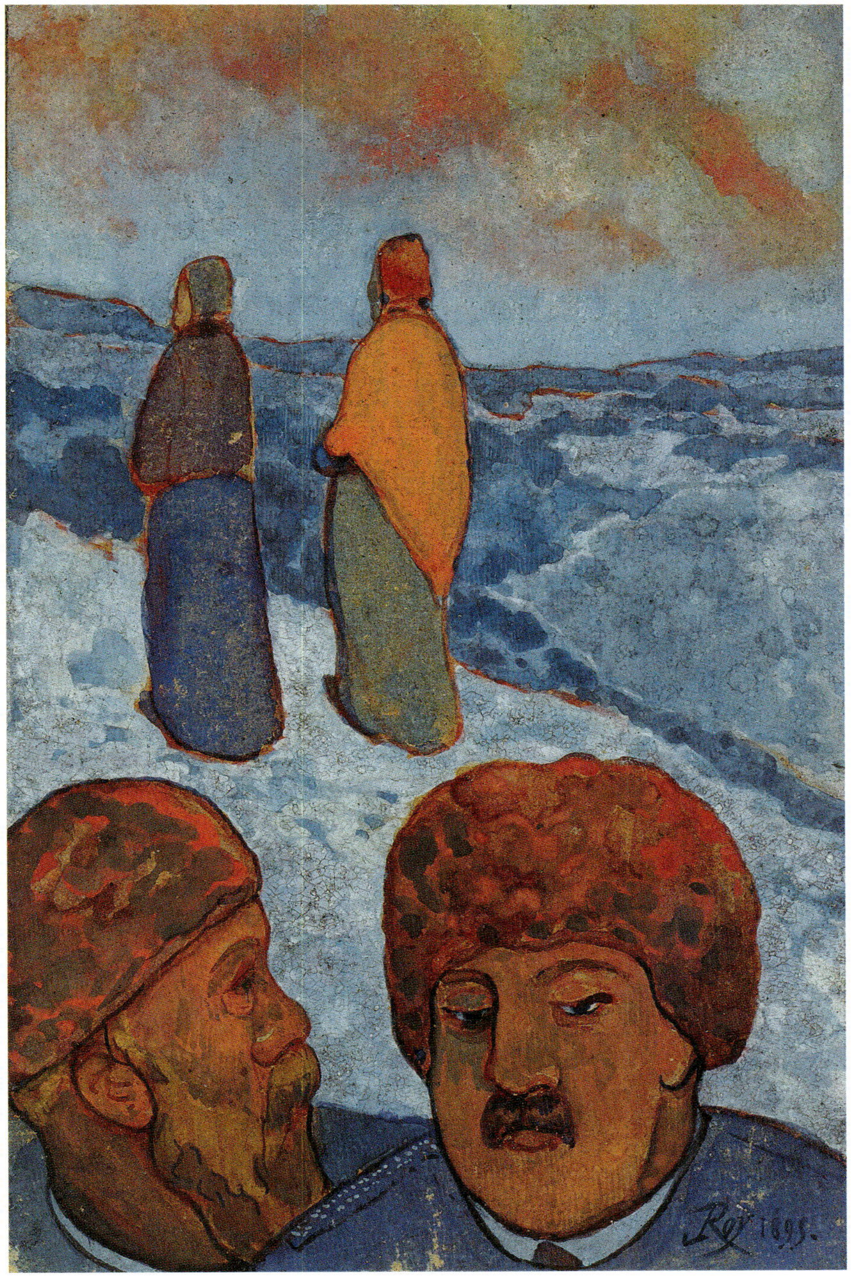

110

Meditation *oder* Porträt von Meyer de Haan und Gauguin, 1895

Méditation ou *Portrait de Meyer de Haan et de Gauguin*

Gouache auf Pappe, 21 x 14 cm
Signatur und Datum u. re.: L *Roy* 1895

Frankreich, Privatsammlung

An einem stürmischen Tag gehen zwei Männer – Meyer de Haan und Gauguin – am Strand von Le Pouldu spazieren. Sie begegnen zwei geheimnisvollen Frauen: Einsamkeit und Meditation über die dahinfliehende Zeit. Am 24. Oktober 1895 war Meyer de Haan im Alter von 43 Jahren an Tuberkulose gestorben.

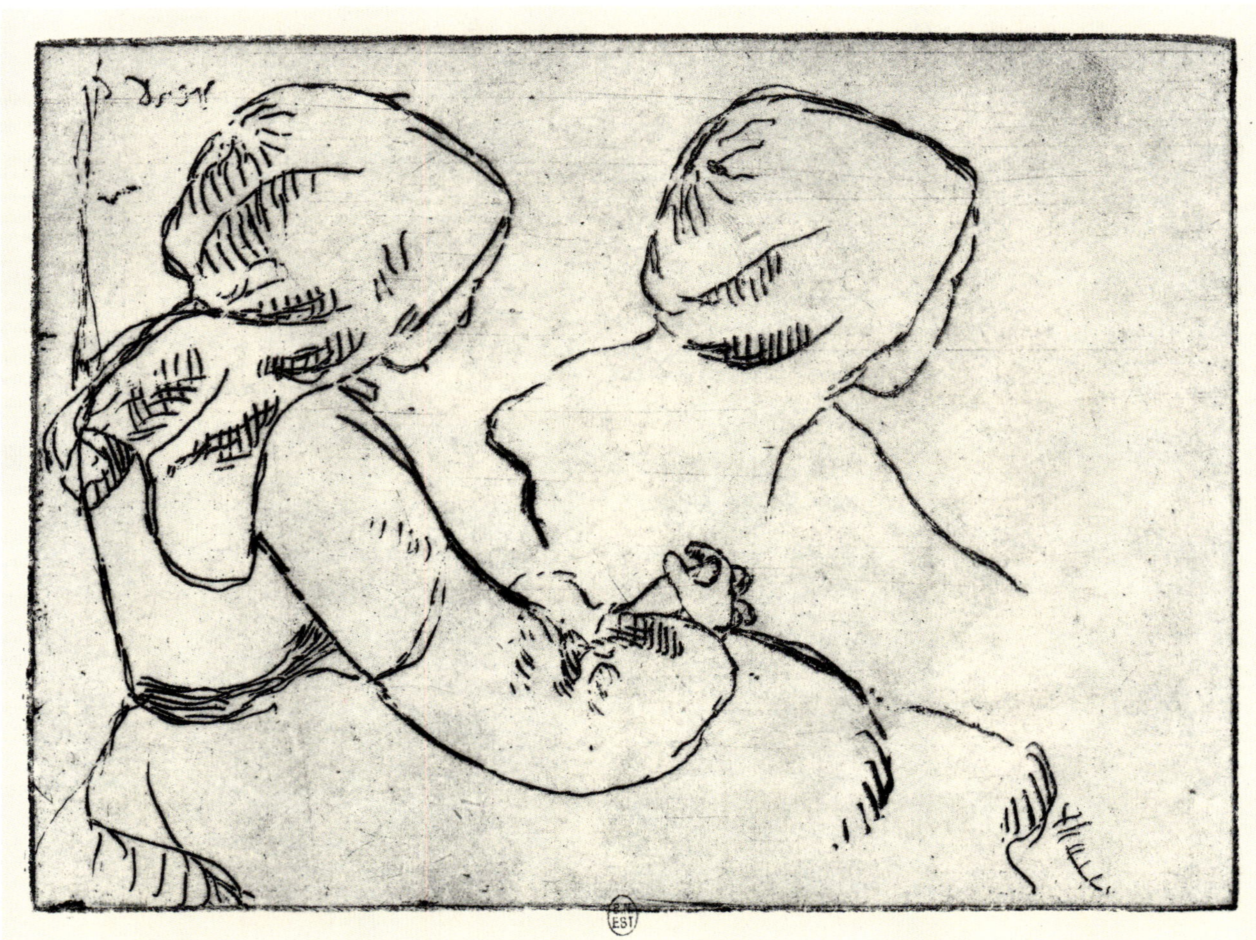

111
Zwei sitzende Bretoninnen, o. J.
Deux bretonnes assises

Radierung in brauner Tusche, 13,2 x 18,3 cm
Signatur mit blauem Stift unterhalb des Drucks rechts: A. *Seguin*

Grüner Stempel im unteren rechten Winkel des Drucks: AS

Paris, Bibliothèque Nationale de France, Département des Estampes et de la Photographie

112
Bretonin mit einem Hahn, 1893
Bretonne avec un coq

Öl auf Pappe, 67,3 x 47,7 cm
Datum in roter Farbe u. re.: *Juin* 93

Paris, Sammlung Pierre Fabius

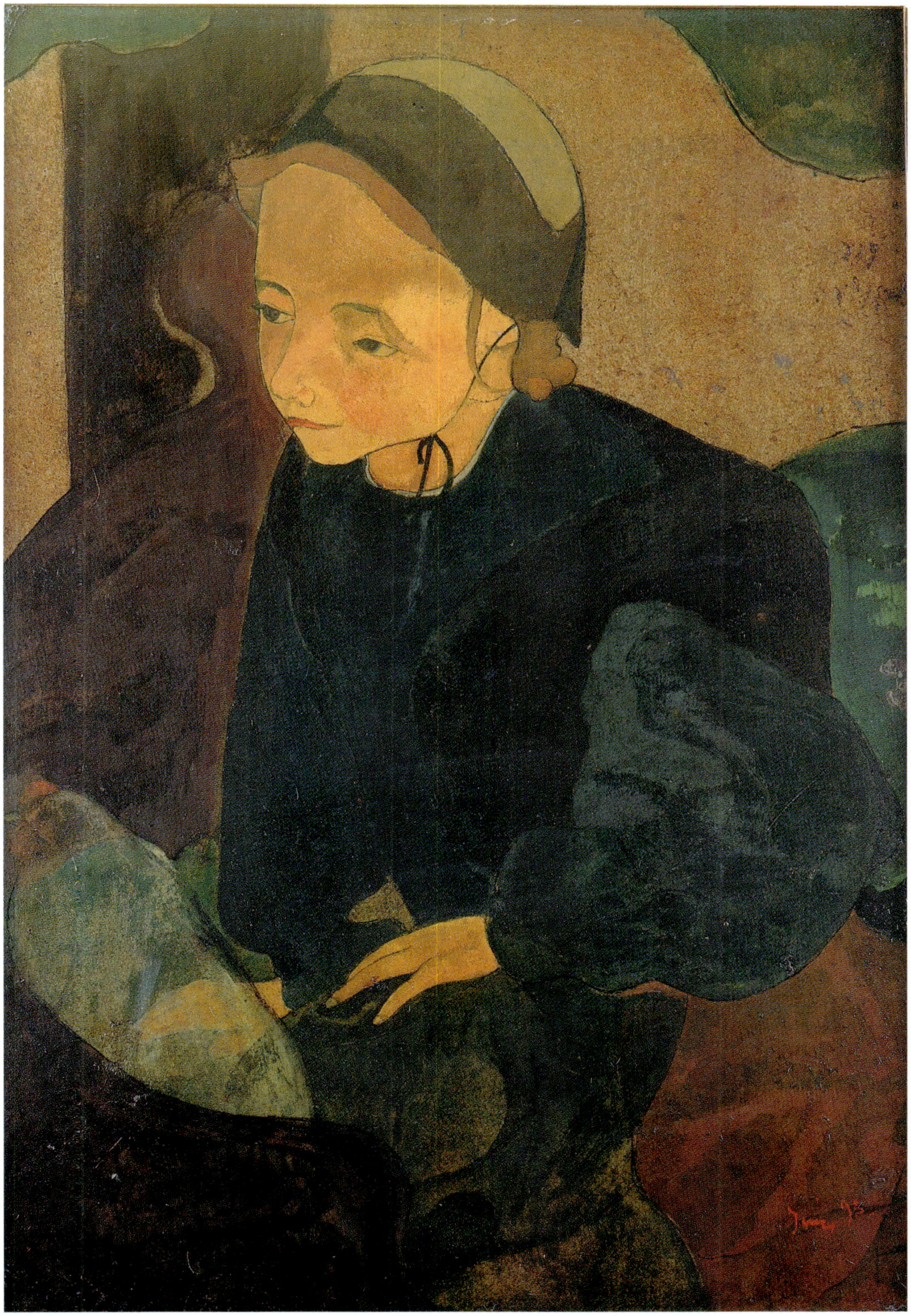

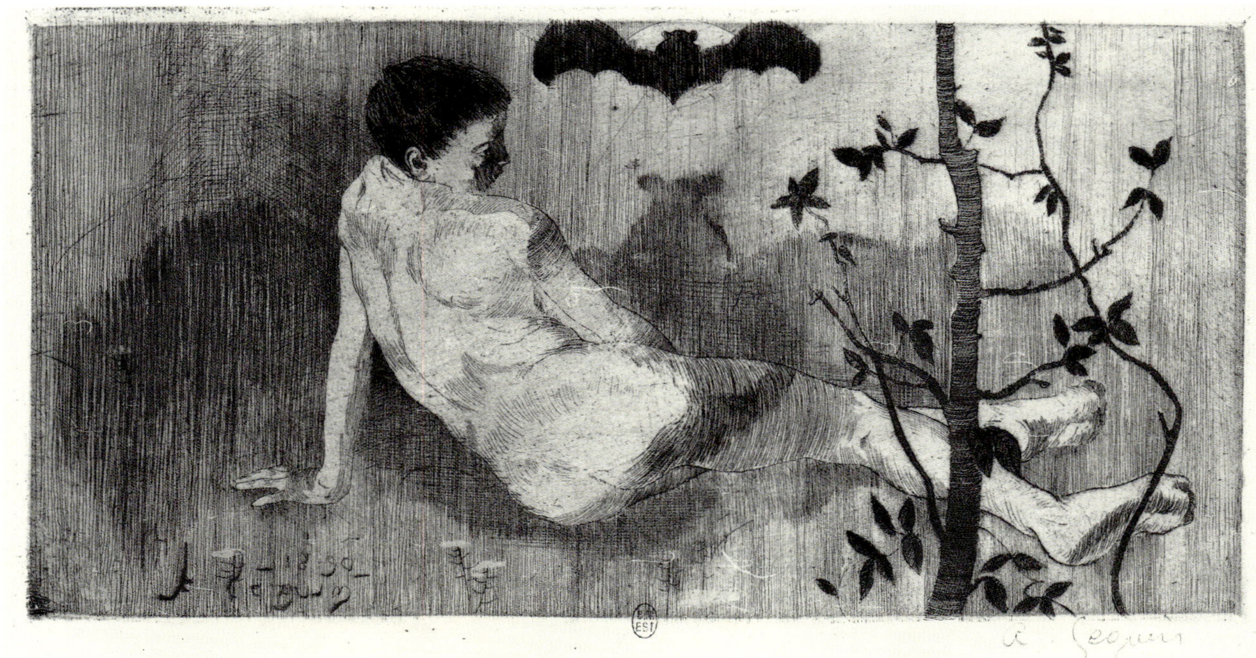

113

Akt mit Fledermaus, 1890

Nu à la chauve-souris

Ätzradierung und Kaltnadelradierung, 10,9x21,2cm
Signatur und Datum auf der Platte u. li.: A. *Seguin*/1890
Signatur mit Bleistift u. re.: A. *Seguin*
Brauner Stempel u. re.: AS

Paris, Bibliothèque Nationale de France, Département des Estampes et de la Photographie

Diese Radierung von 1890 gilt als das erste druckgraphische Werk von Seguin; sie entstand vor seinen synthetistischen Arbeiten.

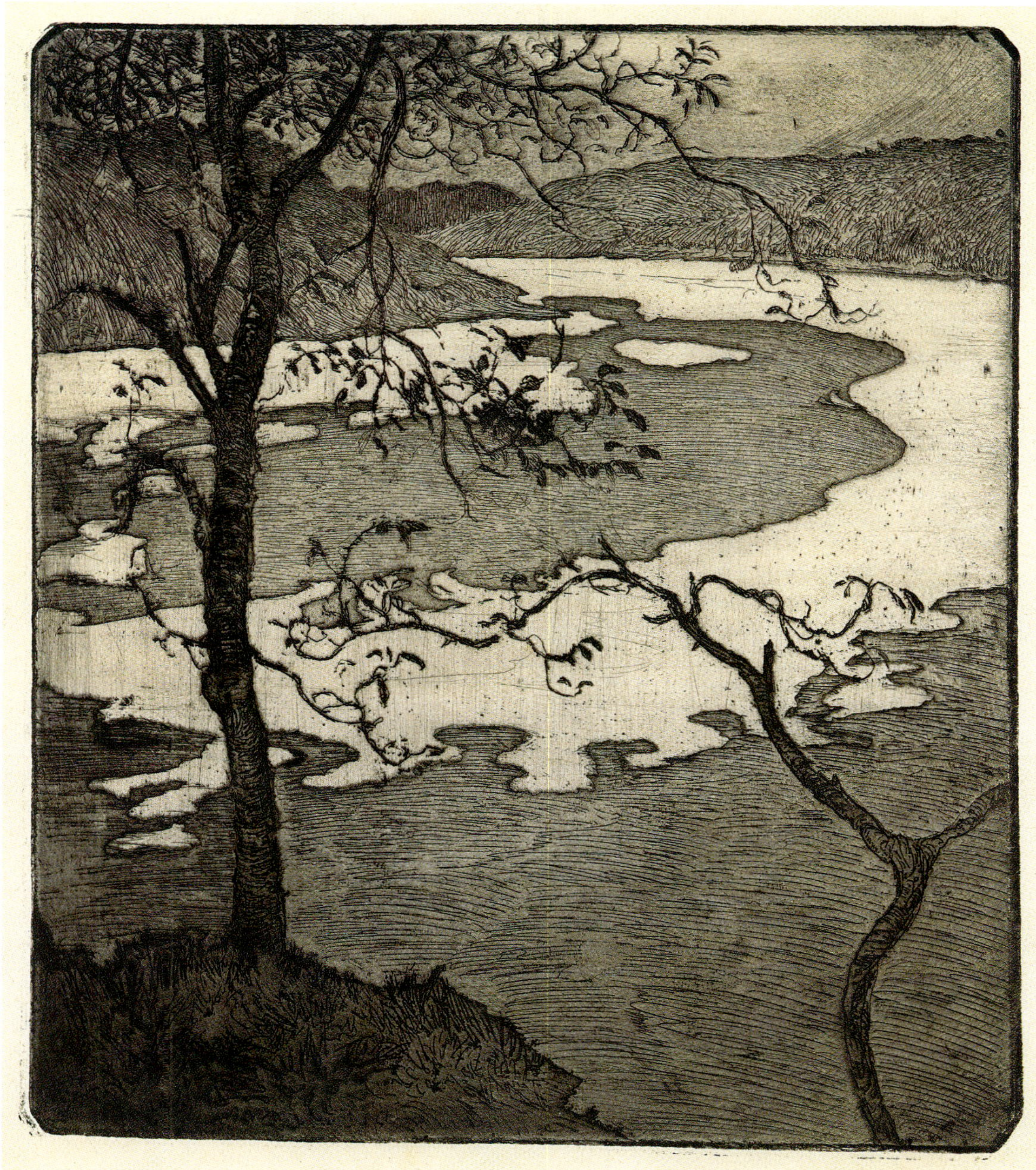

114

Die Mündung der Laïta, o. J.

L'Estuaire de la Laïta

Ätzradierung und Aquatinta, 24,7 x 22 cm

Paris, Sammlung Pierre Fabius

Seguin hat ein japanisch anmutendes Abbild der friedlichen Uferlandschaft an der Laïta in das Kupfer geschnitten; an der Mündung des Flusses liegt der Hafen von Le Pouldu.

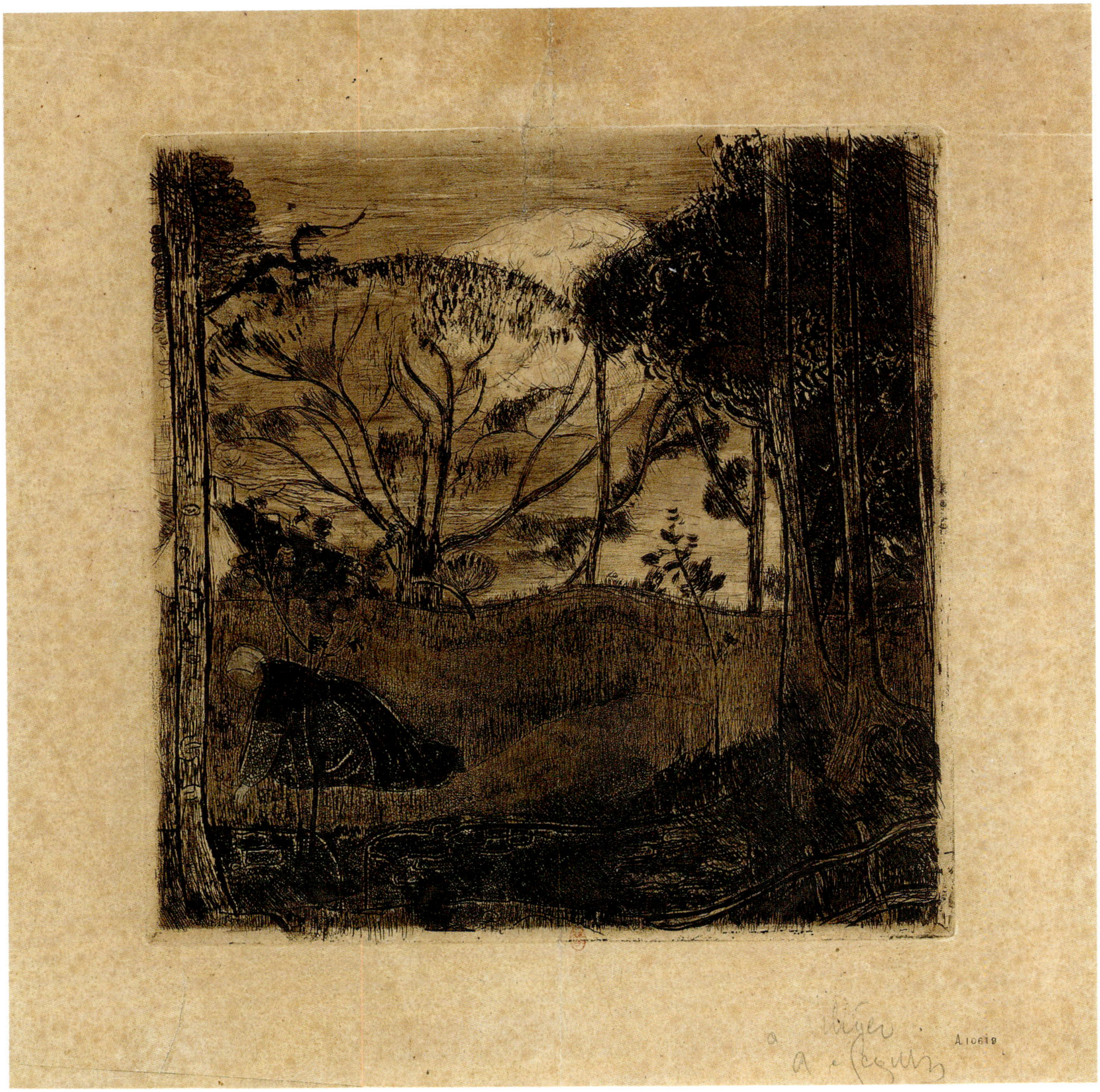

115

Der Abend *oder* Die Ährenleserin, 1893-1894?

Le Soir ou *La Glaneuse*

Ätzradierung und Aquatinta in brauner Tusche, 23,2 x 23 cm
Signatur mit Bleistift rechts unterhalb des Drucks: A. *Seguin*
Widmung mit Bleistift u. re.: *a Filiger*/A. *Seguin*

Paris, Bibliothèque Nationale de France, Département des Estampes et de la Photographie

Dieser Druck wurde von Marty in der Ausgabe der Monate Juli-September 1894 von L'*Estampe originale* unter dem Titel *Paysage* (*Landschaft*) veröffentlicht. Seguin widmete ihn seinem Freund Filiger.

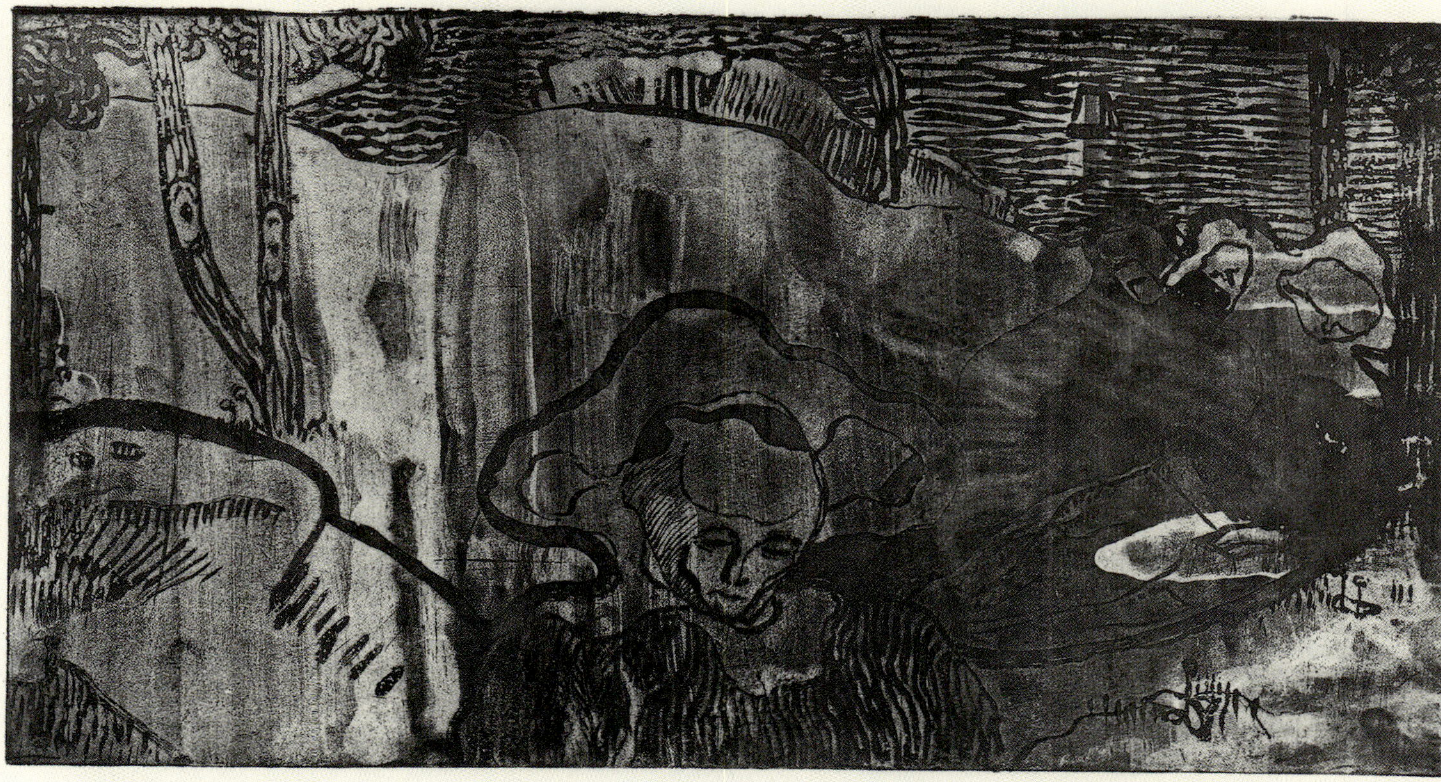

116

Bretonisches Stimmungsbild. Ein Sommertag, um 1894

Décoration de Bretagne. Un jour d'été

Ätzradierung und Aquatinta mit Zucker, 25,3x43 cm
Grüner Stempel u. re.: AS

Paris, Bibliothèque Nationale de France, Département des Estampes et de la Photographie

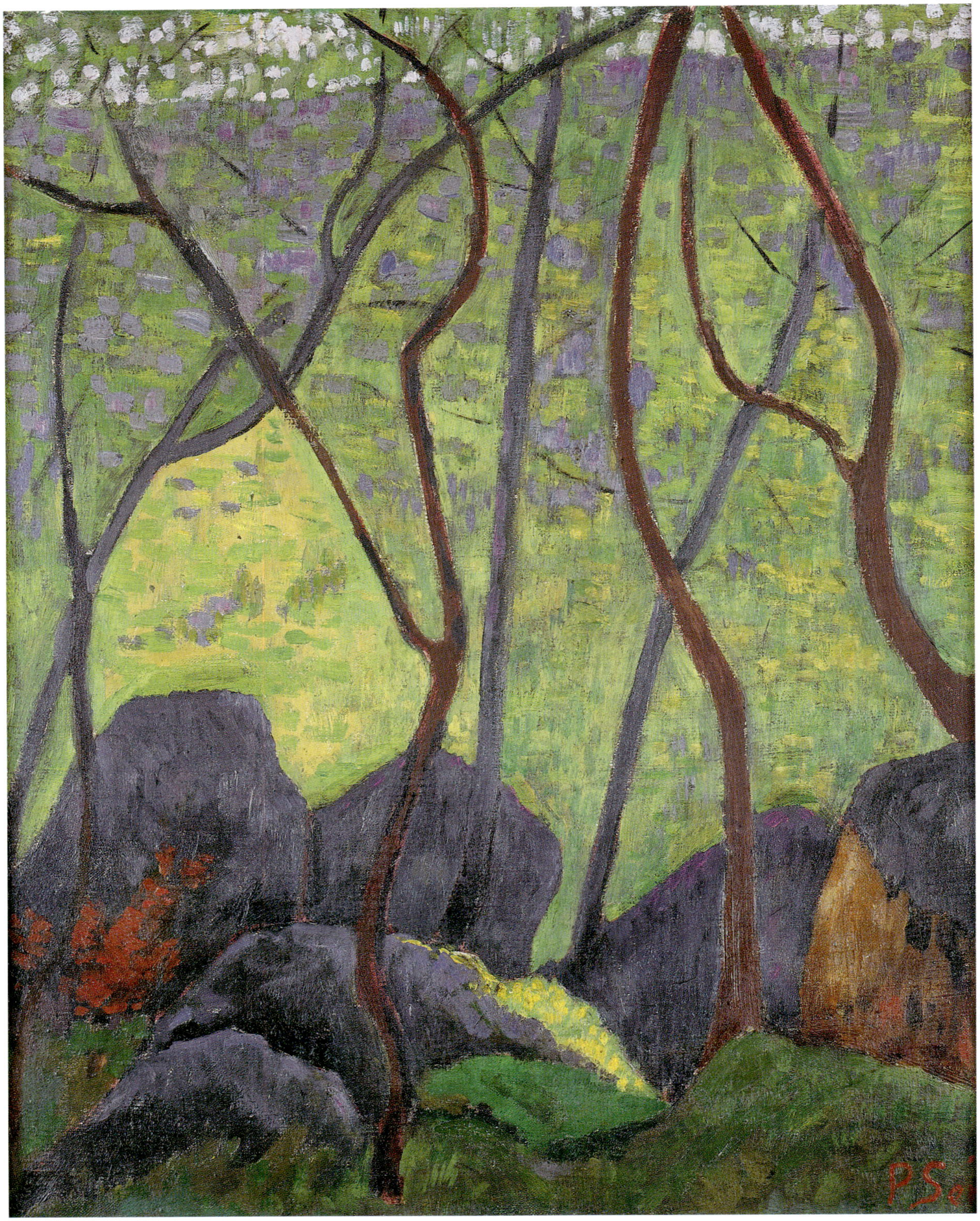

117

Felsen im Wald von Huelgoat, 1888

Rochers dans la forêt de Huelgoat

Öl auf Leinwand, 59x49cm
Signatur u. re.: P *Sér*

Frankreich, Privatsammlung

Dieses Gemälde ist eine der ersten Darstellungen des von Sérusier wiederholt verwendeten Sujets.

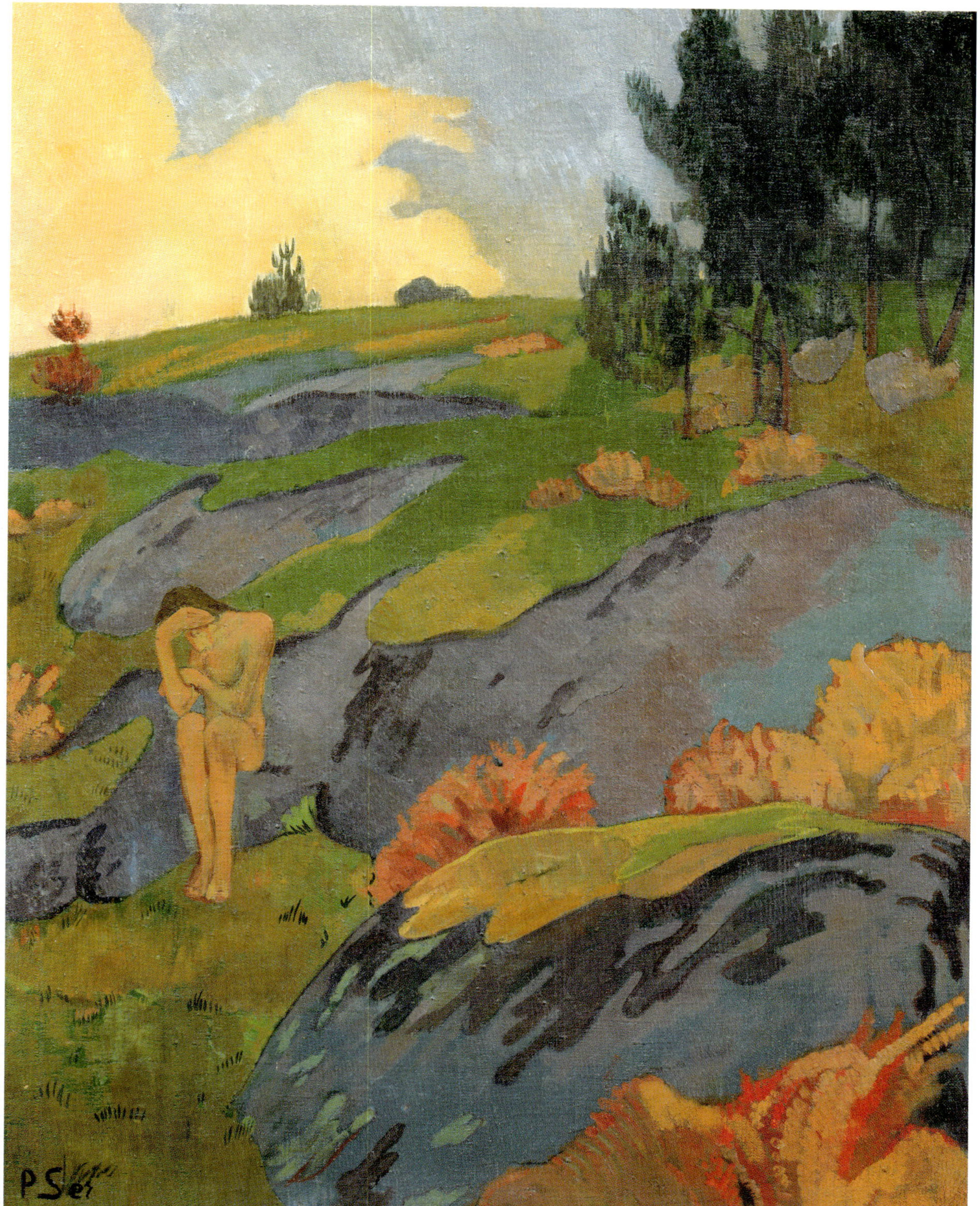

118

Bretonische Eva *oder* Melancholie, o. J.

Eve bretonne ou *Mélancolie*

Öl auf Leinwand, 72,3 x 58,4 cm
Signatur u. li.: P *Sér*

Paris, Musée d'Orsay, Schenkung von Henriette Boutaric

Paul Sérusier gehört zu den Malern, die das Wesen der Bretagne am besten erfaßt haben. Ihm gelang es, einen nachhaltigen Eindruck von der Witterung, dem etwas melancholischen und wechselhaften Licht, der Sanftheit und Härte von Hügeln und Tälern und allen Zufälligkeiten der Landschaft zu vermitteln.

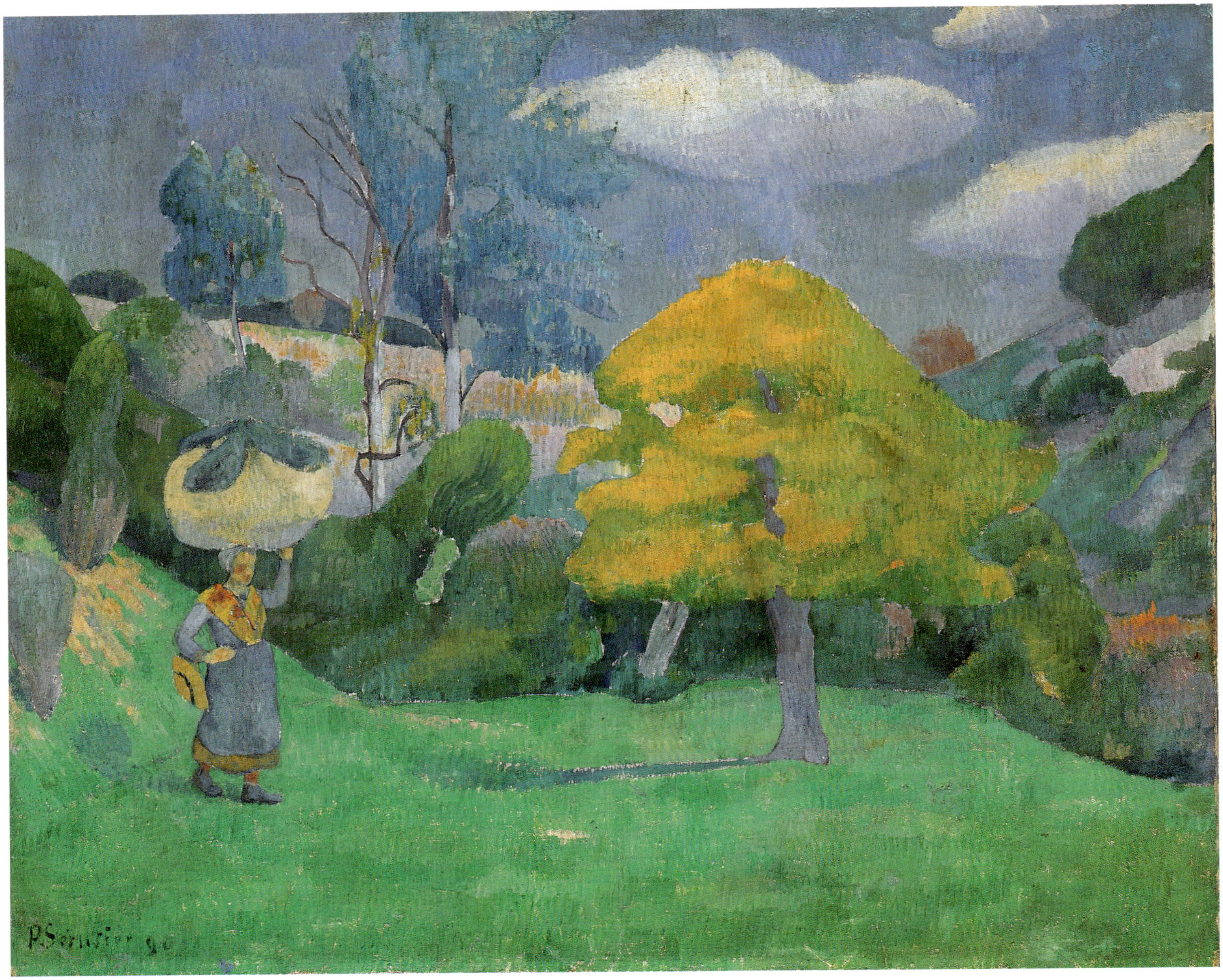

119
Bretonin, zum Waschplatz schreitend, 1890
Bretonne descendant au lavoir

Öl auf Leinwand, 73,3x93cm
Signatur und Datum u. li.: P *Sérusier* 90

München, Bayerische Staatsgemäldesammlungen, Neue Pinakothek

In dieser herrlichen Landschaft kommt das Licht der Bretagne in all seinen Facetten zum Vorschein.

120
Die Felsen in Huelgoat, 1891
Les Rochers à Huelgoat

Öl auf Leinwand, 81x65cm
Signatur und Datum u. re.: P.S. 91

Stuttgart, Staatsgalerie

Sérusier zeigt häufig den Kontrast zwischen der Schwere und Kompaktheit der Felsen und der Leichtigkeit in der Zeichnung der Bäume, deren Wipfel sich vom Himmel abheben.

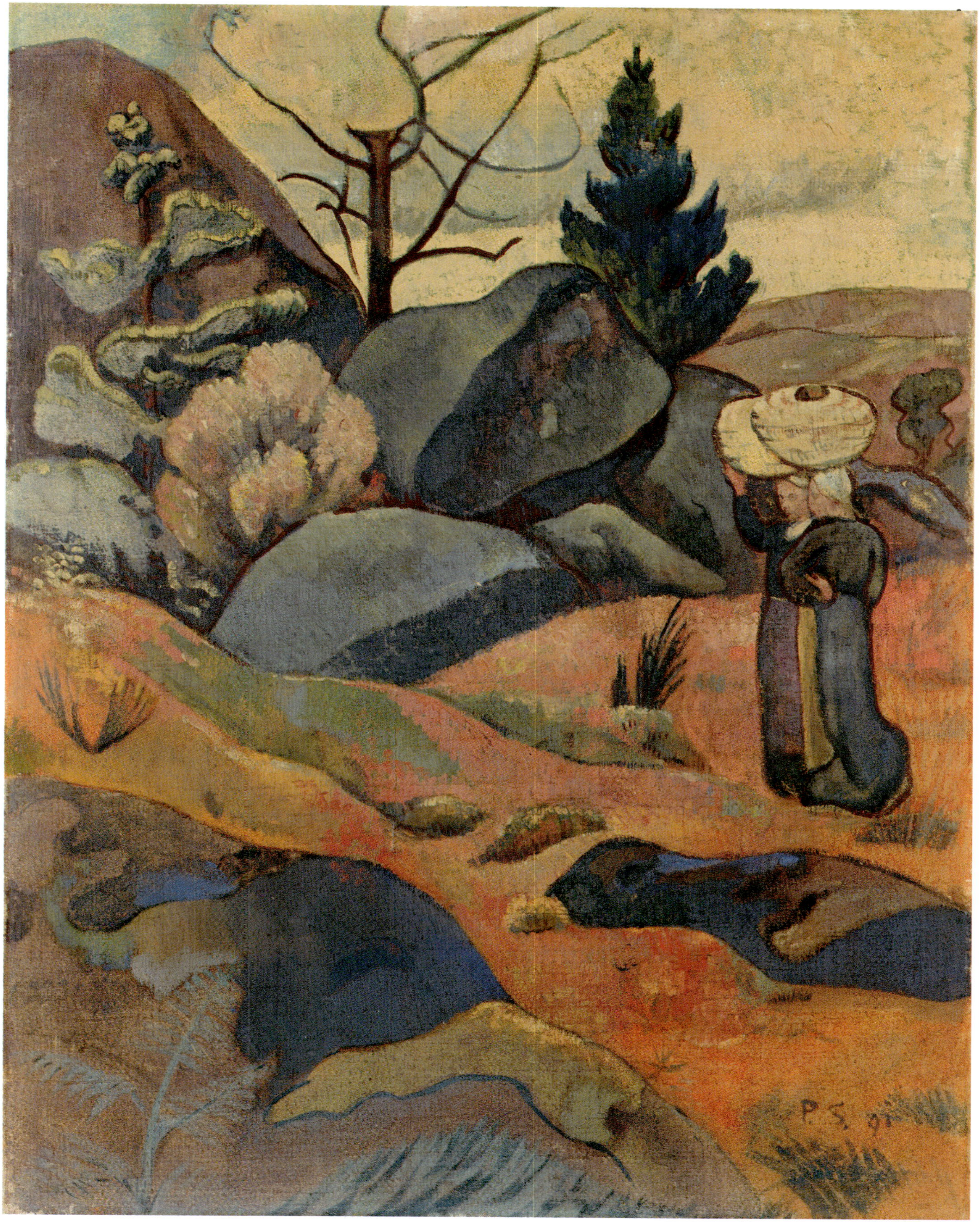

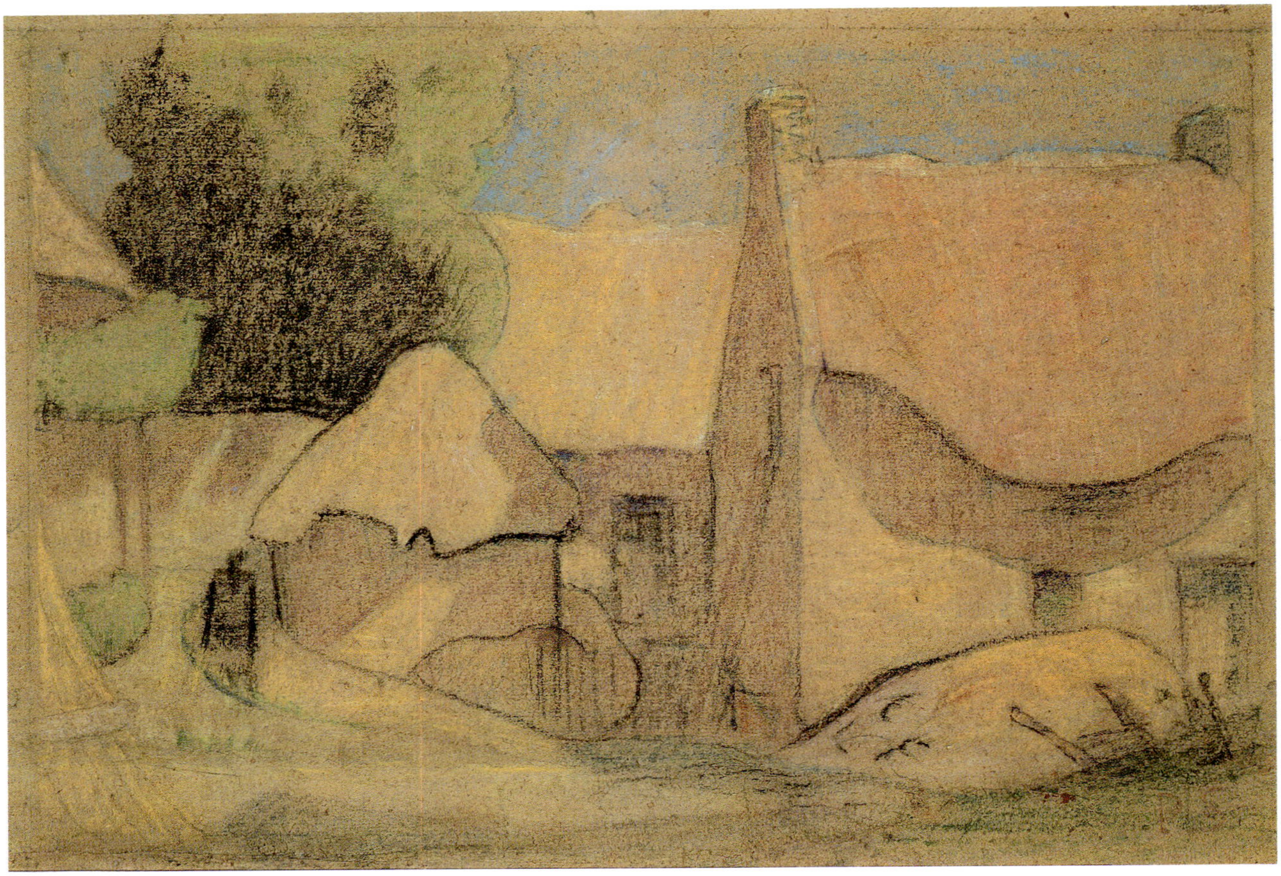

121

Bauernhöfe in Pont-Aven, um 1890

Fermes à Pont-Aven
Pastell auf Papier, 30,8x46,8cm
Atelierstempel u. re.

Paris, Galerie Berès

Diese Pastellstudie zu dem Gemälde *Gelber Bauernhof* veranschaulicht, wie sich Sérusier den einfachsten Themen in der bildlichen Darstellung nähert.

122

Die jungen Mütter, 1891

Les jeunes Mères

Öl auf Leinwand, 92x73cm
Signatur und Datum u. re.: P *Sérusier*/91

Paris, Galerie Daniel Malingue

Der Zauber der Farben und die eigenwillige Zeichnung machen aus dem gängigen Thema ein symbolisches Bild, das kraftvoll und anmutig zugleich ist.

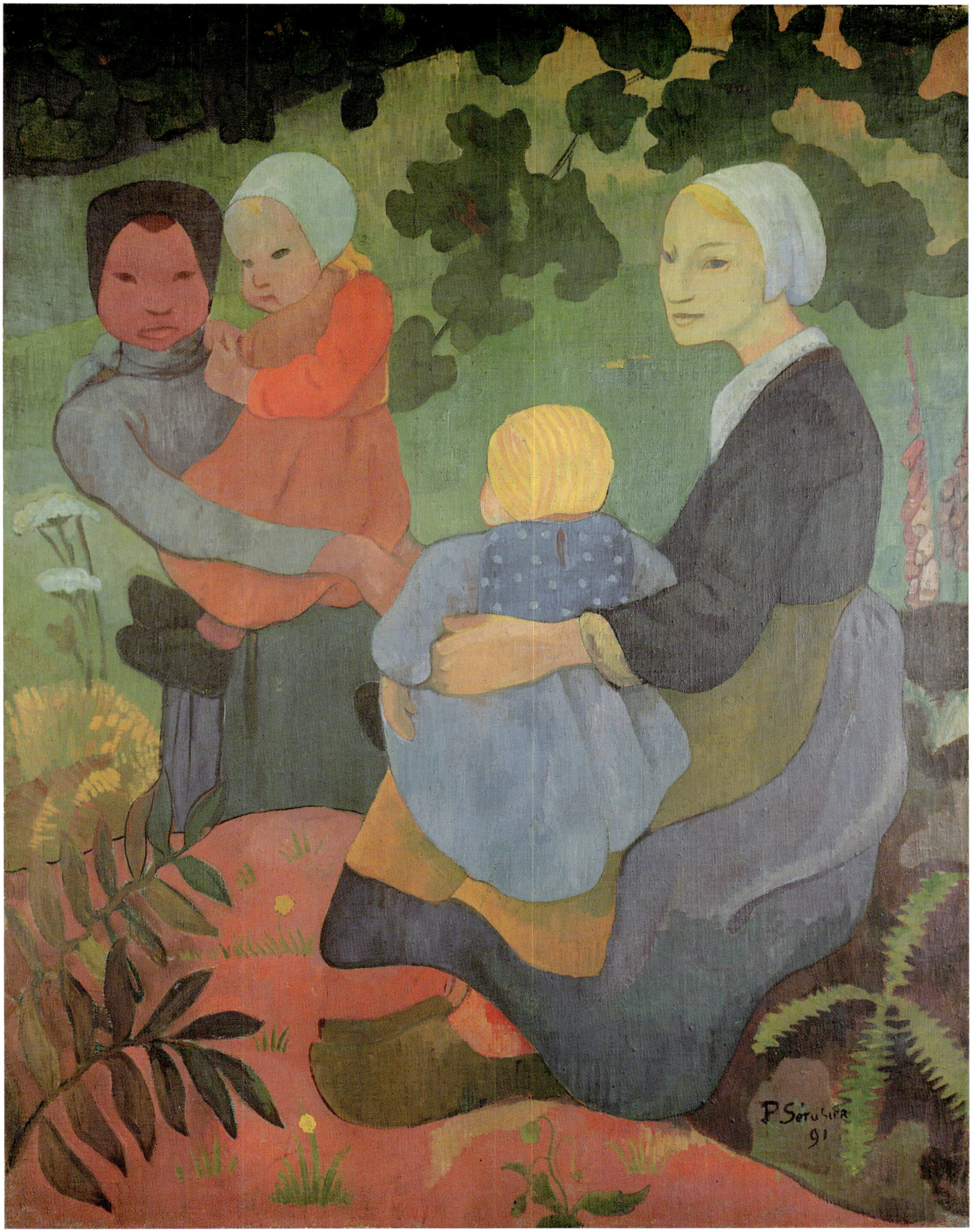
P. Sérusier
91

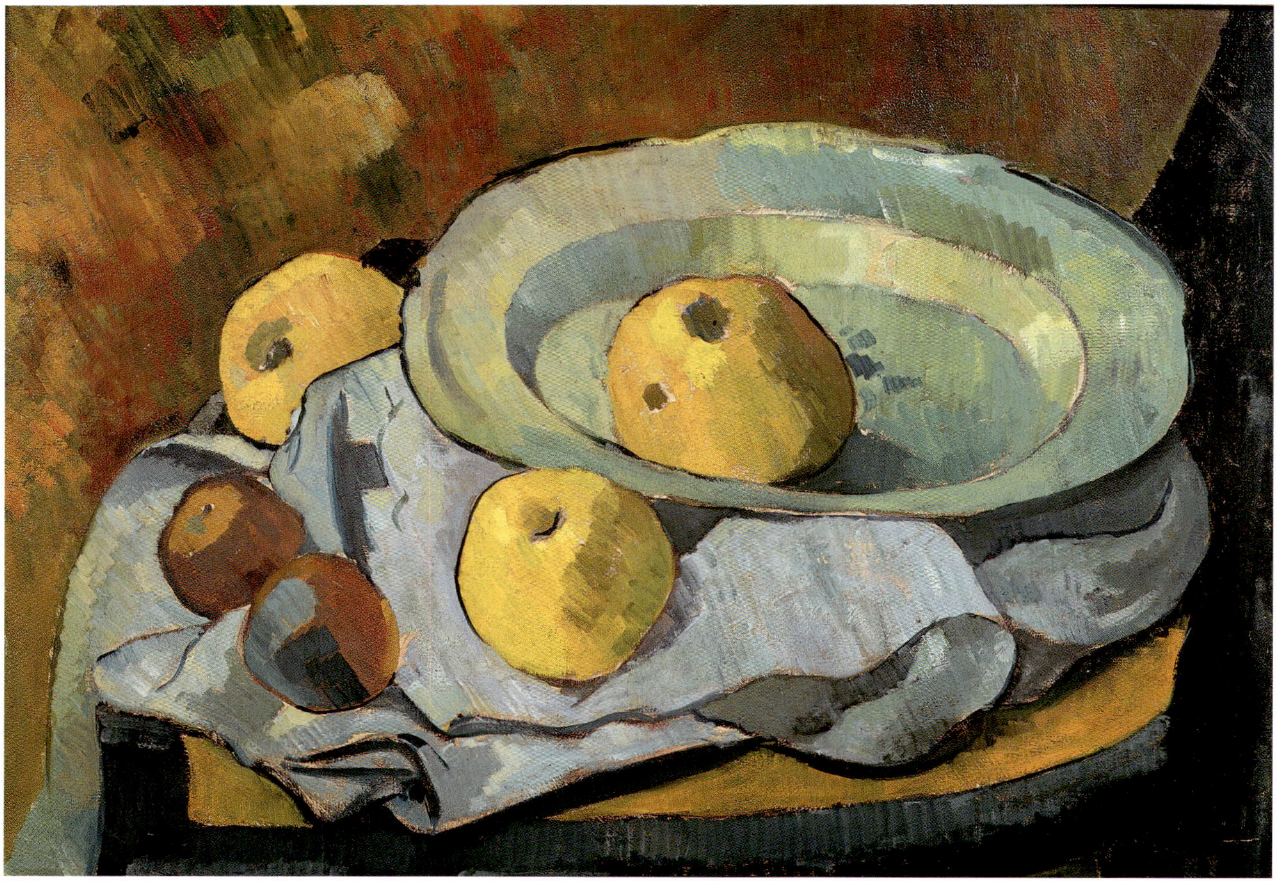

123
Teller mit Äpfeln, um 1891
L'Assiette de pommes

Öl auf Leinwand, 38x55cm
Monogramm u. re.: PS

Privatsammlung

Aus diesem Bild geht eindeutig der Einfluß Cézannes hervor, sowohl den Aufbau als auch die Farben und die Malweise betreffend.

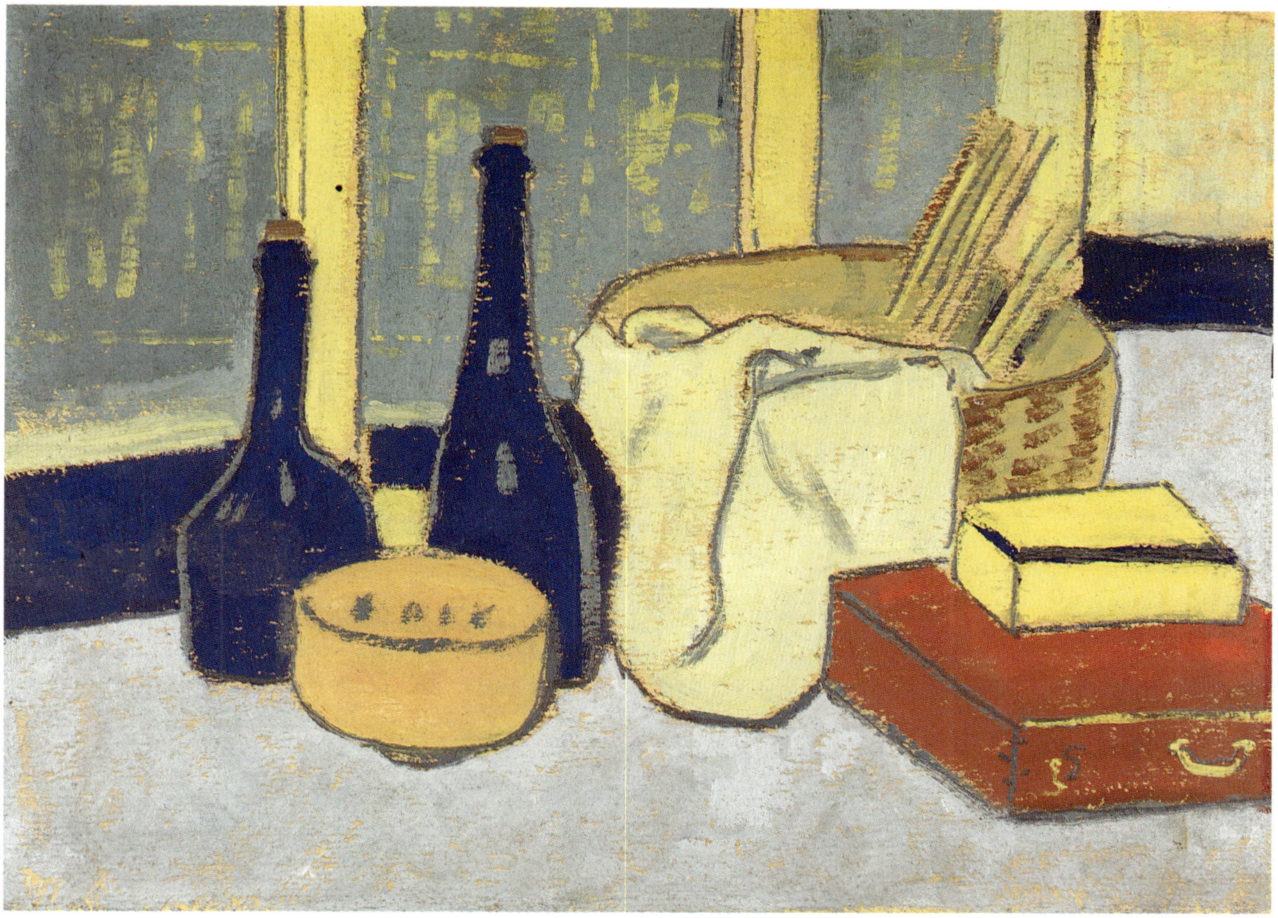

124
Stilleben mit zwei Flaschen, 1893
Natur morte aux deux bouteilles

Öl auf Pappe, 22,5x30,5cm
Monogramm u. re.: PS

Paris, Galerie Berès

Hier handelt es sich um eine eigenwillige kleine Komposition, bei der sich die schlichte Form der Gegenstände harmonisch mit den Grundfarben des Farbspektrums verbindet.

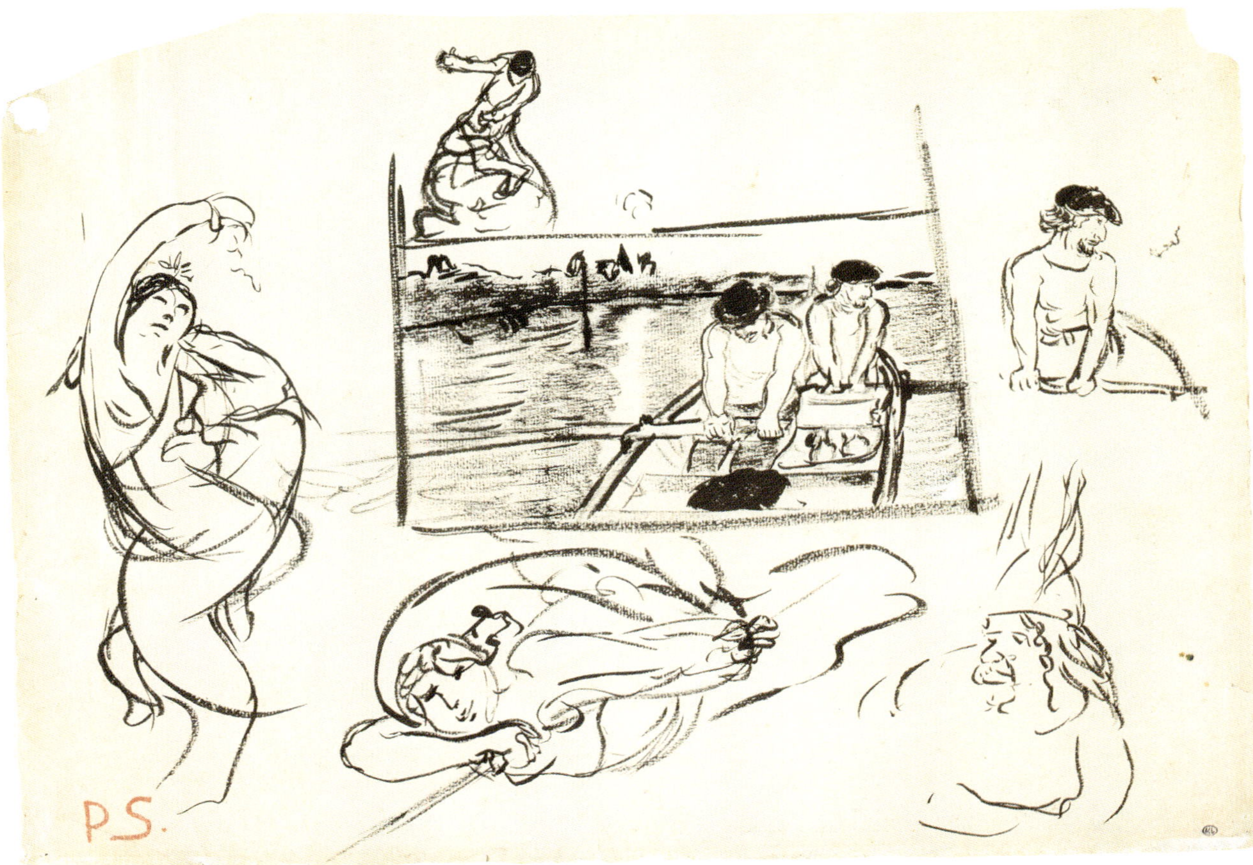

125

Blatt mit Studien: Gauguin im Ruderboot, um 1889-1890

Feuille d'études avec Gauguin en barque, ramant

Pinsel und Tusche über schwarzem Stift, 32,3x47,4cm
Atelierstempel u. li.

Paris, Musée du Louvre, Département des Arts graphiques, Fonds Orsay

Auf der Rückseite befinden sich ebenfalls mehrere Studien, darunter eine Bretonin an einem Zaun.

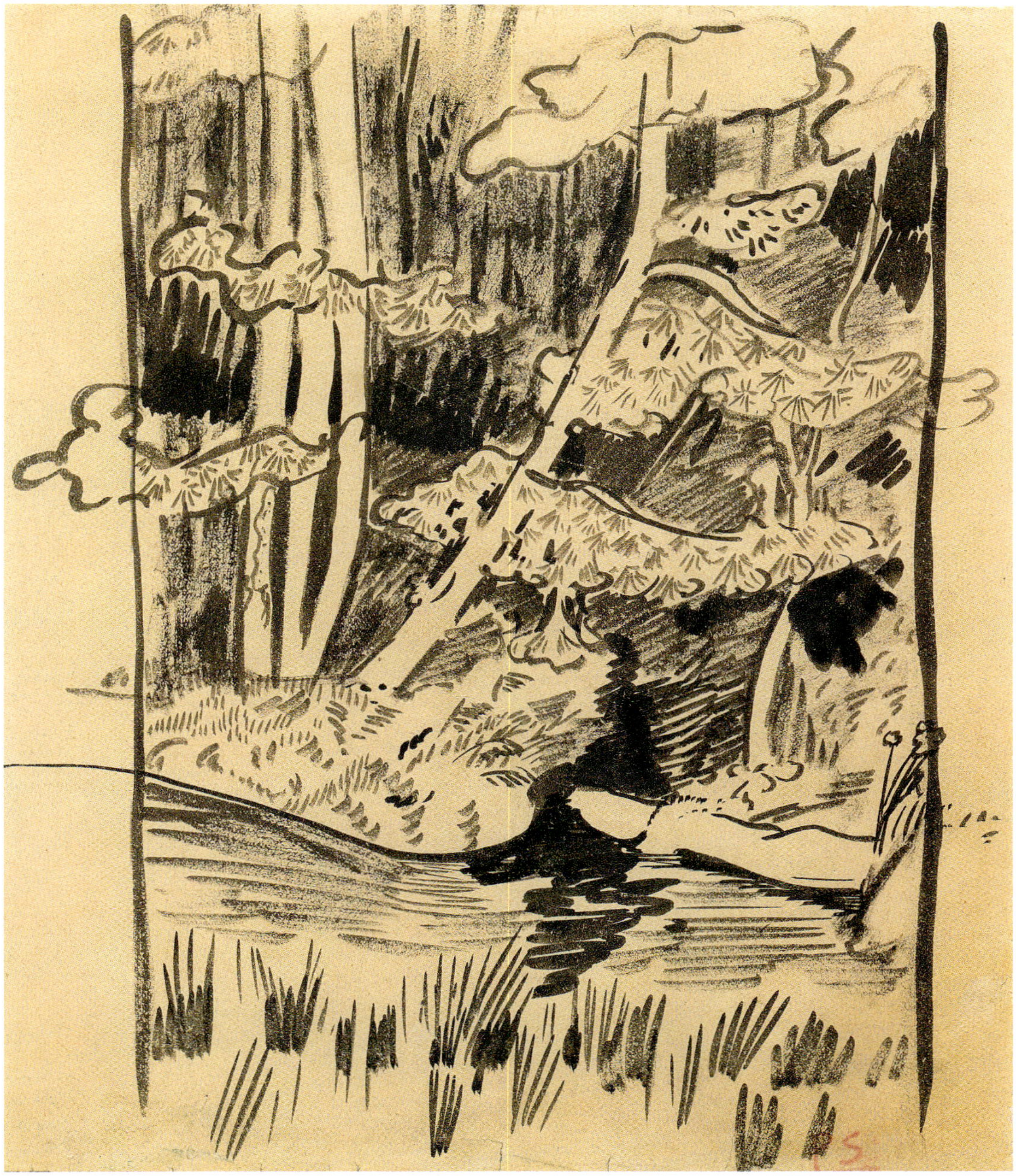

126

Bach unter Bäumen, um 1892

Ruisseau sous bois

Schwarze Tusche auf cremefarbenem Papier, 28x24cm
Roter Nachlaßstempel u. re.

Privatsammlung

Das Blatt liefert eine lebendige Landschaftsdarstellung, präzise und dekorativ zugleich.

127

Frauen, die Brennholz sammeln im Bois d'Amour, 1892

Ramasseuses de bois mort au Bois d'amour

Öl auf Pappe, auf Leinwand aufgezogen, 52 x 41 cm
Signatur und Datum u. re.: P. *Sérusier* 1892

Frankreich, Privatsammlung

Das Lichterspiel zwischen den Baumstämmen und die Haltung der Frauen, die bei der Verrichtung ihrer Arbeit beobachtet werden, vermitteln einen Eindruck von Unmittelbarkeit.

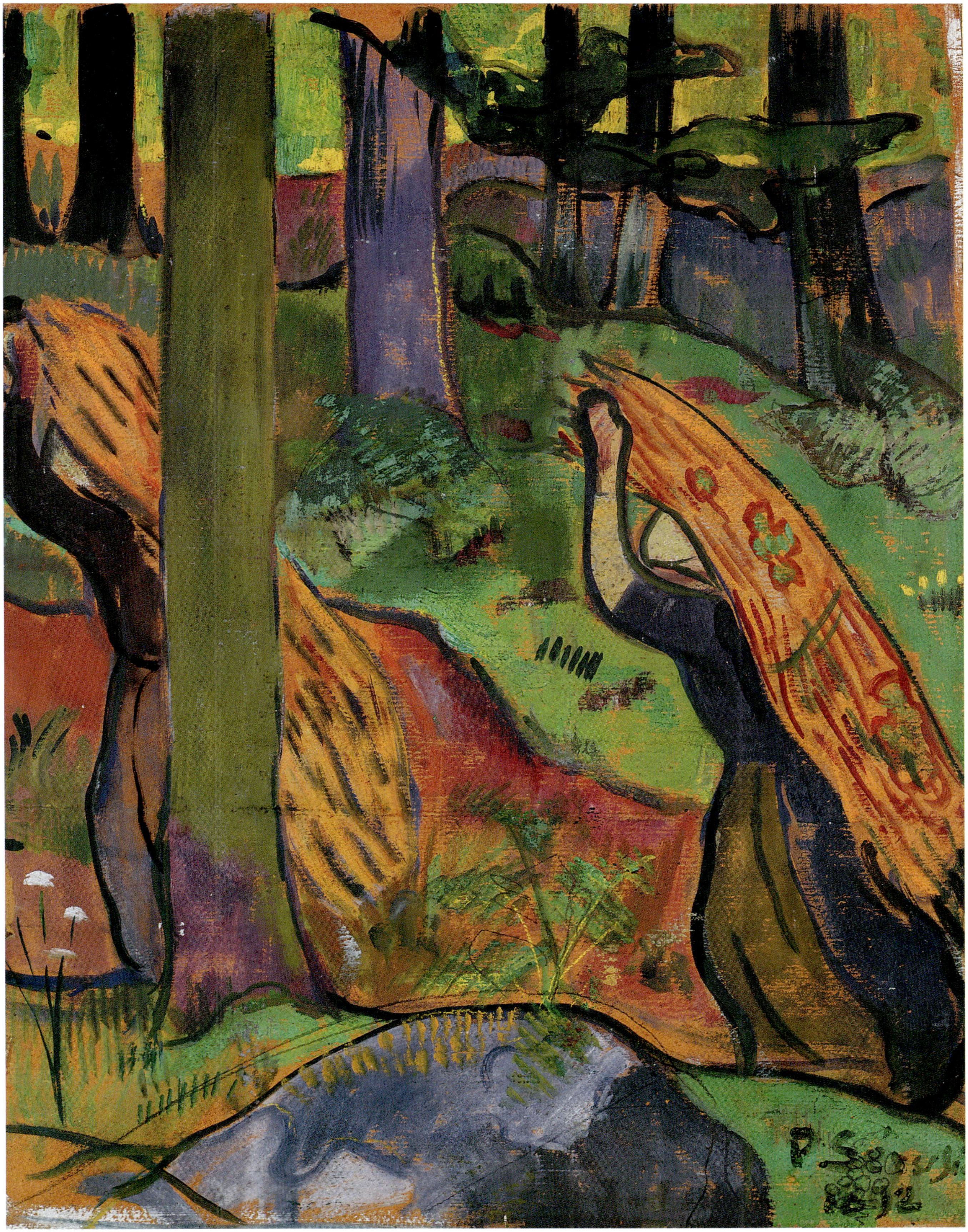
P. Sérusier
1892

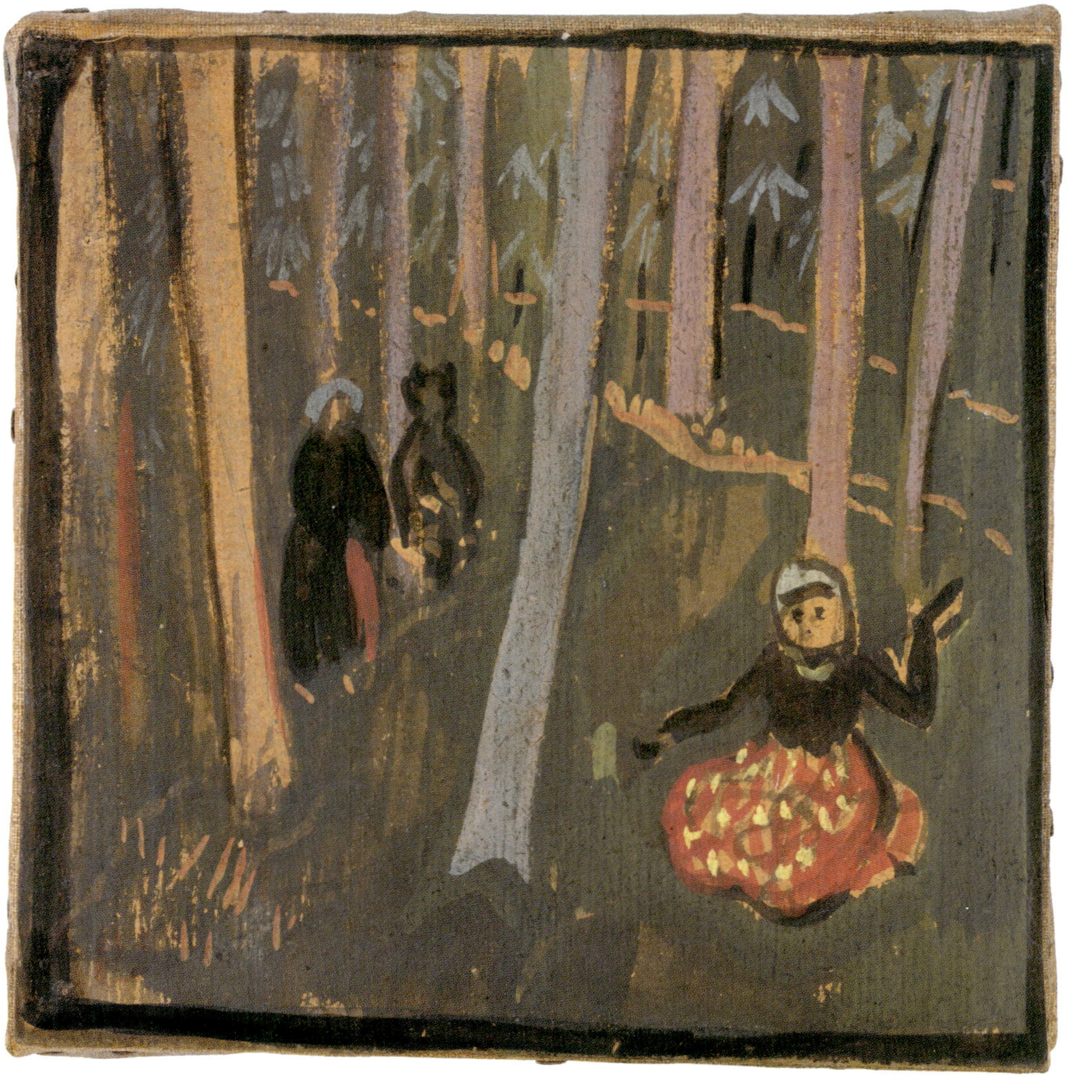

128

Bäuerinnen im Unterholz, um 1892

Paysannes dans un sous-bois

Öl auf Papier, auf Leinwand aufgezogen, 17 x 16,5 cm
Monogramm u. li.

Paris, Galerie Berès

In den beiden kleinen Studien von Sérusier, *Bäuerinnen im Unterholz* und *Zwei Bäuerinnen am Felsen*, wird deutlich, welchen Reiz die geheimnisvolle Welt der bretonischen Wälder und das einsame Treiben der Menschen dort auf den Künstler ausübten.

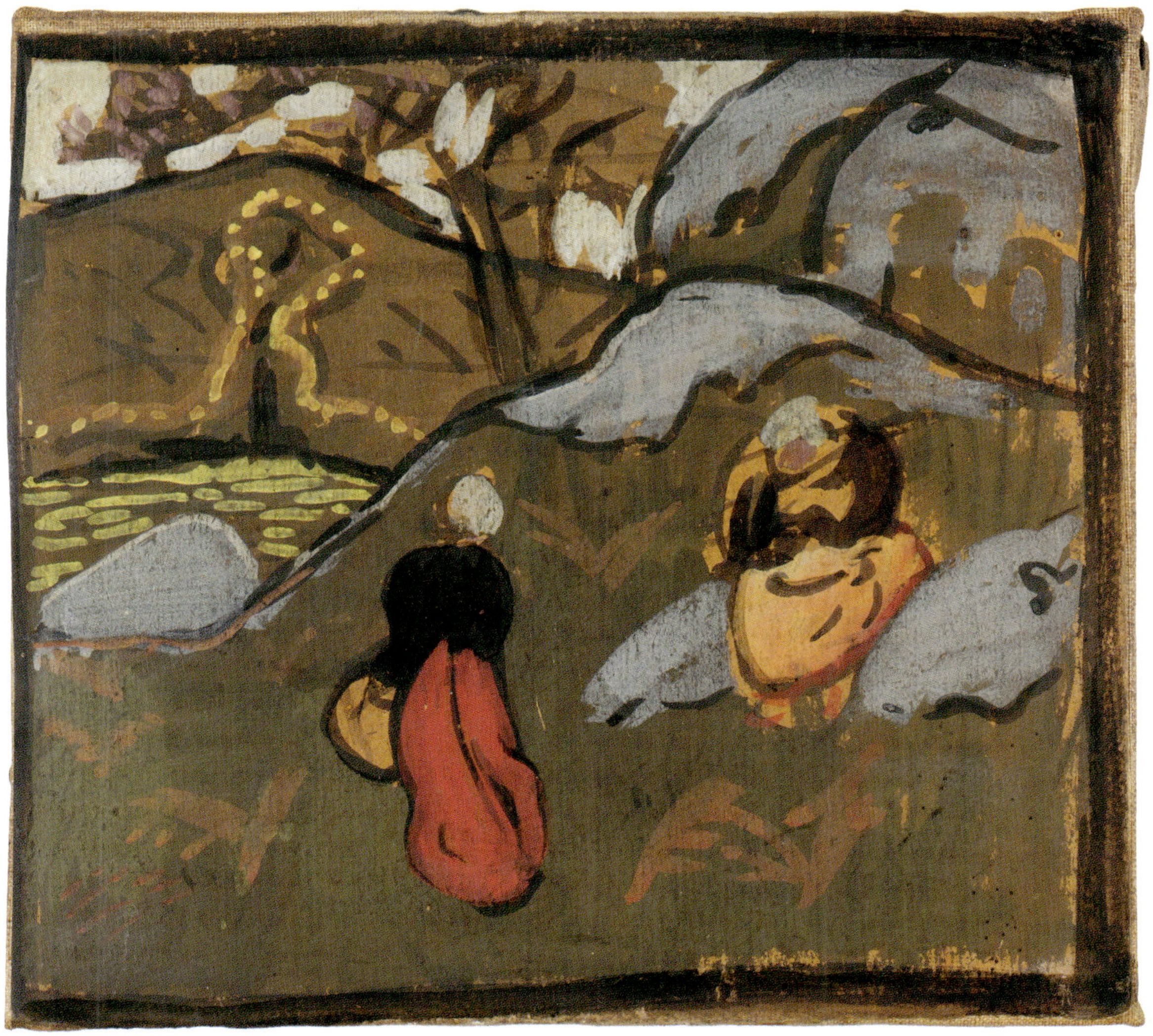

129
Zwei Bäuerinnen am Felsen,
um 1892
Deux paysannes au rocher
Öl auf Papier, auf Leinwand aufgezogen, 16 x 19 cm
Paris, Galerie Berès

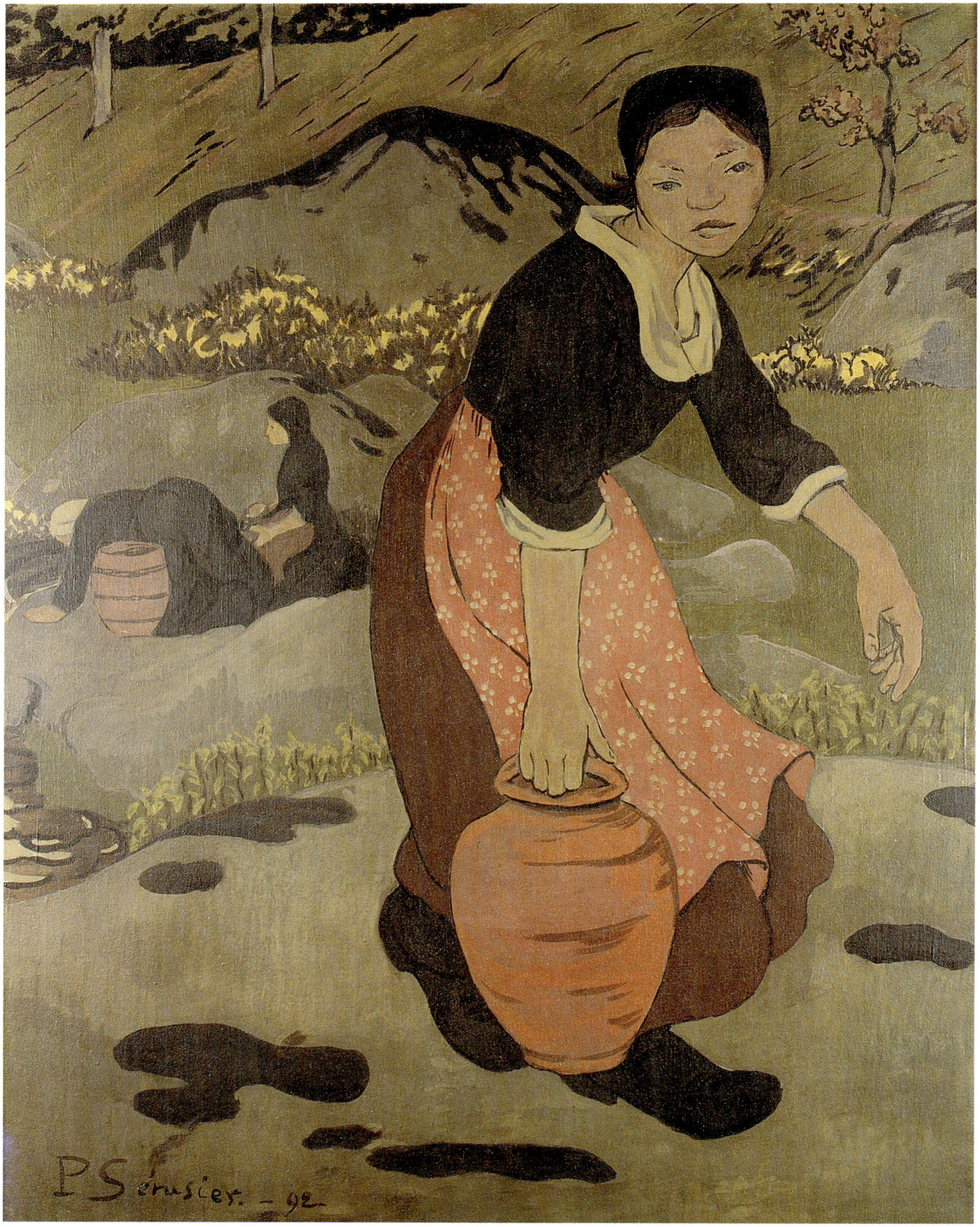
P. Sérusier. - 92

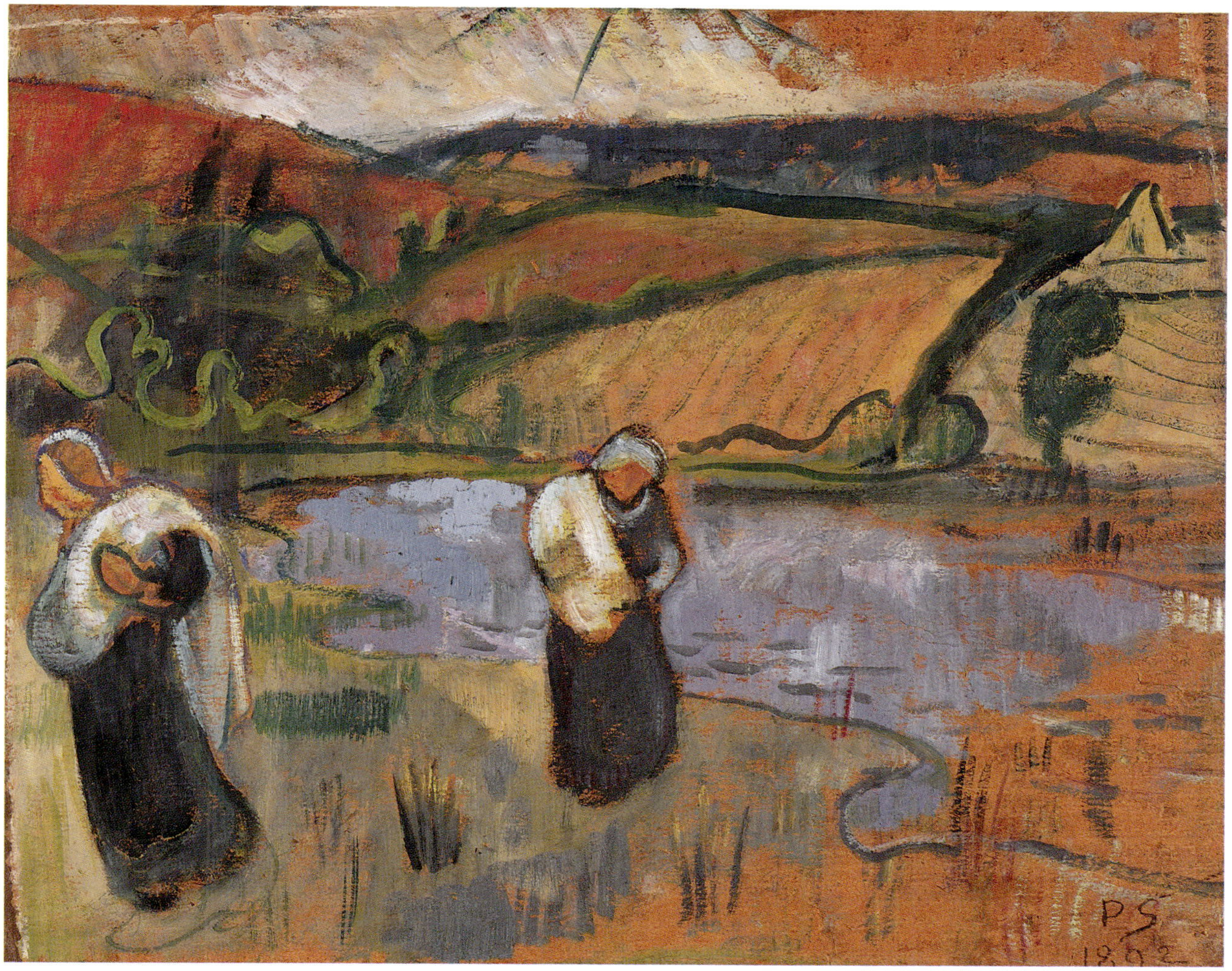

130

Junge Bretonin mit Krug, 1892

Jeune Bretonne à la cruche

Öl auf Leinwand, 92,5 x 73,5 cm
Signatur und Datum u. li.: P *Sérusier* – 92

Quimper, Musée des Beaux-Arts

Die harmonische, schlichte Farbgebung und die in Bewegung gezeigte Figur in der Mitte verweisen auf Sérusiers Interesse an japanischer Druckgraphik.

131

Wäscherinnen an der Laïta, 1892

Les Laveuses à la Laïta

Öl auf Pappe, auf Leinwand aufgezogen, 34,2 x 43,6 cm
Monogramm und Datum u. re.: PS/1892

Frankreich, Privatsammlung

Die Studie für das gleichnamige großformatige Gemälde zeigt, inwieweit sich die Maler von Pont-Aven bei der Unterteilung ihrer Bilder in einzelne Farbfelder von der bretonischen Landschaft inspirieren ließen.

132

Die Waschfrauen in Bellangenet, um 1892

Les Lavandières à Bellangenet

Öl auf Leinwand, 54x65cm

Frankreich, Privatsammlung

Malve, Grün und Gold – dergestalt präsentiert sich diese Landschaft, die sich vom wolkendurchzogenen bretonischen Himmel abhebt. Die horizontalen Farbfelder verstärken den Eindruck von Weite.

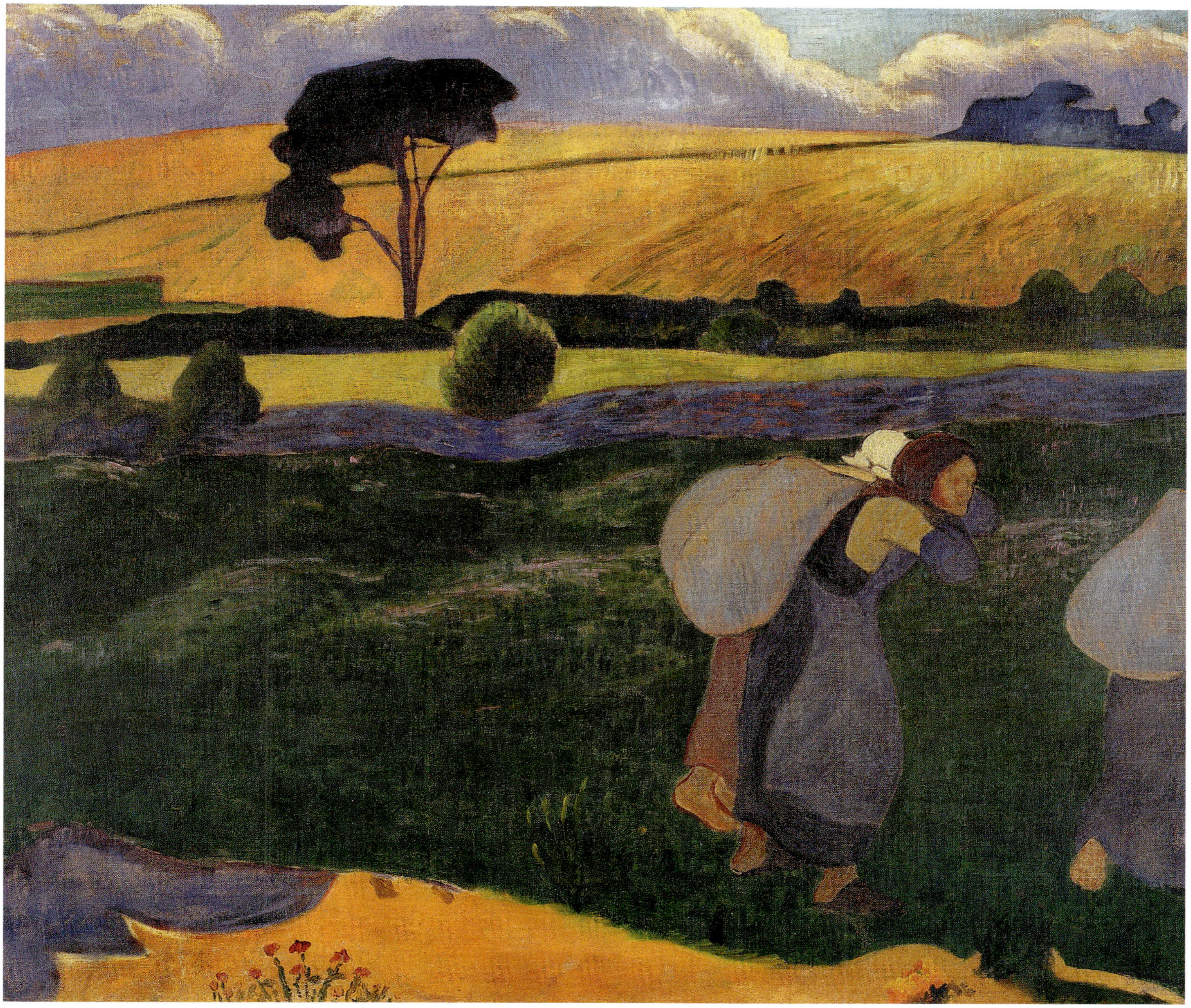

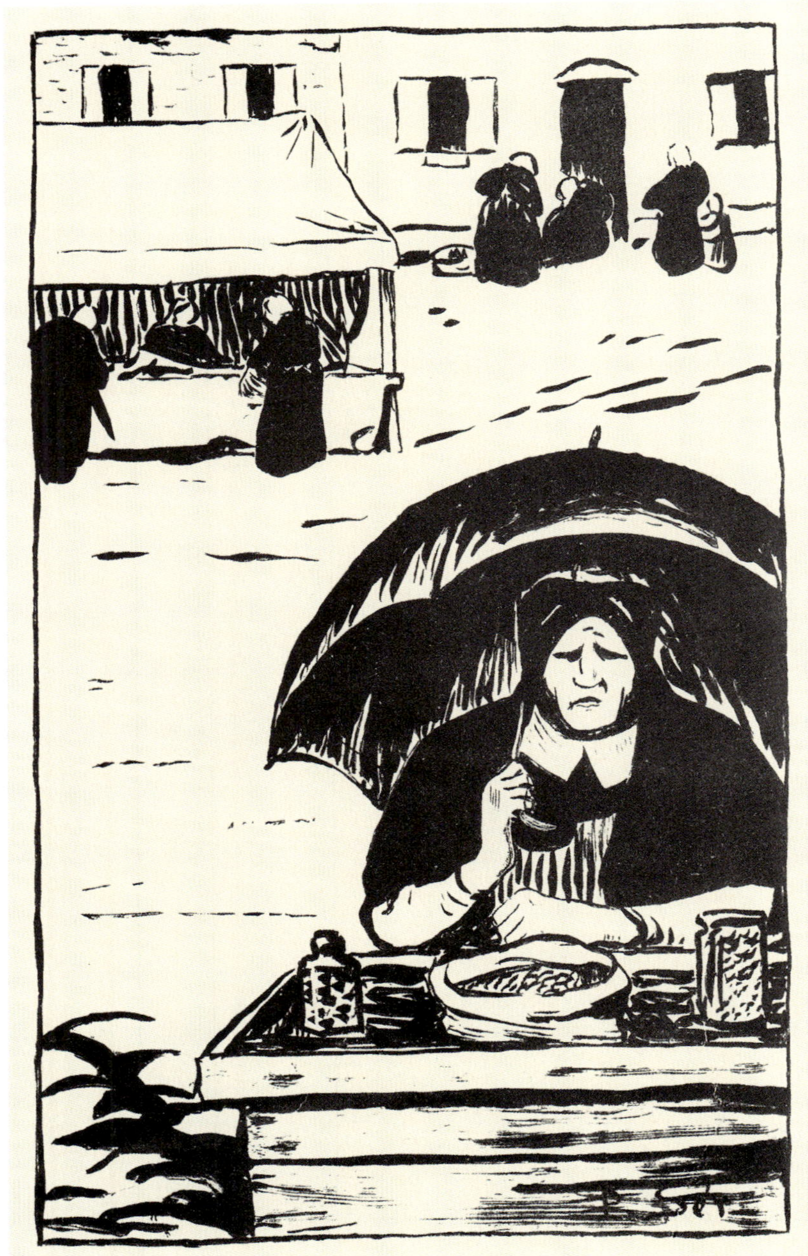

133
Die Bonbonhändlerin mit Regenschirm, o. J.
La Marchande de bonbons au parapluie

Lithographie, 22,5 x 13,5 cm
Signatur u. re.: P *Sér*

Musée de Pont-Aven

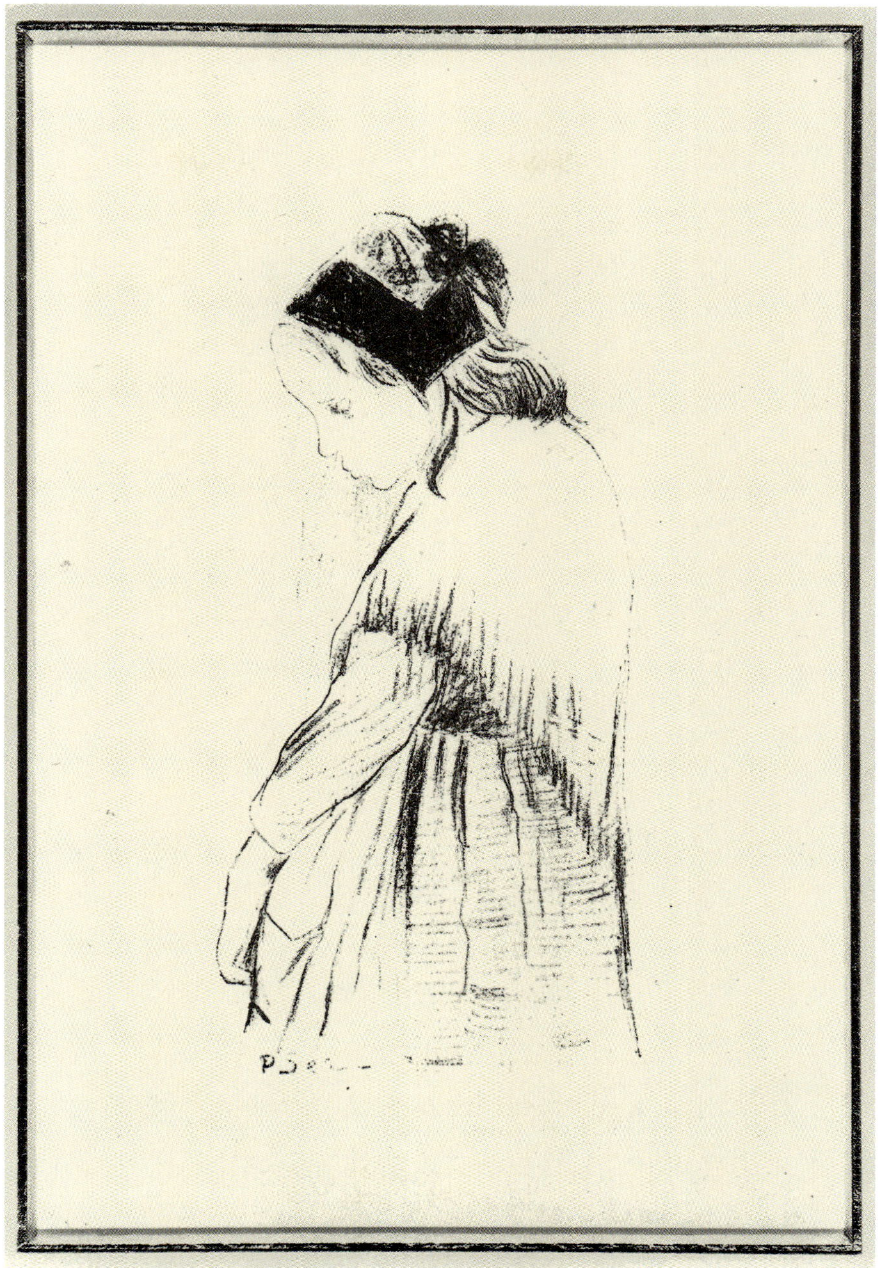

134

Erinnerung an die Bretagne (Die junge Bretonin), o. J.

Souvenir de Bretagne (*La jeune Bretonne*)

Lithographie, 23,5 x 12,5 cm
Signatur u. li.: P *Sér*

Musée de Pont-Aven

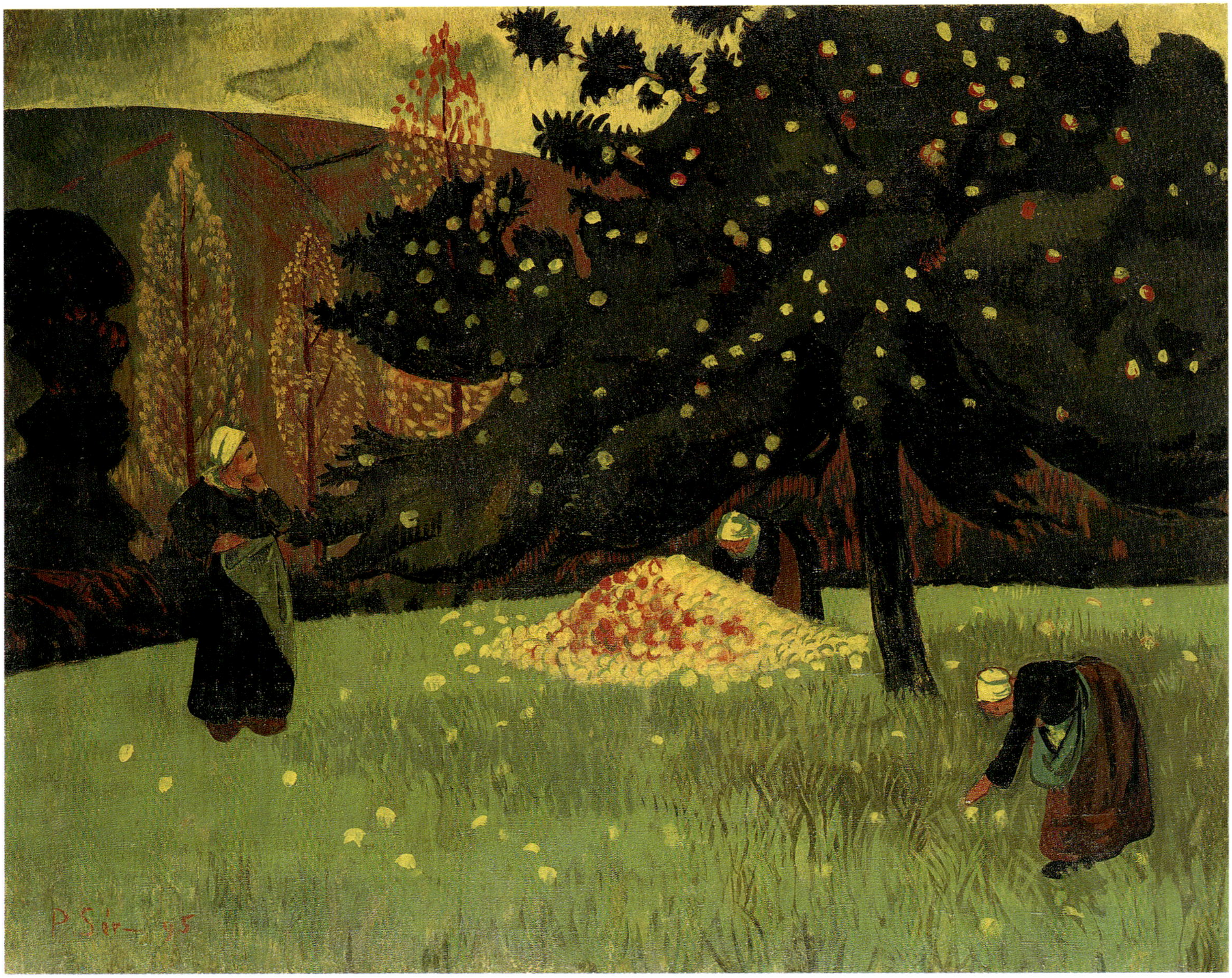

135
Die Apfelernte, 1895
La Cueillette des pommes

Öl auf Leinwand, 71 x 90 cm
Signatur und Datum u. li.: P *Sér* – 95

Privatsammlung

Aus dem großen, äußerst dekorativen Apfelbaum scheint sich ein Goldregen zu ergießen. Die Farben Rot und Gold, die mit dem Grün der Hügel spielen, künden bereits vom Herbst.

136
Vier bretonische Frauen, um 1895
Les quatre Bretonnes

Öl auf Leinwand, 71,5 x 58 cm
Signatur u. re.

Privatsammlung, mit freundlicher Unterstützung der Galerie Bellier

Die Anordnung der vier Frauen in der Mitte des Bildes zeigt, wie erfinderisch Sérusier in der Abwandlung seiner Kompositionen war. Dazu gehört auch die zum Teil reduzierte Farbigkeit, die einen harmonischen Gesamteindruck erzeugt.

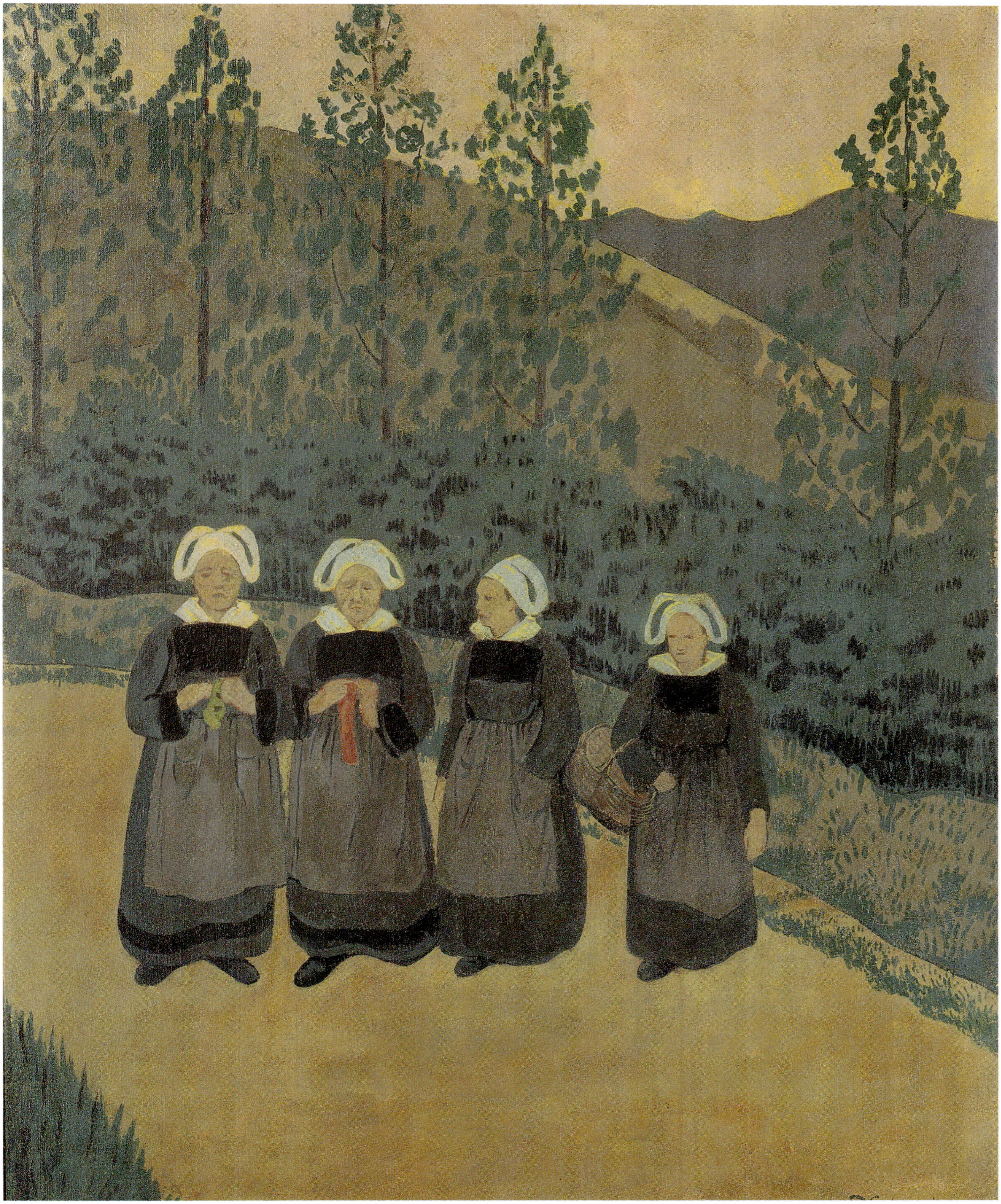

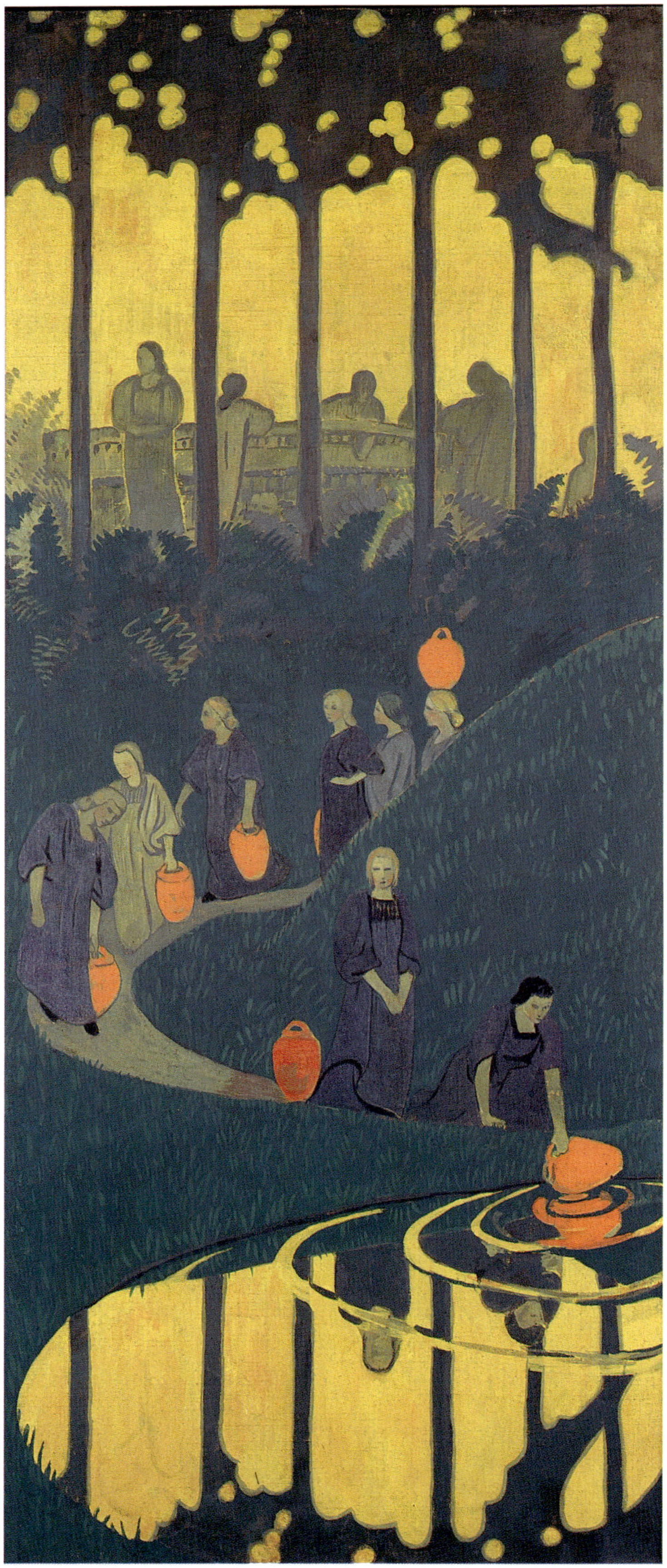

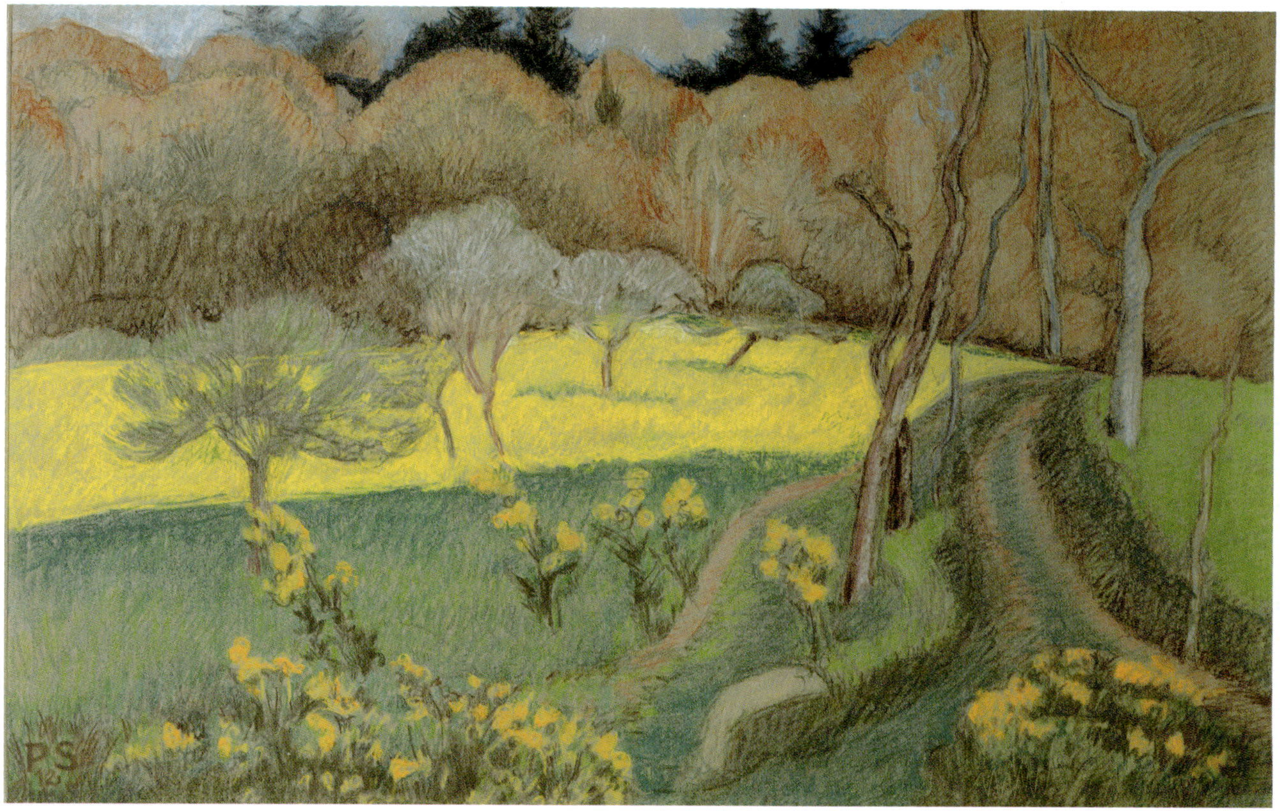

137

Frauen an der Quelle, 1897

Femmes à la source

Öl auf Leinwand, 130 x 57 cm

Schweiz, Privatsammlung

Dieses hochformatige Bild hing im Billardsaal von Georges Lacombe. Thema und Gestaltung dieser Prozession antik gekleideter Frauen – auch als *Danaiden* bekannt – erinnern an Sérusiers symbolistische Werke.

138

Landschaft, 1912

Paysage

Pastell und Farbstifte auf grauem Papier, 32 x 48,9 cm
Monogramm und Datum u. li.: PS 1912

Paris, Musée du Louvre, Département des Arts graphiques, Fonds Orsay

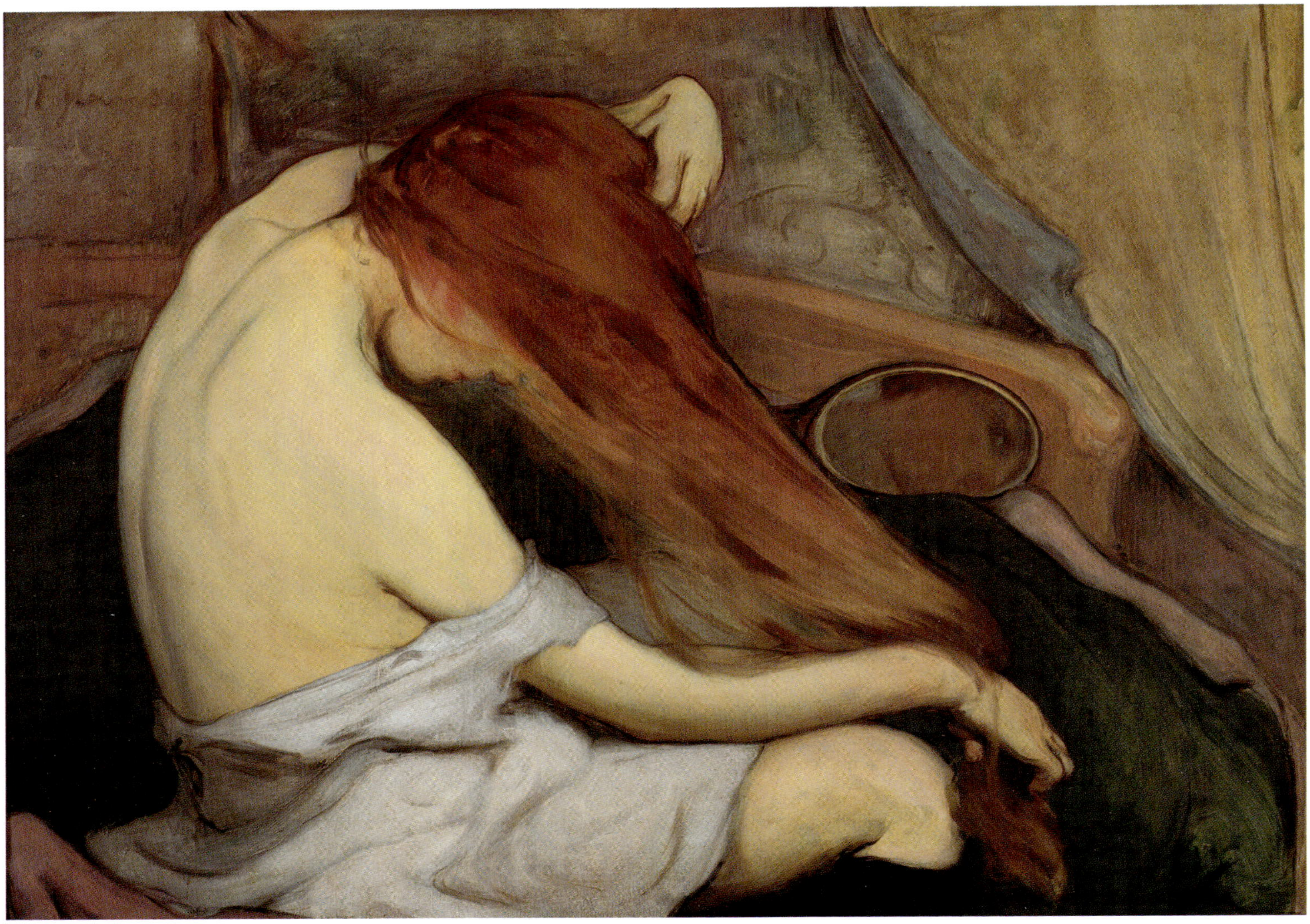

139
Studie einer sich kämmenden Frau, 1897
Etude de femme se peignant

Öl auf Leinwand, 64 x 91 cm
Signatur o. li.: W. *Slewinski*

Krakau, Muzeum Narodowe

Das rote Haar dieses jungen Modells inspirierte Slewinski zu mehreren Gemälden, die eher an Toulouse-Lautrec erinnern als an Paul Gauguin, Slewinskis Freund und Gefährten in Le Pouldu.

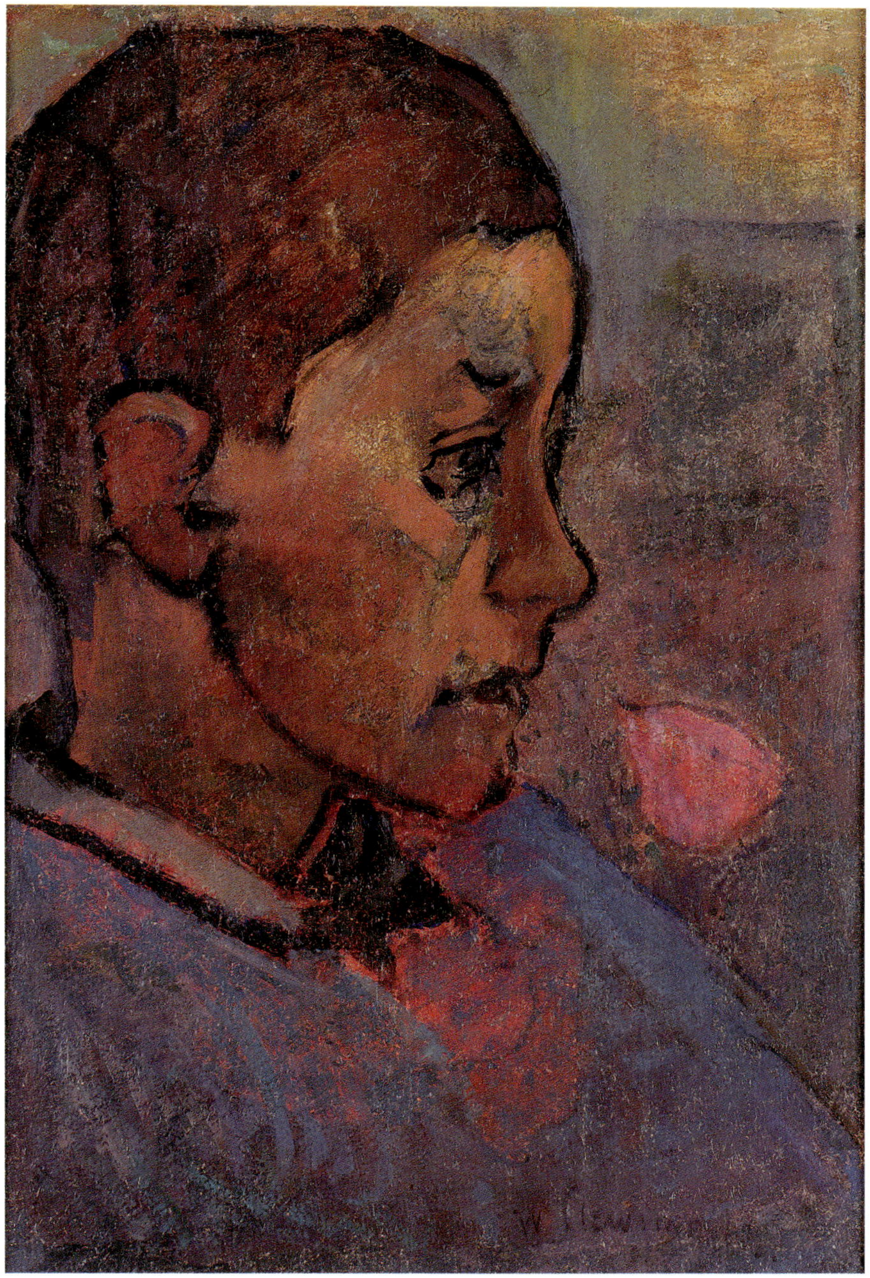

140
Knabe mit Blume, um 1898
Garçon à la fleur

Öl auf Leinwand, 35x24cm
Signatur u. re.: W. *Slewinski*

Frankreich, Privatsammlung

Das melancholische und düstere Portrait dieses jungen Bretonen erinnert in seiner subtilen Farbgebung und der Umrandung der einzelnen Felder an die tahitianischen Figuren Gauguins.

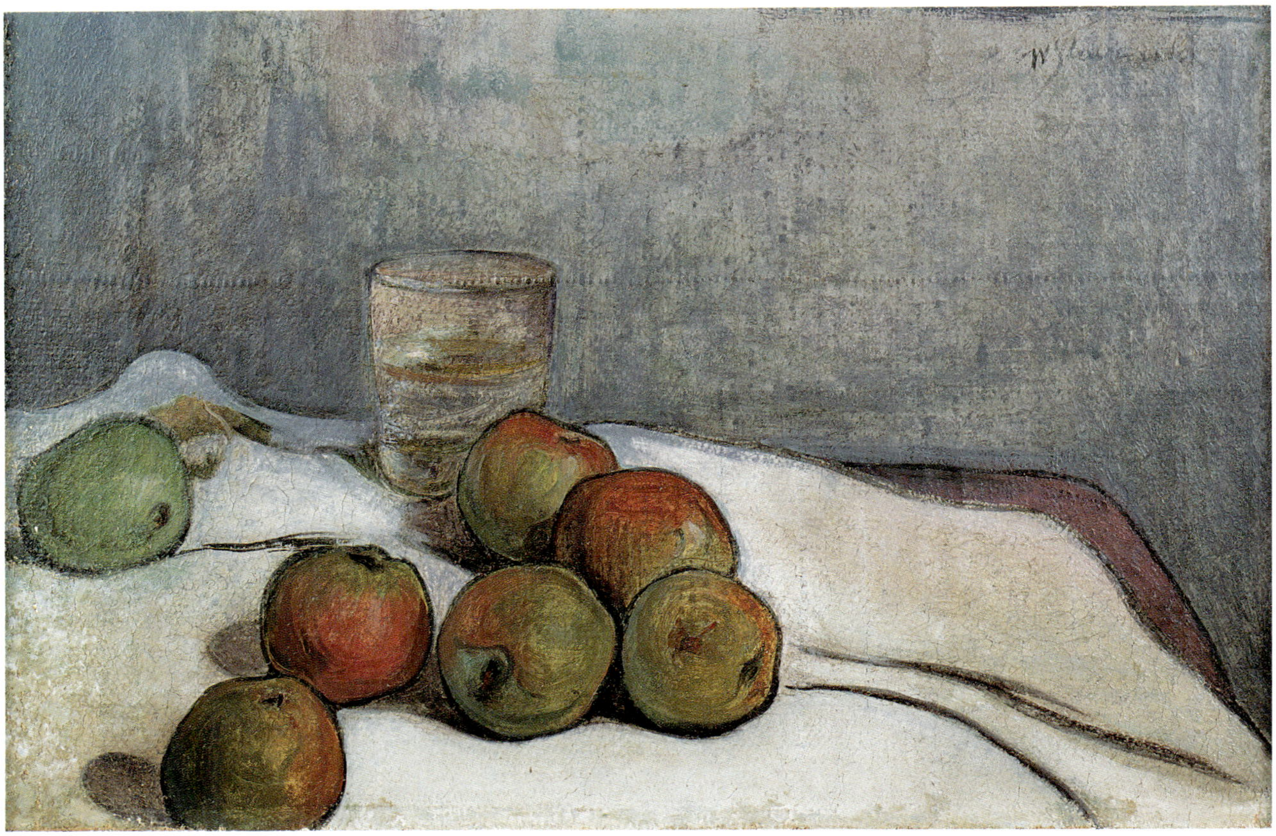

141
Stilleben mit Äpfeln und Wasserglas, um 1904
Nature morte aux pommes et verre d'eau

Öl auf Leinwand, 28x44,5cm
Signatur o. re.: W. *Slewinski*

Quimper, Musée des Beaux-Arts

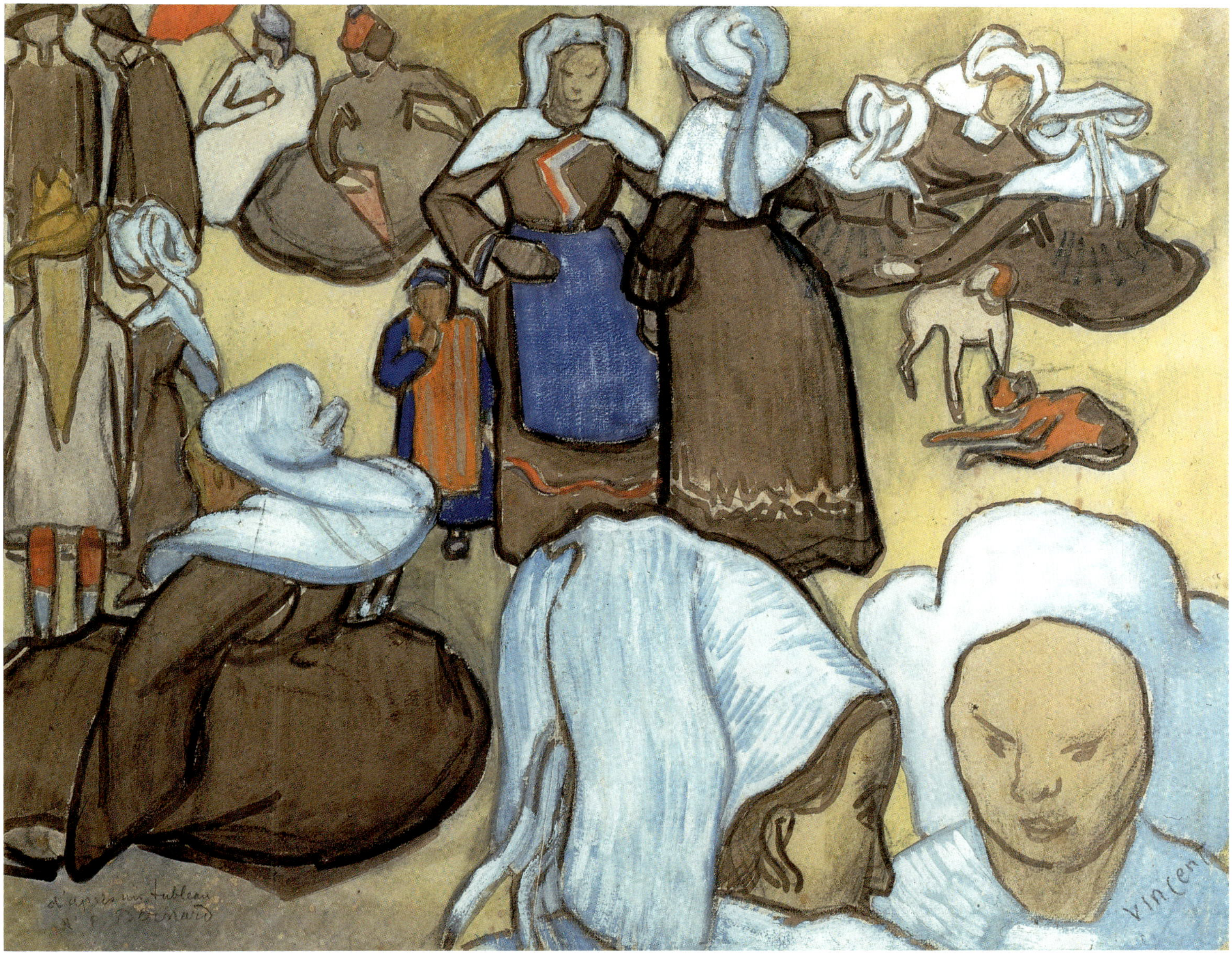

142
Bretoninnen auf der Wiese, 1888

Les Bretonnes dans la prairie

Kopie nach einem Gemälde von Emile Bernard
Bleistift und Wasserfarbe auf Ingres-Papier, 47,5 x 62 cm
Signatur u. re.: *Vincent*; Inschrift u. li.: *d'après un tableau/ d'E. Bernard*

Mailand, Civica Galleria d'Arte Moderna, Raccolta Grassi

Als Gauguin Ende Oktober 1888 van Gogh in Arles aufsuchte, nahm er nur ein einziges Bild mit: *Bretoninnen auf der Wiese* von Emile Bernard. Van Gogh war auf Anhieb begeistert; er kopierte es und beglückwünschte Bernard schriftlich zu »[...] dem schönen Aufbau und der unprätentiös vornehmen Farbe.«

Im November 1889 schrieb van Gogh an seine Schwester Wilhelmine: »Du fragst, wer Bernard ist. Es ist ein junger Maler, höchstens zwanzig Jahre alt, sehr eigenwillig. Er versucht, elegante moderne Figuren zu schaffen wie in der griechischen oder ägyptischen Antike, mit Anmut in der Bewegung und Zauber durch kühne Farben. Ich habe von ihm *Sonntagnachmittag in der Bretagne* gesehen. [...] Bitte Theo, Dir das Aquarell zu zeigen, das ich nach diesem Gemälde gemalt habe, es war so eigen, daß ich unbedingt eine Kopie davon haben wollte.«

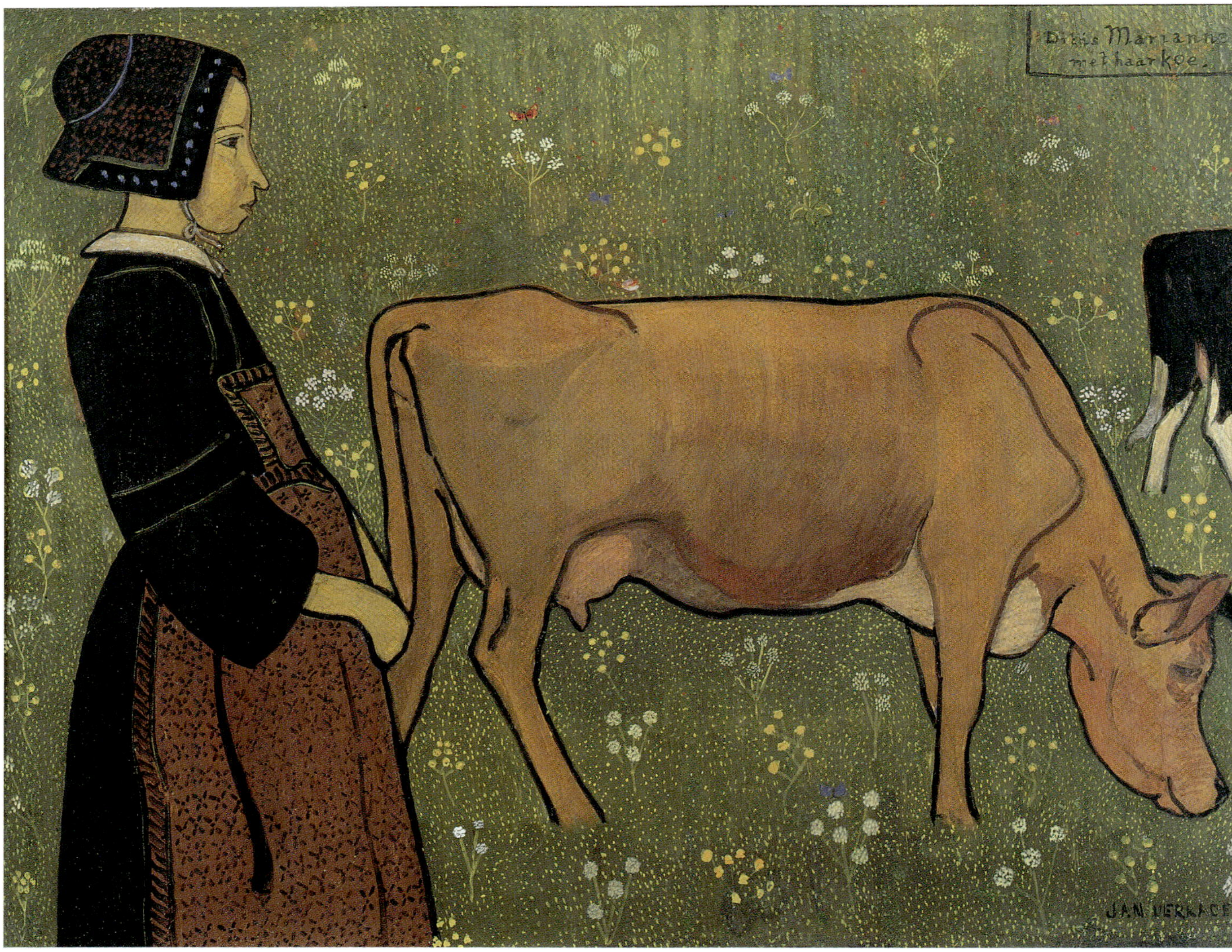

143

Marianne und ihre Kuh, 1893

Marianne et sa vache

Tempera auf Leinwand, 33 x 43 cm
Signatur u. re.: JAN VERKADE

Privatsammlung

Dieses bezaubernde, heitere Werk weist Parallelen zu alter Volkskunst auf. Eine aus dem Leben gegriffene Szene wird hier zur Ikone stilisiert.

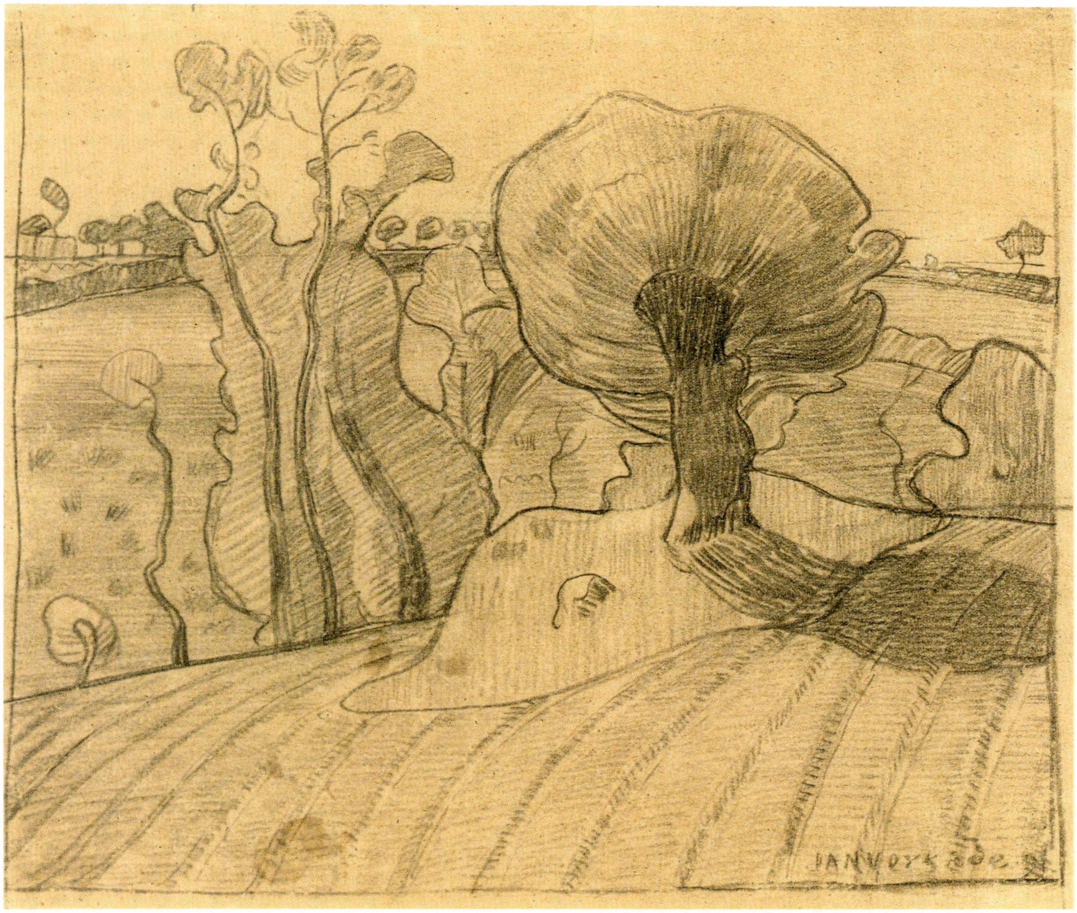

144
Bretonische Landschaft, 1891

Paysage breton

Bleistiftzeichnung, 22,6x22,7cm
Signatur und Datum u. re.: JAN VERKADE 91

Privatsammlung

Diese einfache Zeichnung gibt den Reiz und die Vielfalt bretonischer Landschaften wieder.

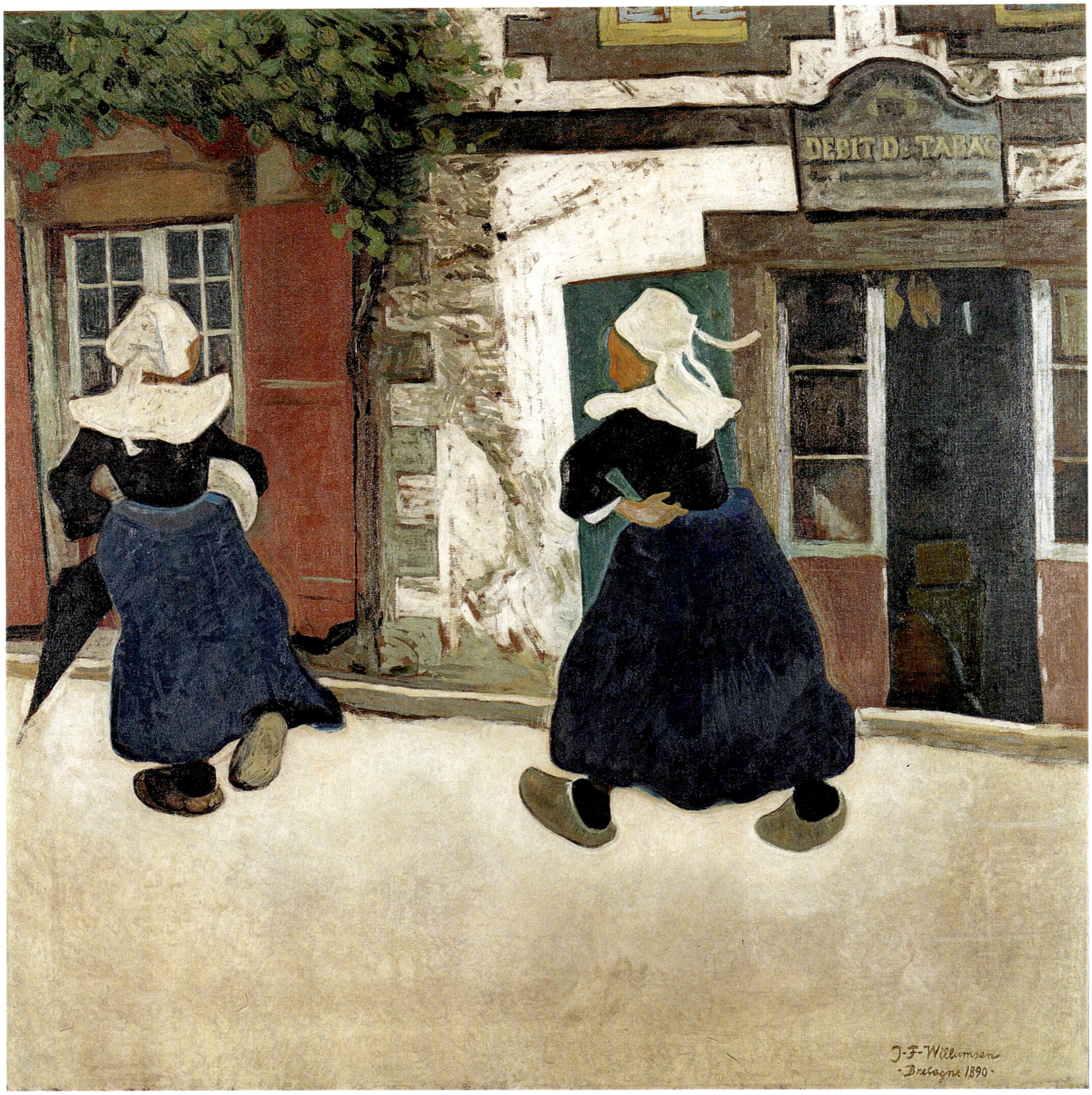

145

Gehende bretonische Frauen, Bretagne, 1890

Femmes bretonnes marchant, Bretagne

Öl auf Leinwand, 119,1 x 118,9 cm
Signatur und Datum u. re.: J.F. *Willumsen/Bretagne* 1890

Frederikssund, J.F. Willumsen Museum

Der ursprünglich im Stil des Realismus malende Willumsen näherte sich durch den Kontakt mit Gauguin in der Bretagne einem dekorativen Synthetismus an.
In weitausschreitender Bewegung eilen diese einfach wiedergegebenen Bretoninnen eine Dorfstraße entlang.

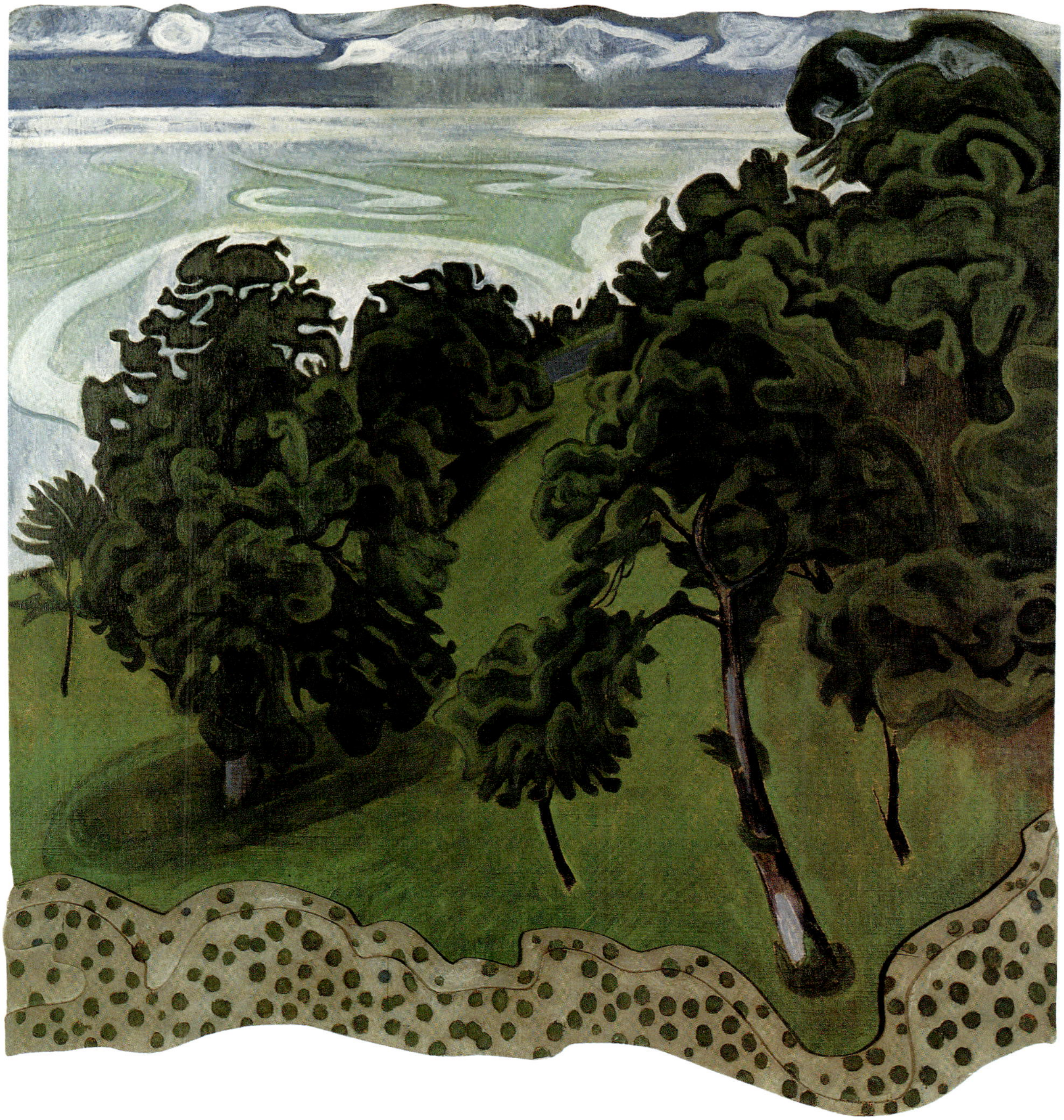

146
Die Kastanienallee, 1891
L'Allée de châtaigniers

Öl auf Leinwand, 96x95,5cm
Signatur und Datum auf dem Rahmen: *Willumsen* 1891

Frederikssund, J. F. Willumsen Museum

Dieses dekorative, fast quadratische Gemälde erinnert in seiner vereinfachenden Behandlung von Form und Farbe an manche Landschaftsbilder von Munch oder Hodler. Mit Willumsen wandelte sich der Synthetismus der Schule von Pont-Aven zu einem dekorativen und lyrischen Ausdruck, der auf den Jugendstil hindeutet.

André Cariou

Biographien

Paul Gauguin
(1848 Paris–1903 Atuana, Hiva-Oa, Marquesas-Inseln)

Von Kindheit an hat Gauguin ein bewegtes, rastloses Leben. Sein Vater, Redakteur bei der Zeitung »Le National«, verläßt Frankreich ein Jahr nach den Ereignissen von 1848, um in Peru eine Zeitung zu gründen; in Lima lebt bereits ein Großonkel von Paul Gauguin. Auf der Reise dorthin stirbt Gauguins Vater. Paul bleibt bis 1855 in Lima. Sein Leben lang treibt ihn die Sehnsucht nach den Tropen um; ausdrücklich bejaht er seine peruanische Identität, die auf südamerikanische Indianer und spanische Konquistadoren zurückgeht.
Nach seiner Rückkehr nach Frankreich bereitet Gauguin im Anschluß an den Schulbesuch in Orléans die Aufnahmeprüfung für die Marineschule vor. Als Offiziersanwärter beginnt er 1865 seine Ausbildung zum Steuermann. Bis 1871 bereist er auf diversen Kriegs- und Handelsschiffen die Ozeane. Als er nach Paris kommt, verschafft ihm sein Vormund Gustave Arosa einen Posten als Kursmakler für den Börsianer Paul Bertin. In dem neuen Beruf hat Gauguin rasch Erfolg und bringt es zu einigem Wohlstand. Arosa, ein Liebhaber impressionistischer Malerei, macht Gauguin mit Pissarro bekannt und ermuntert ihn zur Malerei – eine Leidenschaft, die Gauguin mit seinem Kollegen Schuffenecker teilt. Gauguin schreibt sich an der Académie Colarossi ein und geht regelmäßig ins Café de la Nouvelle Athènes, wo er die Impressionisten trifft. 1876, im Alter von 28 Jahren, stellt er zum ersten Mal im Salon aus. Nach heftigen Unstimmigkeiten mit seiner Frau Mette gibt er seine Arbeit an der Börse auf und widmet sich ganz der Malerei. Auf Einladung von Degas und Pissarro nimmt er 1879 an der 4. und 1886 an der 8. und letzten Impressionisten-Ausstellung teil. Zuweilen ist er noch im Finanzbereich tätig; als aber der Konkurs der Union Générale 1882 einen Börsenkrach nach sich zieht, steht Gauguin ohne Einkünfte da. 1884 geht er nach Rouen, in der vergeblichen Hoffnung, dort billiger leben zu können. Hierauf beschließt Mette, mit den fünf Kindern zu ihrer Familie nach Kopenhagen zurückzukehren. Gauguin wird vorübergehend Handelsvertreter für Planen und folgt ihnen im Jahr darauf nach. Erfolglos kehrt er mit seinem Sohn Clovis nach Frankreich zurück und nimmt verschiedene Gelegenheitsarbeiten an; Schuffenecker beherbergt ihn. Im Juli 1886 begibt sich Gauguin nach Pont-Aven und bezieht Quartier in der Herberge Gloanec. Bei diesem ersten Aufenthalt, der bis Mitte Oktober dauert, knüpft er Verbindungen zu Laval. Er begegnet Delavallée und du Puigaudeau; auch Schuffenecker trifft er wieder. Mit dem jungen Bernard allerdings, der sich vorübergehend dort aufhält, kommt es zu keinem näheren Kontakt.
Zurück in Paris, widmet sich Gauguin im Atelier von Ernest Chaplet Keramikarbeiten und greift Themen auf, mit denen er sich in Pont-Aven beschäftigt hat. In Begleitung von Laval reist er im April 1887 nach Panama. Der Kanaldurchbruch verschafft ihnen kurzfristig Arbeit. Im Anschluß fahren sie nach Martinique, das sie begeistert erkunden. Als den beiden Malern jedoch das Geld ausgeht und sie zudem erkranken, treten sie die Heimreise an.
Gauguin begibt sich sogleich wieder nach Pont-Aven. Während des Sommers wird er von Emile Bernard aufgesucht, der dieses Mal eine Empfehlung van Goghs präsentiert. Letzterer schreibt Gauguin, er wolle gemeinsam mit ihm in seinem »Atelier des Südens« in Arles arbeiten. Kurz vor seiner Abreise begegnet Gauguin dem jungen Sérusier, der nach seinen Vorgaben das kleine Landschaftsbild vom Bois d'Amour, *Der Talisman* (Musée d'Orsay), malt.
Nach einem zweimonatigen Aufenthalt, der mit van Goghs manischem Anfall tragisch zu Ende geht, kehrt Gauguin zunächst nach Paris und Mitte Februar 1889 nach Pont-Aven zurück. Nur zwei Monate später ist er erneut in der Hauptstadt, wo die abschließenden Vorbereitungen zur Weltausstellung stattfinden. Natürlich sind Gauguin und seine jungen Freunde von den offiziellen Auswahlverfahren ausgeschlossen, doch gelingt es Schuffenecker, im Café des Arts eine Ausstellung zu arrangieren. Sie wird unter dem Namen des Cafébesitzers Volpini berühmt und hat großen Erfolg bei der jungen Generation; fortan gilt Gauguin als der führende Kopf der neuen Malerei. Nach der Ausstellungseröffnung reist Gauguin zurück nach Pont-Aven und bezieht das Atelier von Lezaven. In dieser Zeit entstehen »Die schöne Angèle« (Musée

d'Orsay) und »Der gelbe Christus« (Albright-Knox Art Gallery, Buffalo). Die von den Sonntagsmalern und den zahlreichen Vertretern der akademischen Kunst verbreitete Stimmung behagt Gauguin nicht, und so zieht er nach Le Pouldu, einem einsamen Dorf an der Mündung der Laïta. In Pont-Aven ist er zuvor Meyer de Haan begegnet, einem jungen holländischen Maler, den Theo van Gogh empfohlen hat. Er nimmt Unterricht bei Gauguin und kommt im Gegenzug für den Unterhalt seines Lehrmeisters auf. Die beiden Maler suchen Unterkunft in der Buvette de la plage von Marie Henry, wo auch Filiger und Sérusier wohnen. Es folgen Monate der intensiven schöpferischen Arbeit, in denen die Künstler gemeinsam den Speisesaal der Herberge dekorieren. Allerdings erträgt Gauguin die ständigen materiellen Sorgen immer schwerer, zumal Meyer de Haan nach Holland zurückgekehrt ist und sein Händler Theo van Gogh kurze Zeit nach dem Selbstmord seines Bruders verrückt geworden ist. Gauguin sucht einen Ort, an dem es sich leichter leben läßt und wo er gemeinsam mit seinen Freunden ein »Tropenatelier« einrichten kann. Er entwickelt mehrere Pläne für einen Aufenthalt in Tonkin oder Madagaskar. Wegen fälliger Zahlungen, die ihn in Le Pouldu zurückhalten, gelangt er jedoch erst am 8. November 1890 wieder nach Paris.

Dort versucht er, Bernard und Schuffenecker davon zu überzeugen, sich ihm anzuschließen. Um das nötige Reisegeld aufzutreiben, organisiert er den Verkauf von Bildern und bricht schließlich am 1. April 1891 allein nach Tahiti auf. Zahlreiche Meisterwerke entstehen während dieses Aufenthalts, der 1893 wegen Geldmangels abgebrochen wird. Nach Gauguins Rückkehr richtet die Galerie Durand-Ruel eine Einzelausstellung aus, die bei der Kritik und den jungen Künstlern sehr gut ankommt. Ende April 1894 ist er zu seinem sechsten und letzten Aufenthalt in der Bretagne zurück, gemeinsam mit der »Javanesin« Annah, einer jungen Malaysierin, der Gauguin in Paris begegnet ist und deren steter Begleiter ein Affe ist. Eigentlich möchte Gauguin bei diesem Besuch die Habseligkeiten an sich nehmen, die er vor seiner Abreise bei Marie Henry eingelagert hat. Bei seiner Ankunft in Le Pouldu stellt Gauguin jedoch fest, daß die Herberge verpachtet ist. Er läßt sich bei Slewinski nieder und trifft regelmäßig Maufra, O'Conor, Seguin, Filiger und Moret. Gegen Marie Henry strengt er einen Prozeß an. Am 25. Mai kommt es bei einem Ausflug nach Concarneau in Begleitung von Seguin, Jourdan, O'Conor, deren Gefährtinnen sowie Annah und dem Affen zu einer allgemeinen Schlägerei, aus der Gauguin, der mit Holzschuhen traktiert wird, mit einem gebrochenen Bein hervorgeht. Seine Rekonvaleszenz in Pont-Aven ist langwierig. Er führt Klage gegen seine Angreifer, erhält aber keinerlei Entschädigung. Seinen Prozeß gegen Marie Henry verliert er, so daß er im November vollkommen entmutigt nach Paris zurückkehrt.

Nach diesem Aufenthalt voller Enttäuschungen und Desillusionierungen bricht Gauguin Mitte 1895 erneut nach Ozeanien auf. Es folgt eine dramatische Zeit, in der ständige Geldknappheit, häufige Krankheiten und die Nachricht vom Tod seiner Tochter Aline ihn zu einem Selbstmordversuch treiben. Ende 1901 verläßt er Tahiti und geht auf die Marquesas-Inseln; dort, in Atuana auf der Insel Hiva-Oa, errichtet er seine letzte Bleibe, das »Haus der Freuden« (»maison du jouir«), das er mit Schnitzarbeiten reichlich verziert. Trotz ständiger Querelen mit den Kolonialbehörden und seiner schlechten gesundheitlichen Verfassung verbringt er den Rest seiner Tage friedsam und ohne größere materielle Sorgen. Er stirbt am 8. Mai 1903.

Cuno Amiet
(1868 Solothurn, Schweiz–1961 Oschwand, Schweiz)

Auf der Weltausstellung von 1888 faßt der Schweizer Cuno Amiet in München, wo er die Akademie besucht, den Entschluß, nach Paris zu gehen. Er schreibt sich an der Académie Julian ein und lernt Sérusier und andere Nabis kennen; die Beziehungen werden jedoch nicht vertieft. Auf Anraten des ungarischen Malers Hugo Poll begibt er sich im Mai 1892 nach Pont-Aven, wo er bis Juni 1893 bleibt. In seiner Unterkunft in der Herberge Gloanec begegnet er dem angestammten Kreis um Gauguin: Bernard, Ponthieu de Chamaillard, Moret, O'Conor und Seguin; letzterer macht ihn mit der Technik der Druckgraphik vertraut. Einen starken Eindruck hinterlassen bei Amiet die von Gauguin geschaffenen Wandmalereien im Speisesaal der Herberge. Mit O'Conor, an dessen leuchtend-satten Farben er großen Gefallen findet, verbindet ihn eine besondere Freundschaft. Schnell eignet sich Amiet den neuen Stil an, wie die wenigen Bilder zeigen, die aus dieser kurzen Zeitspanne erhalten sind (der überwiegende Teil wurde beim Brand des Glaspalastes 1931 in München zerstört, wo eine Retrospektive des Malers stattfand). Diese neue Ausdrucksform, die eine Abkehr vom akademischen Stil erkennen läßt, ist übrigens auch der Grund, weswegen ihm die Teilnahme an der

Schweizer Ausstellung 1893 verwehrt wird. 1893 sieht sich Amiet aufgrund finanzieller Schwierigkeiten gezwungen, nach Solothurn zurückzukehren. Zu einer persönlichen Begegnung mit Gauguin kommt es weder in Paris noch in Pont-Aven, doch übt dessen Malerei einen dauerhaften Einfluß auf den Maler aus, was sich in erster Linie in der Verwendung reiner Farben niederschlagen sollte. Unter den Werken aus Amiets lange währendem Leben sind es die Gemälde aus der Zeit der Künstlergruppe »Die Brücke«, die diesen Aspekt am deutlichsten widerspiegeln. Cuno Amiet ist es weitestgehend zu verdanken, daß der Synthetismus um die Jahrhundertwende in der Schweiz und in Deutschland bekannt wurde.

Mogens Ballin
(1871 Kopenhagen–1914 Kopenhagen)

Der aus einer wohlhabenden, jüdisch-orthodoxen Familie stammende Mogens Ballin nimmt in Kopenhagen bei Mette Gauguin Französischunterricht; die gebürtige Dänin ist infolge der materiellen Schwierigkeiten ihres Mannes Paul Gauguin gemeinsam mit den Kindern zu ihrer Familie zurückgekehrt. Der junge Ballin will Maler werden und macht sich 1889 im Alter von nur siebzehn Jahren auf nach Paris. Dank einer Empfehlung seines Lehrers kommt eine Begegnung mit Gauguin zustande. Ballin verkehrt im Milieu der Künstleravantgarde und freundet sich mit Verkade und Sérusier an. Bald gehört er zum engeren Kreis um Gauguin. Er zählt zu den Gästen des Banketts, das am 23. März 1891 zu Ehren von Gauguin stattfindet und verabschiedet ihn, als er am 4. April zum ersten Mal nach Tahiti aufbricht. Im Mai reist Ballin gemeinsam mit Verkade nach Pont-Aven und läßt sich in der Herberge Gloanec nieder. Die jungen Maler, denen sich im Juni auch Sérusier anschließt, verlassen das für ihren Geschmack zu geschäftige Pont-Aven und begeben sich in die Stille und Einsamkeit von Huelgoat im Landesinneren der Bretagne. Dort schließen sie Bekanntschaft mit dem Maler und Keramikkünstler Georges Rasetti. Begleitet wird Ballin von seinem Freund und Landsmann Clement. In jenem Sommer vertieft der äußerst mystisch gestimmte Ballin gemeinsam mit Sérusier und Verkade seine metaphysischen Studien. Stark beeindruckt zeigt er sich von der Frömmigkeit der Bretonen. Er intensiviert seine künstlerische Arbeit und nähert sich dem Synthetismus an. Im darauffolgenden Jahr trifft er Rasetti und Verkade wieder. Verkade und Ballin beschließen, sich in Italien taufen zu lassen. Zurück in Dänemark, richtet Ballin ein Atelier für Zinn- und Bronzearbeiten ein; die dort entstehenden Objekte sind vom Jugendstil geprägt. Ballin trägt mit dazu bei, daß die in Pont-Aven von den Nabis entwickelte Ästhetik in seiner Heimat bekannt wird. Nach dem Tod seiner Frau gibt er die Malerei auf und widmet sich in erster Linie der Erziehung seiner Kinder.

Emile Bernard
(1868 Lille–1941 Paris)

Schon sehr früh zeigen sich bei Emile Bernard eine Begabung für Malerei und Literatur und ein ausgeprägter Hang zu hypothetischem Denken. Im Alter von sechzehn Jahren bricht er seine kaufmännische Ausbildung ab, um Maler zu werden. Er schreibt sich an der Académie Cormon in Paris ein und freundet sich mit Anquetin und Toulouse-Lautrec an. Damals entdeckt er den Impressionismus und insbesondere das Werk Cézannes. Bernard sperrt sich gegen den traditionellen, dabei durchaus als liberal geltenden Unterricht an der Akademie und muß diese nach zwei Jahren verlassen. Bei seinem Abschiedsbesuch lernt er den Neuankömmling Vincent van Gogh kennen.
1886 begibt sich Bernard zu Fuß in die Bretagne und sucht im Anschluß an eine Begegnung mit Schuffenecker Gauguin in Pont-Aven auf. Die Beziehung zwischen ihm und dem zwanzig Jahre älteren Gauguin ist distanziert; damals steht Bernard unter dem Einfluß des Neoimpressionismus von Seurat und Signac und malt in pointillistischem Stil. Im Jahr darauf entwickelt er gemeinsam mit Anquetin in Asnières bei Paris eine neue Technik, die auf reinfarbigen, konturierten Flächen beruht: den »Cloisonnismus«. Ende 1887 sieht Bernard Gauguins Martinique-Bilder, die ihn stark beeindrucken. In jener Zeit verbindet ihn eine enge Freundschaft mit van Gogh. Mitte August des darauffolgenden Jahres kommt es in Pont-Aven zu einer neuerlichen Begegnung mit Gauguin. Im Anschluß an ein Dorffest malt Bernard aus dem Gedächtnis die *Bretoninnen auf der Wiese*, die Gauguin unmittelbar zum Synthetismus anregen; damals entsteht seine *Vision von der Predigt*. In der Folge bringt Bernard eine Reihe von Meisterwerken hervor. Als man Gauguin im Februar 1891 anläßlich eines Banketts zu Ehren von Jean Moréas als den Erfinder des Synthetismus preist, ohne den Namen Bernards auch nur zu nennen, macht sich bei diesem Bitterkeit breit. Am 22. Februar kommt es zum

Streit zwischen den beiden Malern; sie sehen sich nie wieder. 1892 kehrt Bernard nach Pont-Aven zurück; im darauffolgenden Jahr beschließt er, Frankreich zu verlassen. Nacheinander bereist er Italien, die Türkei, Palästina und schließlich Ägypten, in dessen Hauptstadt Kairo er zehn Jahre verbringt. Die synthetische Phase läßt er hinter sich; dem Beispiel der Meister der Renaissance folgend, begibt er sich auf die Suche nach dem Geist der klassischen Malerei. 1904, nach seiner endgültigen Rückkehr nach Frankreich, läßt er sich in Tonnerre in der Bourgogne nieder, wo er im Stil der venezianischen Meister des 16. Jahrhunderts Porträts der gehobenen Gesellschaft, Akte und Stilleben malt. Wiederholt besucht er Cézanne in Aix-en-Provence. Er führt sein Werk als Theoretiker der Ästhetik fort und wird vor allem durch Artikel über Redon und Cézanne bekannt. 1906 sowie in den Jahren 1932 und 1939 reist er erneut nach Pont-Aven und malt in akademischem Stil Porträts von Frauen in Trachtenkleidung. In seinen Lebenserinnerungen beleuchtet er die Geschichte der Schule von Pont-Aven aus seinem Blickwinkel.

Robert Polhill Bevan
(1865 Hove, Sussex–1925 London)

1890 setzt Bevan an der Académie Julian in Paris seine in England begonnene Ausbildung fort. Er begegnet dort Denis, Bonnard, Vuillard, Amiet und Sérusier. Letzterer rät ihm, nach Pont-Aven zu gehen, wo er Forbes-Robertson wiedertrifft; der Engländer hat, wie Bevan auch, an der Académie Julian das Atelier Bouguereau besucht. Während dieses langen Aufenthalts von Sommer 1893 bis Winter 1894 kommt es in Pont-Aven und Le Pouldu zu regelmäßigen Treffen mit Seguin, O'Conor, Gauguin, Maufra, Slewinski, Loiseau und Ponthier de Chamaillard. Hier zeigt sich auch erstmals der Einfluß von Gauguin, wie die wenigen Zeichnungen und Drucke Bevans aus dieser Zeit belegen (drei Ätzradierungen und acht Lithographien); kennzeichnend sind die klare Konturierung und die flächige Darstellung, die den Stil des Synthetismus prägen. Von Gauguin entsteht zur gleichen Zeit eine Monotypie mit dem Titel *Zwei Tahitianerinnen*; sie trägt die Widmung: »à l'ami Baven [sic] P GO 1894«. Im Anschluß an diese Periode in der Bretagne setzt Bevan seine künstlerische Laufbahn in seiner Heimat fort und bricht den Kontakt zu Pont-Aven ab. Der Einfluß des Synthetismus erhält sich über mehrere Jahre hinweg in seinem Werk, wie die Radierung *Hawkridge* verdeutlicht.

Ernest Ponthieu de Chamaillard
(1862 Quimper–1930 Paris)

Ursprünglich ist Chamaillard – so die geläufige Abkürzung – ein Anwalt mit einem leidenschaftlichen Interesse für die Malerei. Regelmäßig hält er sich in den Malerkreisen von Pont-Aven auf; dort lernt er 1888 den etliche Jahre älteren Gauguin kennen, dessen Persönlichkeit ihn fasziniert. Er begeistert sich für den Impressionismus und wird ein Schüler Gauguins; dieser schätzt vor allem seine Kultiviertheit und sein fröhliches Wesen. Chamaillard gibt seinen Beruf als Jurist auf und versucht im Selbststudium sein Glück als Maler. Er gehört der kleinen Gruppe an, die Ende 1888 van Gogh in Arles aufsuchen soll. Nach Gauguins Abreise wird Chamaillards Atelier in Pont-Aven zum Treffpunkt für Bernard, Verkade und Ballin. 1892 verläßt er Pont-Aven aufgrund finanzieller Schwierigkeiten und arbeitet bis 1905 erneut als Rechtsanwalt. Dann stellt sich der Erfolg ein: Bei Vollard und bei Bernheim-Jeune präsentiert er impressionistisch gefärbte Werke; sie zeichnet eine gewisse Naivität aus, an der Gauguin großen Gefallen findet. Chamaillard wird von dem Kritiker André Salmon gefördert. Guillaume Apollinaire schreibt das Vorwort zu einer 1914 geplanten Einzelausstellung mit Aquarellen, die wegen des Krieges nicht stattfinden kann. In den Nachkriegsjahren gerät Chamaillard erneut in Vergessenheit und hat mit Schwierigkeiten zu kämpfen. Laut Maurice Denis war es »sein [Chamaillards] linkischer Stil, den Gauguin bewunderte«; Sérusier habe ferner Chamaillard als den wahren Begründer der neuen Malerei bezeichnet (Einführung zu Sérusiers ABC *de la peinture*). Von Chamaillard stammen auch bemalte und mit Schnitzereien verzierte Möbel, die den Vergleich mit denen von Bernard und Gauguin nicht zu scheuen brauchen.

Gad Frederick Clement
(1867 Fredericksberg–1933 Kopenhagen)

Clement gehört zu den vielen jungen Malern aus Dänemark, die nach Paris kommen, um dort ihre Ausbildung fortzusetzen. Manche von ihnen sind mit Gauguins Werk bereits von den in Dänemark ausgestellten Gemälden her vertraut, andere kennen es durch Mette Gauguin. Möglicherweise ist es Clements Freund Mogens Ballin, der ihn überredet, nach Paris zu gehen, was er 1891 oder 1892 tut. Und vielleicht begegnet Clement hier noch Gauguin vor dessen Abreise nach Ozeanien. Im Frühjahr 1891 begeben sich Verkade und Ballin nach Pont-Aven; Sérusier folgt ihnen drei Wochen später nach. Alle drei fühlen sich durch die zahllosen Künstler und Reisenden beeinträchtigt und beschließen, nach Huelgoat zu ziehen, einem kleinen malerischen Dorf mitten in der Bretagne. Clement beteiligt sich an den theoretischen Überlegungen von Ballin, Verkade und Sérusier, zu denen sich vor Ort auch Georges Rasetti und Georges Chaudet gesellen. Sein Aufenthalt in Huelgoat in jenem Sommer ist belegt; ob er sich in Pont-Aven aufhielt, ist dagegen nicht bekannt. Die wenigen Werke aus diesem Sommer zeigen Parallelen zu denen von Verkade. Schon im darauffolgenden Sommer allerdings, als Clement in Italien die Kunst der Renaissance für sich entdeckt, verabschiedet er sich von der Ästhetik Pont-Avens.

Paul-Emile Colin
(1867 Lunéville–1949 Bourg-la-Reine)

1887 besucht der Lothringer Medizinstudent Paul-Emile Colin die Académie Colarossi in Paris, wo er sich mit Filiger anfreundet. In seinem Bericht heißt es: »1890 begab ich mich mit Filiger zu Gauguin nach Le Pouldu. Alle vier waren wir da: Gauguin, Filiger, de Haan und ich, und wohnten an der Küste im Hôtel de la Plage als einzige Gäste der lieben Marie, ein tapferes Mädchen, das fast ausschließlich von unserer bescheidenen Pension lebte... Unser Quartett vertrieb sich die Zeit mit Musik: Gauguin nahm seine Gitarre, Filiger seine Mandoline, und wir ließen uns in einer Felsbucht am Strand nieder; ganz leise ertönte eine Schumann-Melodie, die Filiger seiner Mandoline mit viel Gefühl entlockte. Ich sehe auch Gauguin vor mir, wie er am Strand von Le Pouldu badet, mit seiner Adlernase, seinen hellblauen Augen und den etwas zu langen schwarzen Haaren, mit seiner Baskenmütze und seiner Badehose und dem Bauch eines Mannes um die vierzig; er hatte zugleich etwas von einem Bootsmann, einem Troubadour und einem Piraten... Alles an ihm war geballte Energie; er schien über einer enormen Arbeit zu brüten [...].« (Brief an Charles Chassé) Paul-Emile Colin steht damals unmittelbar unter dem Einfluß des Synthetismus, wie aus seinem Skizzenbuch hervorgeht. Sérusier gibt ihm Ratschläge; Filiger zeigt ihm Gauguins Zinkographien für die Volpini-Ausstellung. Beides hat einen nachhaltigen Eindruck auf den jungen Mann, der sich kurz darauf der Holzschnittkunst zuwendet und auf diesem Gebiet eine besondere Fertigkeit entwickelt. 1896 schneidet er aus dem Gedächtnis ein Porträt von Gauguin. Als die künstlerische Arbeit ihn in zunehmendem Maße beschäftigt, beschließt er 1901, seinen Arztberuf, den er seit 1894 ausgeübt hat, aufzugeben. Er fertigte mehrere hundert Platten und gehört zu den Meistern des modernen Holzschnitts und der Illustration. Nachdem er in der Zwischenkriegszeit in Vergessenheit geriet, wurde er später allmählich wiederentdeckt.

Maurice Denis
(1870 Granville–1943 Saint-Germain-en-Laye)

Obwohl Maurice Denis Pont-Aven und Le Pouldu erst 1899 anläßlich eines Ferienaufenthalts entdeckt, rechnet man ihn durchaus zu den Vertretern der Schule von Pont-Aven. Er ist einer der ersten, die sich im Herbst 1888 an der Académie Julian für das kleine Landschaftsbild *Der Talisman* begeistern, das sein Freund Sérusier unter Anleitung von Gauguin gemalt hat und ihm bei seiner Rückkehr aus Pont-Aven präsentiert. An der Gründung der Nabis, zu deren maßgeblichen Wortführern er später wird, ist er aktiv beteiligt; seiner Vorliebe für die frühen Italiener wegen erhält er den Beinamen »Nabi der schönen Ikonen«. Zwanzigjährig prägt er 1890 in einem Artikel der Zeitschrift »Art et critique« die radikale Formel, die Gauguins Prinzipien auf einen Nenner bringt und künftig als eine der theoretischen Grundlagen moderner Malerei gelten sollte: »Sich vor Augen führen, daß ein Gemälde, bevor aus ihm ein Schlachtpferd, eine nackte Frau oder eine beliebige Anekdote hervorgeht, vor allem eine plane Fläche ist, überzogen mit Farben, die in bestimmter Weise angeordnet sind.« Dem äußerst frommen, praktizierenden Katholiken schweben neue Formen religiöser Raumkunst vor, die den Gläubigen den Zugang zur Heiligen Schrift erleichtern sollen. Daran arbeitet er gemeinsam mit seinen Freunden Verkade und Sérusier ein Leben lang. Seine Malerei ist einzig und allein durch die innere Notwendigkeit des Künstlers bedingt. Im Laufe der Jahre entwickelt sie sich vom Synthetismus über den sich anbahnenden Symbolismus hin zu einem Stil mit klar strukturiertem Aufbau und strahlenden Farben.

Charles Filiger
(1863 Thann–1928 Brest)

Statt in die Fußstapfen seines Vaters zu treten und Stoffentwürfe für eine Textilfabrik anzufertigen, faßt der junge Elsässer Charles Filiger den Entschluß, Maler zu werden, und besucht 1887 die Académie Colarossi in Paris. Im Juli 1888 läßt er sich in Pont-Aven nieder. Nach einem Zwischenaufenthalt in Paris bezieht er 1890 Quartier in der Herberge von Marie Henry, wo er Gauguin, Sérusier und de Haan wiederbegegnet. Die dann einsetzende Entwicklung vollzieht sich mit rasender Geschwindigkeit: Von heute auf morgen gibt Filiger den naturalistischen Stil, der ihm an der Pariser Académie vermittelt wurde, zugunsten der synthetistischen Grundsätze auf und malt – ganz im Stil eines Zeichners volkstümlicher Kunst oder eines mittelalterlichen Glaskünstlers – kleine Gouachebilder. Die auf ihnen gezeigten Landschaften oder religiösen Szenen spielen in Le Pouldu; die dargestellten Personen entstammen dem Umfeld des Malers. Über mehrere Monate hinweg nimmt Filiger Anteil am schöpferischen Treiben in der Herberge. Sein Leben sollte sich grundlegend ändern. Als Gauguin und de Haan fort sind und Sérusier sich in das Landesinnere der Bretagne zurückgezogen hat, ist Filiger derjenige, der interessierten Malern und Reisenden anhand der Dekoration des Speisesaals in der Herberge von Le Pouldu die Grundsätze des Synthetismus erläutert. Auf diese Weise macht er unter anderen Bekanntschaft mit Verkade, Maufra, Seguin, Bernard, Slewinski, O'Conor und Ballin. Gauguin trifft er während dessen Aufenthalt in Le Pouldu im Jahr 1894 wieder. In der Folge entstehen geometrische Zeichnungen mit komplexen, häufig ein Porträt ergebenden Formen, die sogenannten *Farbnotationen*.

Eric Forbes-Robertson
(1865 London–1935 England)

Der Engländer Eric Forbes-Robertson besucht die Académie Julian in Paris, wo er sich 1890 mit Robert Bevan und James Henri Donaldson anfreundet. Sie sind sehr wahrscheinlich seine Begleiter, als er auf Anraten von Sérusier im August desselben Jahres nach Pont-Aven reist. Im Unterschied zu den meisten Künstlern hält er sich dort lange auf, nachweislich bis 1894. In jenen Jahren begegnet er unter anderen Seguin (der eine Zeichnung von ihm anfertigt), Verkade, Ballin, O'Conor und Alfred Jarry. Er ist in der denkwürdigen Ausstellung vertreten, die 1891 in der Mairie des Dorfes stattfindet und auf Seiten der Gegner des »Symbolismus« (wie man den Stil der neuen Maler bezeichnet) heftige Reaktionen hervorruft. Zu einer Begegnung mit Gauguin kommt es sehr wahrscheinlich im Jahr 1894. Die Zeichnungen aus den fünf Heften, die im Victoria and Albert Museum aufbewahrt werden, und mehrere einzelne Blätter zeugen von dem Einfluß, den Pont-Aven auf den jungen Maler ausgeübt hat. Gemälde des Künstlers aus jener Zeit sind eine Seltenheit. Die symbolische und anspruchsvolle, häufig von der Bibel inspirierte Thematik seiner Werke zeugt von dem Streben des Malers, der sich dem Lokalpittoresken verweigerte. Im Anschluß an den langen Aufenthalt in der Bretagne kehrte Forbes-Robertson in seine Heimat zurück.

Meyer de Haan
(1852 Amsterdam–1895 Amsterdam)

Der aus einer jüdischen Fabrikantenfamilie stammende Meyer de Haan (der den ihm häufig zugedachten Vornamen Jacob nie besaß) arbeitet zunächst im familieneigenen Betrieb, ohne dabei seine Leidenschaften, die Musik und die Malerei, aufzugeben. Eine Zeitlang besucht er die Amsterdamer Akademie. 1888 verläßt er Holland und geht nach Paris, wo ihn sein Landsmann Theo van Gogh beherbergt. Er und sein Bruder Vincent geben ihm Ratschläge und machen ihn mit den neuesten Tendenzen in der Malerei vertraut. Besonders beeindruckt ist de Haan von dem Besuch der Volpini-Ausstellung. Mit Empfehlungsschreiben von Pissarro und Theo van Gogh sucht er Ende 1888 oder Anfang 1889 Gauguin in Paris auf. Im Juni 1889 folgt er ihm in die Bretagne. Er läßt sich von ihm unterrichten und sorgt im Gegenzug für den Lebensunterhalt seines Lehrmeisters. Gemeinsam gehen sie nach Le Pouldu, wo der junge Holländer »impressionistisch« arbeiten will. In der Herberge von Marie Henry, in der auch Sérusier und Filiger wohnen, dekorieren sie den Speisesaal. Der Stil des Holländers ist dem von Gauguin sehr ähnlich, dem später sogar mehrere Werke de Haans zugeschrieben werden. Als sich Gauguins Reisevorhaben nach Tahiti konkretisiert, soll de Haan, der noch immer von seiner Familie unterstützt wird, Gauguin begleiten und für den Amsterdamer Perlenhandel tätig werden. Als de Haans Eltern jedoch Kenntnis von der Beziehung zwischen ihrem Sohn und dessen Wirtin bekommen, drohen sie, ihm die monatliche Pension zu streichen. Nach dem Bankett zu Ehren von Gauguin am 23. März 1891 geht de Haan nach Holland. Sämtliche Bilder und Habseligkeiten läßt er bei Marie Henry zurück, die ein Kind von ihm erwartet. Statt wie angekündigt zu ihr zurückzukehren, bleibt er in Amsterdam, wo er vier

Jahre später an Tuberkulose stirbt. In vielen Karikaturen hat Gauguin de Haans eigenartige Erscheinung festgehalten; er ist auch auf seinem Gemälde *Barbarische Erzählungen* zu sehen.

Archibald Standish Hartrick
(1864 Bangalore, Madras–1950 London)

Im Werk dieses nahezu unbekannten schottischen Malers fällt ein Porträt von Gauguin auf, das er 1886 anläßlich einer Begegnung in der Herberge Gloanec angefertigt hat; er verbringt dort einige Monate, nachdem er seine künstlerische Ausbildung an der Académie Julian in Paris weiterverfolgt hat. Damit tut er es vielen angelsächsischen Künstlern gleich, zu denen der Ruf der »Stadt der Mühlen« vorgedrungen ist, darunter der Schotte Donaldson, die Engländer Morris, Floyd und Wake, die Amerikaner Dow, Kenyon und Esny. Hartrick verläßt Pont-Aven im Spätherbst 1886. Im Pariser Salon von 1887 stellt er ein Gemälde aus, in dem Eindrücke aus der Bretagne festgehalten sind. Dann kehrt er nach Schottland zurück. Später verfaßt er seine Lebenserinnerungen, *A Painter's Pilgrimage through fifty years*; in ihnen finden sich wertvolle Hinweise über Gauguins Leben während seines ersten Aufenthalts in Pont-Aven.

Emile Jourdan
(1860 Vannes–1931 Quimperlé)

Emile Jourdan, Abkömmling einer wohlhabenden bretonischen Familie, besucht zunächst die Ecole des Beaux-Arts in Paris, bevor er an die Académie Julian überwechselt. Wie viele andere Künstler, zieht es ihn nach Pont-Aven, wo er 1888 in der Herberge Gloanec Quartier nimmt. Gauguin bereitet dem jungen Maler, der eine akademische Laufbahn ins Auge faßt, einen kühlen Empfang. Doch schon bald freundet sich der vom Impressionismus und Synthetismus beeinflußte Jourdan mit ihm und Bernard, mit Moret und Laval an. Nach seiner Heirat mit einer Einwohnerin von Pont-Aven läßt er sich in dem Ort nieder. Sein Atelier wird zur Anlaufstelle für Sérusier, Filiger, Maufra und Moret. 1907 treten größere materielle und familiäre Schwierigkeiten auf. Für Jourdan, der einen heruntergekommenen Dachboden bezogen hat, beginnt ein rastloses Leben, das ihn von Nizon bis Brigneau quer durch die ganze Gegend treibt. Der kultivierte und geistreiche Bretone – die vollkommene Verkörperung des Bohèmien und des gesellschaftlich geächteten Malers – freundet sich mit den jungen Schriftstellern und Malern an, die nun regelmäßig in der Umgebung von Pont-Aven anzutreffen sind: Roland Dorgelès, Pierre Mac-Orlan, Maurice Asselin oder Jacques Vaillant. Armut und Alkohol treiben ihn in den Abgrund; vereinsamt stirbt er in einem Altenheim für Notleidende. Lange Zeit geriet er, der die meisten seiner Werke als unzulänglich zerstörte und eigenen Ausstellungen und persönlichem Ruhm keinerlei Bedeutung zumaß, in Vergessenheit. Erst in den vergangenen Jahren wurde er wiederentdeckt und als einer der interessantesten Künstler der Schule von Pont-Aven gewürdigt; er gehört zu den wenigen, die auch nach Gauguins Weggang den Versuch unternahmen, den synthetistischen Ansatz weiterzuverfolgen.

Georges Lacombe
(1868 Versailles–1916 Saint-Nicolas-des-Bois)

Georges Lacombe entstammt einer wohlhabenden, kultivierten Familie: sein Vater, ein Kunstschreiner, der eine Zeitlang der Sekretär des Dichters Alphonse de Lamartine war, ist Privatier; seine Mutter verbringt ihre freie Zeit mit Malerei und Druckgraphik. Häufig sind in dem Elternhaus Schriftsteller und Künstler zu Gast. Der junge Lacombe, dem seine Mutter Malunterricht erteilt hat, lernt in den Ateliers von Bertrand, Roll und Gervex, die mit der Familie befreundet sind. 1890 schreibt er sich an der Académie Julian ein. 1888, anläßlich einer Reise in Begleitung seiner Familie und der des künftigen Schriftstellers Georges Ancey, entdeckt er Camaret, einen kleinen Hafen an der Spitze der bretonischen Halbinsel Crozon. Begeistert kehrt Lacombe elf Jahre lang jeden Sommer dorthin zurück und knüpft Verbindung zu Schriftstellern und Künstlern wie beispielsweise den Malern Cottet, Maufra oder Rivière. 1893 begegnet er Gauguin in Paris. Von 1904 an malt er unter dem Einfluß seines Freundes Theo van Rysselberghe schottische Waldlandschaften in neoimpressionistischer Technik; ab 1910 wendet Lacombe sich erneut einem herkömmlicheren Impressionismus zu.

Charles Laval
(1862 Domme–1892 Domme)

1880 stellt Charles Laval, der verwöhnte Sproß einer Gutsherrenfamilie aus der Dordogne und ehemalige Schüler von Bonnat und Cormon an der Pariser Ecole des Beaux-Arts, zum ersten Mal im

Salon aus. Nachdem er kurze Zeit als Maler tätig ist, schlägt er eine Laufbahn in der Verwaltung ein. 1886 reist er nach Pont-Aven, wo er Gauguin begegnet. Die beiden schließen sofort Freundschaft; Laval bewegt sich im Kreis der kleinen »Gruppe der Impressionisten« in der Herberge Gloanec. Leben und Werk Lavals bleiben auf immer von dieser Begegnung geprägt. Am 10. April 1887 schifft er sich gemeinsam mit Gauguin nach Panama ein, von wo die beiden nach Martinique weiterreisen. Im Jahr darauf, vom Gelbfieber genesen, geht er erneut nach Pont-Aven, wo er seine Gefährten wiedertrifft und sich intensiv an den Experimenten von Gauguin und Bernard beteiligt. Wie diese auch, hält er Kontakt zu Vincent van Gogh, dem er ein Selbstporträt widmet (Rijksmuseum Vincent van Gogh, Amsterdam). In Begleitung von Gauguin soll er im Oktober zur gemeinsamen Arbeit im »Atelier des Südens« van Gogh in Arles aufsuchen, doch fährt Gauguin allein: Laval hat sich in Madeleine Bernard verliebt, die jüngere Schwester von Emile Bernard, die den Sommer in Pont-Aven verbracht hat. Eifersüchtig zieht sich Gauguin, der selbst Zuneigung zu der hübschen jungen Frau gefaßt hat, zurück. Im darauffolgenden Frühjahr nimmt Laval an der Ausstellung des Café Volpini teil. Als einer der ersten läßt er sich 1889 in der Herberge Buvette de la Plage nieder, die soeben von Marie Henry eröffnet worden ist. Aus den folgenden Monaten ist wenig über das Leben Lavals bekannt. 1892 stirbt er im Haus seiner Mutter an Tuberkulose. 1895 werden die wenigen Werke, die sich im Atelier des Malers befinden, versteigert. Die Gemälde, die bis heute ausfindig gemacht wurden – nicht einmal zehn an der Zahl – belegen den starken Einfluß Gauguins; mehrfach wurden Bilder Lavals – insbesondere die aus Martinique – mit denen seines ehemaligen Gefährten verwechselt.

Gustave Loiseau
(1865 Paris–1935 Paris)

Dem Rat seines Lehrers Fernand Quignon folgend, der mit Pont-Aven vertraut ist, verbringt der junge Gustave Loiseau im Mai 1890 einige Zeit in der Herberge Gloanec. Dort begegnet er Maufra, Moret und Dezaunay. Bis 1894, dem Jahr, in dem auch zu Gauguin ein näherer Kontakt entsteht, kehrt er jedes Jahr dorthin zurück. Loiseau, der eine Zeitlang vom Synthetismus beeinflußt war – wie einige wenige Bilder aus der Zeit belegen – malt vornehmlich im impressionistischen Stil. Er wird Maufra und Moret zugeordnet und stellt wie sie in der Galerie Durand-Ruel aus; gemeinsam bilden sie die »zweite Generation der Impressionisten«, die durchaus erfolgreich ist. Wiederholt kehrt Loiseau nach Pont-Aven zurück, vor allem in den zwanziger Jahren. Seine Leinwände sind nie vorgezeichnet; Loiseau trägt den farbigen Hintergrund direkt auf und überzieht ihn mit lebhaften Tupfen. Diese Technik gibt ihm viel Freiheit und macht seinen besonderen »Stil« aus, der mit dem Synthetismus allerdings nichts zu tun hat. Dennoch bringt man Loiseau wegen seiner Präsenz in Pont-Aven in den entscheidenden neunziger Jahren des vergangenen Jahrhunderts stets mit der Schule von Pont-Aven in Verbindung.

Maxime Maufra
(1861 Nantes–1918 Poncé-sur-le-Loir)

Im Anschluß an den Besuch des Gymnasiums wird Maufra, für den seine Eltern einen kaufmännischen Beruf vorsehen, zu einem Lehrgang nach Liverpool geschickt. Auf dem Rückweg über London entdeckt Maufra das Werk von Turner und ist tief beeindruckt. In Nantes ermuntert und berät ihn der dort beheimatete Landschaftsmaler Charles Le Roux, ein Schüler von Corot und Freund Théodore Rousseaus; bei ihm lernt Maufra die Grundlagen der Freilichtmalerei. Der junge Maler, der 1886 zum ersten Mal ausstellt, sucht sich seine Motive entlang der bretonischen Küsten. 1890 trifft er in Pont-Aven durch Zufall Gauguin, Sérusier, Filiger und de Haan. Maufra, der dem Impressionismus zuneigt, freundet sich mit den Malern der neuen Richtung an. In Begleitung des aus Nantes stammenden Dezaunay verbringt er mehrere Monate in der Herberge Gloanec und mietet sich dann in Le Pouldu in der Herberge von Marie Henry ein, in der damals auch Filiger zu Gast ist. Zu seinem Umfeld zählten neben diesem Sérusier, Bernard, Loiseau, Moret und Seguin. Maufra wird vom Synthetismus beeinflußt und bringt Werke mit vereinfachten, gefälligeren Kompositionen hervor. Ab 1898 wird seine Handschrift impressionistischer. Der Maler gehört – wie seine Freunde Moret und Loiseau – der »zweiten Generation der Impressionisten« an.

Henry Moret
(1856 Cherbourg–1913 Paris)

Nach dem Besuch der Ecole des Beaux-Arts in Paris und ersten Ausstellungen läßt sich der Normanne Henry Moret 1881 in Le Pouldu nieder und gehört damit zu den ersten Malern dort. Unter dem Einfluß von Corot und der Schule von Barbizon malt er vor allem Landschaftsbilder. 1888 verlegt er seinen Wohnsitz nach Pont-Aven und schließt Bekanntschaft mit Gauguin, Laval, Chamaillard, Bernard und Delavallée; sein Atelier entwickelt sich zum allgemeinen Treffpunkt der Gruppe. Moret gehört zu den Malern, deren Mitwirkung van Gogh für sein »Atelier des Südens« in Arles vorsieht. In unmittelbarer Nähe von Gauguin und Bernard verfolgt er die Entstehung des Synthetismus. Morets Werk nimmt eine radikale Wendung und nähert sich stark dem von Gauguin an. Wie schon die Impressionisten, erstellt der ausgeprägte Einzelgänger Serien mit Stimmungsbildern von einzelnen Landschaften. In der Folge kehrt er allmählich zu einem traditionelleren Impressionismus zurück, vermutlich nicht zuletzt auf Drängen der Galerie Durand-Ruel, die seit 1895 seine Bilder ausstellt und verkauft. Moret gehört wie sein Freund Maufra und wie Loiseau der »zweiten Generation der Impressionisten« an. 1894 läßt er sich in dem kleinen Hafenort Doëlan in der Nähe von Le Pouldu nieder, wo er bis zu seinem Tod bleibt.

Roderic O'Conor
(1860 Milton, Irland–1940 Nueil-sur-Layon)

Roderic O'Conor erlernt die Malerei in Dublin, Anvers und in Paris, wo er das Atelier von Carolus-Duran besucht und ab 1888 ausstellt. Mit Ausnahme weniger Aufenthalte in seiner Heimat verbringt er sein ganzes Leben in Frankreich, genauer in Paris, in Grez-sur-Loing südlich vom Wald in Fontainebleau und in der Bretagne. 1887 entdeckt er Pont-Aven. Dort und in Le Pouldu hält er sich von 1891 bis 1904 regelmäßig jedes Jahr auf. Auf diese Weise entstehen Kontakte zu Seguin, Amiet, Forbes-Robertson, Slewinski, Jourdan, Chamaillard und Filiger. Gemeinsam mit Seguin fertigt er in Le Pouldu Radierungen an. Er verfügt über ein beträchtliches Vermögen und unterstützt bei Bedarf seine Freunde, vor allem Filiger und Seguin. Mit diesem verbindet ihn eine enge Freundschaft, aus der ein reger Briefwechsel hervorgeht. Auch mit Gauguin freundet er sich an, als dieser sich von April bis November 1894 zum letzten Mal in der Bretagne aufhält. Obwohl O'Conor stark von dem Kontakt zu den Malern von Pont-Aven und vor allem vom Werk Gauguins geprägt wird, ist er doch nie ein bloßer »Mitläufer«. Von 1892 an erarbeitet er sich einen besonderen Stil, der durch eine breite parallele Streifung in reinen Farben gekennzeichnet ist. Später in Le Pouldu entwickelt sich sein Stil zu einem vehementen Expressionismus, der seine Entsprechung in den Zeichnungen und Druckgraphiken O'Conors hat.

Ferdinand Loyen du Puigaudeau (genannt Ferdinand du Puigaudeau)
(1864 Nantes–1930 Le Croisic)

Auf den Rat seines Onkels Henri de Chateaubriand begibt sich der Autodidakt Ferdinand du Puigaudeau auf Reisen. 1886 landet er wie viele Maler in der Herberge Gloanec in Pont-Aven, wo er Laval, Bernard und Gauguin begegnet. In den darauffolgenden Jahren sucht er dort regelmäßig seine Freunde Maufra, Osterlind und Dezaunay auf. 1895 kommt er gemeinsam mit seiner Familie für drei Jahre nach Pont-Aven und freundet sich unter anderen mit Seguin, Harrison und Hassam an. Von 1897 bis 1900 verkauft Durand-Ruel seine Bilder; dennoch hat du Puigaudeau mit vielen Schwierigkeiten zu kämpfen. 1906 muß er sich auf der Halbinsel Guérande niederlassen, die er praktisch nicht mehr verläßt. Mit Ausnahme einiger weniger synthetistisch geprägter Bilder aus der Anfangszeit malt du Puigaudeau hauptsächlich in neoimpressionistischer Technik; seine Bilder zeigen nächtliche Szenen von Festen, Feuerwerken und Umzügen im Kerzenlicht. In manchen Werken verbinden sich der dekorative Aspekt und die Sorge um eine gelungene Gesamtstruktur mit einer pointillistischen Technik der Auflösung, die zahlreiche Liebhaber findet. Zu ihnen gehört auch Degas, der ein »Feuerwerk« besaß und mit dem Maler befreundet war. Ab 1909-12 kommt es zu entscheidenden Veränderungen im Werk von du Puigaudeau. Fortan malt er das Meer unter dem Einfluß der verschiedenen Lichteffekte von Sonne und Mond. Zwar wird der Maler der Schule von Pont-Aven zugeordnet, doch bleibt der eigenwillige und unabhängige Geist von den Experimenten seiner Freunde weitestgehend unbeeinflußt.

Louis Roy
(1862 Poligny–1907 Paris)

Innerhalb der Schule von Pont-Aven spielt Louis Roy eine untergeordnete Rolle. 1888 gibt er Zeichenunterricht an einem Gymnasium in der Nähe von Paris. Sein dortiger Kollege Emile Schuffenecker macht ihn mit Gauguin und Filiger bekannt; Roy beginnt, deren Bilder zu sammeln. Er gehört zu den wenigen Künstlern, die Schuffenecker zur Teilnahme an der Ausstellung im Café Volpini anläßlich der Weltausstellung von 1889 in Paris einlädt. Den Sommer 1891 verbringt Roy bei seinen Bekannten in der Bretagne. Nur wenige Bilder zeugen von diesen Eindrücken. 1894 beauftragt Gauguin ihn mit dem Druck seiner Holzschnitte aus Tahiti. Louis Roy, Maler, Druckgraphiker und Illustrator bei der Zeitschrift »L'Ymagier«, verfaßt unter anderem auch Artikel über Henri Rousseau in »Le Mercure de France«. Die *Porträts von de Haan und Gauguin* entstehen unmittelbar nach dem Tod des Holländers und Gauguins Abreise nach Ozeanien. Ihre Rätselhaftigkeit und Ergriffenheit sagt einiges über die Sehnsucht des Lehrers, der sechs Jahre später auf diese Epoche zurückblicken sollte, in der Gauguins Worten zufolge jeder »das Recht [hatte], alles zu wagen«.

Armand Seguin
(1869 Paris–1904 Châteauneuf-du-Faou)

Dank der Unterstützung der Eltern von Henri-Gabriel Ibels, einem Freund aus Kindertagen und späteren Nabi, kann Armand Seguin seine Ausbildung als Maler absolvieren. Die Ausstellung im Café Volpini hinterläßt einen nachhaltigen Eindruck bei ihm. Möglicherweise ist es Sérusier, der ihm zu einem Aufenthalt in Pont-Aven rät, wohin er 1891 reist; im Jahr darauf lernt er dort Bernard und sogar Renoir kennen, mit dem er bis 1896 Kontakt pflegt. Die wichtigste Begegnung aber ist die mit O'Conor, der sein Freund und Vertrauter wird und ihm wiederholt zur Seite steht. 1893 verbringt Seguin einige Zeit in der Villa Saint-Julian unweit des Hafens von Le Pouldu. O'Conor, Filiger und er bilden ein unzertrennliches Trio. Als Gauguin 1893 aus Tahiti zurückkehrt, treffen sie einander regelmäßig in Paris. Im darauffolgenden Jahr begegnen sich Gauguin, Seguin und O'Conor erneut in Le Pouldu bei Slewinski. Gauguins Angebot, ihn auf seine Reise nach Ozeanien zu begleiten, muß Seguin ausschlagen: Zum ersten Mal findet eine Einzelausstellung seiner Werke in der Galerie Le Barc de Boutteville statt, zu der Gauguin das Vorwort verfassen sollte. Nach seinem letzten Aufenthalt in Pont-Aven und Le Pouldu 1895 beginnt für Seguin ein rastloses Leben, das von materiellen Sorgen gekennzeichnet ist. Zerrüttet und vereinsamt stirbt er 1903 bei Sérusier in Châteauneuf-du-Faou im Alter von 34 Jahren an Tuberkulose.

Paul Sérusier
(1864 Paris–1927 Morlaix)

Paul Sérusier stammt aus einer wohlhabenden bürgerlichen Familie und absolviert ein glänzendes humanistisches Studium. 1885 schreibt er sich an der Académie Julian ein und besucht die Ateliers von Lefebvre und Bouguereau. 1888 stellt er im Salon aus; er malt bis dahin in akademischem Stil. Im selben Jahr verbringt er die Ferien in Concarneau und macht einen Abstecher nach Pont-Aven in die Herberge Gloanec, wo er Emile Bernard kennenlernt. Am Vorabend seiner Abreise begegnet er Gauguin und malt nach dessen Vorgaben eine Ansicht vom Aven im Bois d'Amour. Zurück in Paris präsentiert er das kleine Landschaftsbild, das den Titel *Der Talisman* erhält. Für fünf seiner Gefährten – Bonnard, Denis, Ranson, Ibels und Piot – ist das Bild eine Offenbarung; gemeinsam mit Sérusier schließen sie sich zu der Gruppe der Nabis (hebr. für »Propheten«) zusammen, der in der Folge auch Vuillard, Maillol, Vallotton, Lacombe und Roussel angehören. Innerlich aufgewühlt verläßt Sérusier im Frühjahr 1889 die Volpini-Ausstellung und beschließt, Gauguin in Pont-Aven aufzusuchen; wie de Haan mietet er sich in Marie Henrys Herberge ein. Dort begegnet er Moret und Filiger. In den darauffolgenden Jahren kehrt Sérusier regelmäßig nach Pont-Aven zurück. 1891, nach Gauguins Abreise, läßt er sich in Huelgoat nieder, dem kleinen Dorf mitten in der Bretagne, bevor er 1894 ganz in der Nähe das Dorf Châteauneuf-du-Faou entdeckt und zu seinem Wohnort auserwählt. Zusammen mit Verkade und der Schule für sakrale Kunst der Benediktinerabtei in Beuron führt er theoretische Recherchen durch und beschäftigt sich in besonderer Weise mit dem Verhältnis von Malerei und Zahlen beziehungsweise Geometrie. Die Ergebnisse dieser Arbeit fließen in das 1921 erscheinende Buch ABC *de la peinture* ein. Es hat großen Erfolg bei der jungen Generation, der sich anhand dieses Werkes der Zusammenhang zwischen dem Synthetismus von Pont-Aven und der abstrakten Malerei erschließt. Unter allen Künstlern der Gruppe von Pont-Aven hat Sérusier die von Bernard und Gauguin geprägte Ästhetik am stärksten weiterentwickelt.

Wladyslas Slewinski
(1854 Bialynin-sur-Pilica, Polen–1918 Paris)

Der aus einer polnischen Adelsfamilie stammende Slewinski kommt 1888 ohne Beruf und finanzielle

Mittel nach Paris. Vierunddreißigjährig schreibt sich der an Malerei Interessierte, der über keinerlei Vorbildung verfügt, an der Académie Julian und anschließend an der Académie Colarossi ein. Gegenüber, im Restaurant Chez Madame Charlotte in der Rue de la Grande Chaumière, begegnet er Gauguin, der dort Stammgast ist. Dieser ermuntert ihn dazu, nach Pont-Aven zu gehen. Von 1889 an verbringt Slewinski sein Leben zwischen der Bretagne und Paris, wo er auch Freunde wie August Strindberg wiedertrifft. Das Meer, dessen Anblick bei ihm einen regelrechten Schock ausgelöst hat, ist ausschlaggebend für seinen Entschluß, sich in Le Pouldu niederzulassen. Dort begegnet er 1890 erneut Gauguin und freundet sich mit anderen Malern und vor allem mit O'Conor an, mit dem ihn viel Gemeinsames verbindet. Auch hilft er seinen Freunden Filiger und Seguin finanziell über die Runden, wenn die Verhältnisse es ihm gestatten. Als Gauguin 1894 zum letzten Mal in die Bretagne kommt, wohnt er bei seinem polnischen Freund in Le Pouldu. Slewinskis Werk umfaßt zu etwa gleichen Teilen Seestücke, Stilleben und Porträts – Themen, die bei den übrigen Malern eher selten zu finden sind. Nachdem er den Synthetismus vollkommen verinnerlicht hat, malt er Bilder mit klar strukturiertem Aufbau und dunklen oder matten Farben. Wie Loiseau fertigt er für seine Bilder keine Vorzeichnungen an, sondern trägt die Farbe direkt auf die Leinwand auf. Von Heimweh geplagt, kehrt er 1905 mit dem Vorsatz nach Polen zurück, »die gute Botschaft von Pont-Aven weiterzutragen«. Doch kann er sich vom traditionellen Geist der polnischen Malerei nicht befreien und durchlebt eine schwere Krise. 1910 zieht es ihn zurück in seine Wahlheimat; nach einem Aufenthalt in Pont-Aven läßt er sich in dem kleinen Hafen Doëlan nieder, wo er bis zwei Jahre vor seinem Tod im Jahr 1916 malt.

Vincent van Gogh
(1853 Groot Zundert–1890 Auvers-sur-Oise)

Van Gogh war kein einziges Mal in der Bretagne und gehörte auch der Schule von Pont-Aven nie an. Dennoch bestanden so enge Beziehungen zu der Gruppe, daß man ihn gemeinhin mit der Geschichte dieser Bewegung in Verbindung bringt. 1887 »erfinden« Bernard, Anquetin und van Gogh in Asnières den Cloisonnismus, der erste Schritt auf dem Weg zum Synthetismus. Im Sommer 1888 wird der in Arles lebende van Gogh durch ständigen Briefkontakt in sämtliche Geschehnisse in Pont-Aven direkt miteinbezogen. Über Gauguins und Bernards radikale Entwicklung ist er auf dem laufenden. Verschiedene Projekte werden ins Auge gefaßt. Van Gogh fühlt sich einsam in Arles und möchte seine Gefährten für ein »Atelier im Süden« gewinnen. Neben Gauguin und Bernard gehören auch Moret, Laval und Chamaillard zu dem Kreis der von ihm ausgewählten Künstler. Vorübergehend ist van Gogh der niedrigen Preise in der Herberge Gloanec halber versucht, ebenfalls in die Bretagne zu gehen, doch fürchtet er die allgegenwärtigen Maler. Als Gauguin ihn schließlich am 21. Oktober allein in Arles aufsucht, hat er Bernards Gemälde *Bretoninnen auf der Wiese* mit dabei. Über Wochen ist van Gogh stark beeindruckt von dem, was Gauguin ihm zeigt und wovon er ihm berichtet; die Kopie, die er von Bernards Bild anfertigt, und Gemälde wie *Tanzsaal in Arles* (Musée d'Orsay) belegen dies.

Jan Verkade
(1868 Zaandam, Niederlande–1946 Beuron, Sigmaringen)

Durch eine Ausstellung der »Groupe des XX« 1890 in Brüssel entdeckt der Holländer Jan Verkade das Werk Gauguins und der Postimpressionisten. Im Jahr darauf lernt er über seinen Landsmann Meyer de Haan Gauguin in Paris kennen und wird auch mit Sérusier bekannt. Gemeinsam mit Ballin läßt er sich zunächst in Pont-Aven in der Herberge Gloanec nieder und nimmt von dort aus nacheinander in Huelgoat und Le Pouldu Quartier. Anfang 1892 hält er sich erneut in Paris auf und freundet sich mit Emile Bernard an; dieser ist in ähnlicher Weise wie er der Mystik zugetan. Im Frühjahr geht Verkade zurück in die Bretagne nach Le Pouldu und Saint-Nolff. Stark beeindruckt von der frommen Haltung der Bretonen aus seinem Umfeld, beschließt der junge protestantische Maler, zum katholischen Glauben zu konvertieren und sich taufen zu lassen. Sein spirituelles und ästhetisches Interesse führt ihn nach Italien. Dort kommt er mit der Schule für sakrale Kunst des Paters Desiderius Lenz von der Benediktinerabtei in Beuron in Berührung, der eine besondere Vorstellung von einem Kanon der menschlichen Figur entwickelt. 1894 läßt sich Verkade im Kloster von Beuron nieder und nimmt den Namen Bruder Willibrord an.

Jens Ferdinand Willumsen
(1863 Kopenhagen–1958 Cannes)

Der Besuch einer Kopenhagener Impressionisten-Ausstellung regt den jungen Willumsen 1888-89 zu einem Aufenthalt in Paris an. Bei seinem zweiten Frankreichbesuch 1890 begibt er sich nach Pont-Aven. Dort begegnet er Gauguin, der ihm seine Theorien erläutert. Der junge Däne wird zum Anhänger der Ästhetik von Pont-Aven. 1891 trifft er Gauguin in Paris wieder. Willumsen schließt sich der Gruppe der Nabis an und stellt gemeinsam mit ihnen im Salon des Indépendants und bei Le Barc de Boutteville aus. Zurück in seiner Heimat, beschäftigt er sich außer mit Malerei auch mit Bildhauerei, Keramik und dekorativer Kunst (von 1897 bis 1900 ist er künstlerischer Leiter der Werkstätten Bing und Gröendahl in Kopenhagen). Große Bedeutung kommt Willumsen bei der Verbreitung des Synthetismus in Dänemark und den skandinavischen Ländern zu. Nur wenige Bilder entstehen in der Bretagne, darunter *Zwei gehende Bretoninnen*; darauf behandelt Willumsen ein pittoreskes Thema (dessen sich in Pont-Aven häufig die akademischen Maler annehmen) in stark vereinfachtem Stil, was dem Humor der Szene jedoch keinen Abbruch tut. Das nicht näher lokalisierte Landschaftsbild *Die Kastanienallee*, ein Gemälde mit deutlich dekorativem und symbolischem Charakter, bringt den Ansatz des jungen Dänen gut zum Ausdruck.

Chronologie

1886

Ende Februar geht Vincent van Gogh nach Paris. Im Atelier Cormon begegnet er Emile Bernard und Henri Toulouse-Lautrec.
Vom 15. Mai bis 15. Juni findet die 8. und letzte Ausstellung der Impressionisten statt, bei der Paul Gauguin zahlreiche Landschaftsbilder und ein Basrelief aus Holz präsentiert: *Die Toilette*
Im Juli kommt Gauguin zum ersten Mal nach Pont-Aven in die Herberge Gloanec. Dort trifft er auf Achille Granchi-Taylor, Charles Laval und Ferdinand Loyen du Puigaudeau.
Am 18. September veröffentlicht Jean Moréas das Manifest des Symbolismus in »Le Figaro littéraire«.
Mitte Oktober ist Gauguin zurück in Paris; begeistert widmet er sich im Atelier des Keramikkünstlers Ernest Chaplet Töpferarbeiten, die ihn den ganzen Winter über beschäftigen; es entstehen 55 Werke.
Im November begegnen sich Gauguin und van Gogh mehrfach bei Père Tanguy und in der Galerie für moderne Kunst Boussod et Valadon, deren Leiter Theo van Gogh ist.

1887

Zusammen mit Charles Laval bereist Gauguin von April bis November Panama und Martinique. Bei Boussod et Valadon stellt er am Jahresende seine Martinique-Bilder aus, die von van Gogh sehr gelobt werden.
Dieser hat sich mit Bernard angefreundet und arbeitet gemeinsam mit ihm in Asnières. Emile Bernard und Louis Anquetin beschäftigen sich verstärkt mit geschlossenen Farbfeldern.

1888

Im Januar stellen Georges Seurat, Henri-Edmond Cross und Camille Pissarro in den Räumen der von Edouard Dujardin und Félix Fénéon geleiteten »Revue Indépendante« aus.
Nachdem es Theo van Gogh Ende Januar gelungen ist, drei Gemälde von Gauguin zu verkaufen, kehrt dieser Anfang Februar nach Pont-Aven zurück. Dort halten sich auch Ernest Ponthieu de Chamaillard, Emile Jourdan, Henry Moret und Charles Laval auf.
Ende Februar geht van Gogh nach Arles.
In der Ausgabe der »Revue Indépendante« vom 19. Mai prägt Edouard Dujardin den Begriff vom »Cloisonnismus« in der Malerei.
Mitte August hält Emile Bernard Einzug in Pont-Aven; er kommt aus Saint-Briac, wo der junge Schriftsteller und Kritiker Albert Aurier auf ihn aufmerksam wurde. Die beiden freunden sich an.
Unter dem Eindruck von Bernards *Bretoninnen auf der Wiese* malt Gauguin im September *Die Vision von der Predigt*. Auch Paul Sérusier kommt nach Pont-Aven und läßt sich von Gauguin zu einem kleinen Landschaftsbild vom Bois d'Amour anleiten: *Der Talisman*, ein Werk von extremer Farbigkeit; sein Titel gilt im Wortsinn für Sérusiers junge Freunde an der Akademie Julian, die künftigen Nabis oder Propheten der Kunst Gauguins, unter ihnen Théodore Roussel, Edouard Vuillard, Edouard Bonnard, Maurice Denis und Aristide Maillol.
Vom 23. Oktober bis 24. Dezember hält sich Gauguin bei van Gogh in Arles auf. Zwar arbeiten sie zusammen, doch neigt Gauguin immer mehr zu Werken, die der Phantasie entspringen, während van Gogh einer Ausdrucksweise treu bleibt, die sich aus der Natur und ihrer Beobachtung herleitet. Gauguin hat Bernards Bild *Bretoninnen auf der Wiese* mitgebracht, das van Gogh als großes Aquarell kopiert.
Im November stellt Theo van Gogh mehrere Werke Gauguins bei Boussod et Valadon aus, darunter auch *Die Vision von der Predigt*. Degas begeistert sich für die Arbeiten aus der Bretagne.

1889

Im Januar beginnt Gauguin in Paris mit einer Serie von Radierungen.
Im Februar stellt er im Salon des XX in Brüssel seine Werke aus der Südsee und der Bretagne aus.
Mitte Februar geht Gauguin zurück nach Pont-Aven.
Mitte April begibt er sich zur Vorbereitung einer Ausstellung »seiner Gruppe« nach Paris.
Im Juni wird die Ausstellung der »Groupe impres-

sionniste et synthétiste« aus Pont-Aven eröffnet; sie findet im Café Volpini ganz in der Nähe des soeben errichteten Eiffelturms statt, der anläßlich der Weltausstellung eingeweiht worden ist. Die wichtigsten Protagonisten der Ausstellung sind Emile Bernard und Paul Gauguin. Mitte Juni geht Gauguin erneut nach Pont-Aven, wo er mit Unterbrechung bis November 1890 bleibt. Hier trifft er wenig später auch auf Chamaillard und Moret. Gemeinsam mit Paul Sérusier, Charles Filiger und Meyer de Haan läßt er sich in Le Pouldu in der Herberge von Marie Henry nieder.
Im Oktober verbringt der junge André Gide einige Tage in Le Pouldu; er setzt sich mit den Bildern der Künstler auseinander.
Im November-Dezember beginnen de Haan und Gauguin mit der Dekoration der Herberge von Marie Henry.

1890

Im neu gegründeten »Mercure de France« erscheint im Januar ein Artikel von Albert Aurier über Vincent van Gogh.
Im Februar geht Gauguin nach Paris.
Von April bis Mai findet in Paris an der Ecole des Beaux-Arts eine Ausstellung japanischer Kunst statt.
Anfang Juni kehrt Gauguin nach Le Pouldu zurück, wo sich noch immer de Haan, Filiger und Sérusier aufhalten. Ihnen schließen sich Wladyslas Slewinski, Jens Ferdinand Willumsen, Maxime Maufra und Gustave Loiseau an.
Am 29. Juli stirbt van Gogh in Auvers-sur-Oise. Im Verlauf des Sommers beenden die Maler die Wanddekorationen in der Herberge von Marie Henry.
In der August-Ausgabe der Zeitschrift »Art et Critique« gibt Maurice Denis seine Definition des Gemäldes, das weniger Sujet sei als vielmehr eine »plane Fläche, bedeckt mit Farben, die einer bestimmten Anordnung folgen«.
Im November kehrt Gauguin zurück nach Paris in das ihm vertraute Umfeld; er hält Kontakt zu den jungen Malern und den symbolistischen Dichtern wie Charles Morice und Stéphane Mallarmé.

1891

In einem Artikel in »Le Figaro« vom 18. Februar kündigt Octave Mirbeau den freien Verkauf von Gauguins Werken im Hôtel Drouot am 23. Februar an, dessen Ergebnis zufriedenstellend ausfällt.
Am 23. März findet unter dem Vorsitz von Mallarmé ein Bankett zu Ehren von Gauguin statt, dessen Abreise nach Tahiti unmittelbar bevorsteht. Bei dieser Gelegenheit lernen Jan Verkade und Mogens Ballin einander kennen, die sich im Anschluß an Gauguins Weggang in Pont-Aven niederlassen und Paul Sérusier, Ernest Ponthieu de Chamaillard, Armand Seguin und Roderic O'Conor anschließen; Maxime Maufra und Charles Filiger sind weiterhin in Le Pouldu. Sérusier geht später gemeinsam mit Georges Rasetti nach Huelgoat.
Im November findet die erste Nabis-Ausstellung in der Galerie Le Barc de Boutteville statt.

1892

Ballin und Verkade ziehen nach Saint-Nolff.
Cuno Amiet freundet sich mit den Malern in Pont-Aven an. In jenem Jahr entstehen Bernards letzte synthetistische Bilder (eine Serie mit *Bretoninnen*).

1893

Seguin und O'Conor arbeiten gemeinsam in Le Pouldu.
Gegen Ende des Sommers kehrt Gauguin aus Tahiti zurück und nimmt erneut Verbindung zu den Malern und Schriftstellern auf. Auf Empfehlung von Degas stellt Durand-Ruel im November die Tahiti-Bilder aus.

1894

József Rippl-Rónai und Georges Lacombe schließen in Paris Bekanntschaft mit Gauguin. Dieser hält sich von Mai bis November ein letztes Mal in der Bretagne in Le Pouldu und Pont-Aven auf, wo er Jourdan, Slewinski und Filiger wiedertrifft; letzterer wohnt mittlerweile in Kersulé. In Pont-Aven lernt er Seguin und O'Conor kennen; er faßt eine gemeinsame Reise nach Tahiti ins Auge.

1895

Im Juli bricht Gauguin erneut nach Tahiti auf und verläßt Frankreich damit endgültig.

Ausgewählte Bibliographie

Monographien

Bernard, Emile, *Souvenirs inédits sur l'artiste peintre Paul Gauguin et ses compagnons lors de leur séjour à Pont-Aven et au Pouldu*, mit einem Vorwort von Maurice Denis. Lorient 1939

Bodelsen, Merete, *Les céramiques de Gauguin, une recherche dans le développement de son art*. London 1964

Boyle-Turner, Caroline, *Sérusier*. Lausanne 1988

Cachin, Françoise, *Gauguin*. Paris, Le Livre de Poche, 1968, Neuaufl. 1988, 1989

Cachin, Françoise, *Gauguin, »Ce malgré moi de sauvage«*. Paris 1989

Cariou, André, *Les peintres de Pont-Aven*. Rennes 1994

Chasse, Charles, *Paul Gauguin et le groupe de Pont-Aven*. Paris, Floury 1921

Chasse, Charles, *Gauguin et son temps*. Paris 1955

Cogeval, Guy, *Les années post-impressionnistes*. Paris 1986

Denis, Maurice, *Le ciel et l'arcadie*, hrsg. von J.-P. Bouillon. Paris 1993

Gauguin, Paul, *Quarante-cinq lettres à Vincent [van Gogh], Théo et Jo van Gogh* [Faksimileausg. der Briefe von Gauguin], hrsg. von Douglas Cooper, Amsterdam, Lausanne 1983

Jacob, Mira, *Charles Filiger*, 1863–1928. Paris 1989

Jaworska, Wladyslawa. *Gauguin et l'école de Pont-Aven*, Neuchâtel, Paris 1971

Joly-Segalen, A., *Lettres de Paul Gauguin à Georges-Daniel de Monfreid*. Paris 1918, Neuausg. 1950

Le Paul, Charles-Guy. *L'Impressionnisme dans l'école de Pont-Aven*. Lausanne, Paris 1983

Leymarie, Jean. *Paul Gauguin, aquarelles, pastels et dessins en couleurs*. Basilea, *le peintre et son œuvre*. Paris 1943, Neuaufl. 1948

Malingue, Maurice, *Lettres de Gauguin à sa femme et à ses amis*. Paris 1946

Mellerio, André, *Le mouvement idéaliste en peinture*. Floury 1896

Merlhès, Victor, *Correspondance de Paul Gauguin* 1873–1888. Paris 1984

Merlhès, Victor, *Paul Gauguin et Vincent Van Gogh* – 1887–1889. *Lettres retrouvées, sources ignorées*. Tahiti 1989

Morice, Charles. *Paul Gauguin*. Paris 1919

Motheré, Henry, *Souvenirs dictés par Marie Henry, concernant les peintres de Pont-Aven et la vie dans l'auberge du Pouldu*. [Manuskript]

Puget, Catherine, Jaworska, Wladyslawa, Delouche, Denise, *Gauguin et ses amis à Pont-Aven*. Le Chasse-Marée/ArMen 1989

Ramade, Patrick, *Maxime Maufra*. Douarnenez 1988

Rewald, John, *Post-Impressionnism. From Van Gogh to Gauguin*. New York 1956; französische Ausg.: *Le post-impressionnisme*. Paris 1961, 1987; deutsche Ausg.: *Die Geschichte des Nachimpressionismus*. Köln 1967

Rotonchamp, Jean de, *Paul Gauguin*, 1848–1903. Weimar 1906; französische Ausg. Paris 1925

Seguin, Armand, *Une vie de Bohème, lettres du peintre Armand Seguin à Roderic O'Conor*. Quimper 1989

Sérusier, Paul, A B C *de la peinture, suivi d'une étude sur la vie et l'œuvre de P. Sérusier par Maurice Denis*. Paris 1942

Terrasse, Antoine, *Pont-Aven, l'école buissonnière*. Paris 1993

Thersiquel, Michel, Le Bihan, René, Puget, Catherine. *Mémoire de Pont-Aven*, 1860–1940. Pont-Aven 1986

Verkade, Jan, *Le Tourment de Dieu*. Holländische Ausg. 1919; deutsche Ausg.: *Die Unruhe zu Gott – Erinnerungen eines Malermönchs*, Freiburg i. Br. 1920; französische Ausg. Paris 1926

Van Gogh, Vincent. *Correspondance complète*, 3 Bde. Paris 1960; deutsche Ausg.: Sämtliche Briefe. In der Neuübers. von Eva Schumann, hrsg. von F. Erpel, Zürich 1965, 6 Bde.

Aufsätze

Adam, Paul, »L'art symboliste«, *La Cravache*, 23. März 1889

Antoine, Jules, »Impressionnistes et synthétistes«, *Art et Critique*, 9. November 1889, S. 369–371

Aurier, Georges-Albert, »Le symbolisme en peinture, Paul Gauguin«, *Mercure de France*, Nr. 15, März 1891, S. 155–165

Aurier, Georges-Albert, »Néo-traditionnistes. Paul Gauguin«, *La Plume*, 1. September 1891, S. 300

Aurier, Georges-Albert, »Les Symbolistes«, *Revue Encyclopédique*, 1892, S. 474–486

Bernard, Emile, »Notes sur l'école dite de Pont-Aven«, *Mercure de France*, Nr. 168, Dezember 1903, S. 675–682

Chasse, Charles, »De quand date le synthétisme de

Gauguin?«, *L'Amour de l'art*, April 1938, S. 127–134
Dorra, Henri, »Emile Bernard et Paul Gauguin«, *Gazette des Beaux-Arts*, April 1955, S. 227–246
Dorra, Henri. »Extraits de la correspondance d'Emile Bernard des débuts à la Rose croix entre 1876 et 1892«, *Gazette des Beaux Arts*, 6ème série, Dezember 1980, S. 235–242
Dorra, Henri. Le texte Wagner de Gauguin, *Bulletin de la Société de l'Histoire de l'Art Français*, 1984, S. 281–288
Gauguin, Paul. »Armand Seguin«, *Mercure de France*, Nr. 62, Februar 1895, S. 222–294 |Vorwort im Katalog zur Ausstellung der letzten Werke von Armand Seguin in der Galerie Le Barc de Boutteville|
Jaworska, Wladyslawa. »The Problems of Pont-Aven«, *Apollo*, Mai 1965, S. 372–377
|Maufra, M|, signiert X, »Gauguin et l'Ecole de Pont-Aven par un de ses admirateurs de l'Ecole de Pont-Aven«, *Essais d'Art Libre*, November 1893, S. 164–168
Mirbeau, Octave. »Gauguin«, *Echo de Paris*, 16. Februar 1891
Seguin, Armand. »Paul Gauguin«, *L'Occident*, Nr. 16, 17, 18, März–April 1903, S. 158–167
Welsh, Robert. »Gauguin et l'auberge de Marie Henry au Pouldu«, *Revue de l'Art*, Nr. 86, 1989, S. 35–43

Ausstellungskataloge

Peintures du groupe Impressionniste et Synthétiste, Café des Arts, Volpini Exposition Universelle, Champ de Mars, Paris 1889
Gauguin, ses amis, l'Ecole de Pont-Aven et l'Académie Julian, Galerie Beaux-Arts, Paris 1934
Gauguin et le groupe de Pont-Aven, Musée des Beaux Arts de Quimper, 1950
Gauguin et le groupe de Pont-Aven, |Ausstellung anläßlich des 50. Todestages von Paul Gauguin| Hôtel de Ville, Pont-Aven 1953
Hommage à Sérusier et aux peintres du Groupe de Pont-Aven, Musée des Beaux-Arts, Quimper 1958
Charles Filiger, Le Bateau Lavoir, Paris 1962
Gauguin et le groupe de Pont-Aven, The Tate Gallery, London 1966
Pont-Aven. Gauguin und sein Kreis in der Bretagne, Kunsthaus Zürich 1966
L'école de Pont-Aven dans les collections publiques et privées de Bretagne, Musée des Beaux-Arts, Quimper; Musée des Beaux-Arts, Rennes; Musée des Beaux-Arts, Nantes, 1977–1978
Post-Impressionnisme, Royal Academy, London, 1979; National Gallery, Washington, 1980
Vincent Van Gogh and the Birth of Cloisonnism, Art Gallery of Ontario, Toronto; Rijksmuseum Vincent Van Gogh, Amsterdam 1981
Filiger, Musée Départemental Maurice Denis, Le Prieuré, Saint-Germain-en-Laye, 1981; Musée de Pont-Aven, 1982; Musée des Beaux-Arts, Quimper 1982
L'Eclatement de l'impressionnisme, Musée Départemental Maurice Denis, Le Prieuré, Saint-Germain-en-Laye, 1982
Roderic O' Conor 1860–1940, Musée de Pont-Aven, 1984
Ecole de Pont-Aven aquarelles, pastels, dessins, objets, Musée de Pont-Aven, 1985
Le chemin de Gauguin – genèse et rayonnement, Musée Départemental Maurice Denis, Le Prieuré, Saint-Germain-en-Laye, 1985, durchgesehene und korrigierte Aufl. 1986
Gustave Loiseau, Paris, Didier Imbert Fine Art 1985–1986
Maxime Maufra, Pont-Aven, 1986
Emile Jourdan, 1860–1931, Musée de Pont-Aven, 1987
Paul Sérusier, Musée de Morlaix, 1987
Henry Moret, Musée de Pont-Aven, 1988
Charles Filiger, Maison du Patrimoine, Plougastel-Daoulas, 1988
Gauguin et l'école de Pont-Aven, Royal Academie of Arts, London, 1989; National Gallery of Scotland, Edinburg, 1990
Gauguin, National Gallery of Art, Washington; Art Institute, Chicago, 1988; Galeries Nationales du Grand Palais, Paris, 1989
Gauguin et l'ecole de Pont-Aven, Bibliothèque Nationale, Paris, 1989
Jan Verkade, Rijksmuseum Vincent Van Gogh, Amsterdam; Musée de Beaux-Arts, Quimper, 1989
Armand Seguin, Musée de Pont-Aven, 1989
Charles Filiger, Ancienne Boucherie, Straßburg, 1990
Emile Bernard, Städtische Kunsthalle, Mannheim, Van Gogh Museum, Amsterdam, 1990
Paul Sérusier et la Bretagne, Musée de Pont-Aven, 1991
Gauguin et ses amis en Bretagne, La collection Marie Henry – »Buvette de la plage«, Le Pouldu en Bretagne; Museum of Art, Yokohama; Hiroshima City Museum of Contemporary Art; Municipal Museum of Art, Kyoto, 1992
Georges Lacombe, Musée des Beaux-Arts et de la Dentelle, Alençon, 1992
Gauguin e i suoi amici pittori in Bretagna, Aosta, 1993
Gauguin et l'école de Pont-Aven, Bunkamura, Kyoto, Hokkaido, Mie, Koriyama, 1993
Emile Bernard, Musée Balore, Nîmes 1993

Le cercle de Gauguin en Bretagne, Musée de Pont-Aven 1994
Maurice Denis, Lyon, Köln, Liverpool, Amsterdam 1994–1995
Gauguin et l'Ecole de Pont-Aven, Museo del Palacio de Bellas Artes, Mexiko 1995
Gauguin und die Schule von Pont-Aven, Künzelsau, Museum Würth, 1997; Musée de Pont-Aven 1997 (Auswahl)
Ferdinand du Puigaudeau, Musée de Pont-Aven 1998
Georges Lacombe, Musée de Pont-Aven 1998
Henry Moret, Musée des Beaux-Arts de Quimper 1998
Gauguin, Fondation Pierre Gianadda, Martigny 1998

Werkkataloge

Luthi, Jean-Jacques. *Emile Bernard. Catalogue raisonné de l'œuvre peint*. Paris 1982
Gray, Christopher. *Sculptures et céramiques de Paul Gauguin*. Baltimore 1963
Guicheteau, Marcel. *Paul Sérusier*. Bd. 1, Paris 1976, Bd. 2, Pontoise 1989
Kornfeld, E., Harold J., Morgan E. *Paul Gauguin = catalogue raisonné of his prints*. Bern 1988
Laurentin, Antoine. *Ferdinand du Puigaudeau*, Bd. 1, Paris 1989
Wildenstein, Georges, Cogniat, Raymond. *Paul Gauguin-Catalogue*, Paris 1964

Photonachweis

Belfast:
© Sister Theophane Dwyer, mit freundl. Genehmigung des Kuratoriums der National Museums & Galleries of Northern Ireland (Kat. 100)
Cambridge (Mass.):
President and Fellows, Havard College, Harvard University Art Museums (Kat. 18-19)
Frederikssund:
Claus Ørsted (Kat. 145-146); Kit Weiss (Kat. 24)
Glasgow:
Glasgow Museums (Kat. 75)
Hamburg:
Elke Walford, Hamburger Kunsthalle (Kat. 10)
Kopenhagen:
Ole Woldbye (Kat. 8)
Krakau:
Marek Studnicki (Kat. 139)
Mailand:
Foto Saporetti (Kat. 142)
Morlaix:
© Musée de Morlaix, GPO photographie (Kat. 108)
München:
Blauel/R. Gnamm – Artothek (Kat. 6, 119)
Nantes:
Ville de Nantes, Musée des Beaux-Arts (Kat. 49, 87)
New York:
Photograph © 1998 The Museum of Modern Art, New York (Kat. 21, 38)
Oslo:
J. Lathion, Nasjonalgalleriet (Kat. 16-17)
Paris:
Bibliothèque Nationale de France (Kat. 27, 90-93, 103, 111, 113, 115-116)
Musée d'Orsay: © Photo RMN: Arnaudet (Kat. 13); J. Schormans (Abb S. 27, Kat. 26, 118); Peter Willi (Kat. 15)
Musée du Louvre: © Photo RMN: Arnaudet (Kat. 138); Michèle Bellot (Kat. 9, 44); Gérard Blot (Kat. 125)
Musée national des Arts d'Afrique et d'Océanie: © Photo RMN (Kat. 4)
Pont-Aven:
Musée de Pont-Aven (Kat. 53d, 73, 83, 133-134)
Privatsammlungen:
Christophe Chauchat (Kat. 12, 59, 95-98, 109); GornE (Kat. 41);
Fotoatelier Gerhard Howald, Kirchlindach-Bern (Kat. 137);
Georges Poncet, Paris (Kat. 52);
Robin, Quimper (Kat. 56-58, 70-71, 82, 86, 106, 110, 117, 127, 131-132, 140)
Reims:
© Musée des Beaux-Arts de la ville de Reims, C. Devleeschauwer (Kat. 11a-i, 25)
Rennes:
Louis Deschamps (Kat. 43, 78, 84)
Saint-Germain-en-Laye:
Musée départemental Maurice Denis, Le Prieuré (Kat. 66)
Wuppertal:
Antje Zeis-Loi (Kat. 31)

Die Kunsthalle der Hypo-Kulturstiftung gibt zu jeder Ausstellung sorgfältig bearbeitete Kataloge heraus. Ihr Wert liegt sowohl in den wissenschaftlichen Beiträgen als auch in den zahlreichen Abbildungen.

Deutsche Romantiker
Bildthemen der Zeit von 1800-1850
14. Juni bis 1. September 1985
314 Seiten, 139 Abbildungen, 50 in Farbe
(vergriffen)

Jean Tinguely
27. September 1985 bis 6. Januar 1986
130 Seiten, 105 Abbildungen, 34 in Farbe
(vergriffen)

Lovis Corinth. 1858-1925
24. Januar bis 30. März 1986
224 Seiten, 157 Abbildungen, 90 in Farbe
(vergriffen)

Ägyptische und moderne Skulptur
Aufbruch und Dauer
18. April bis 22. Juni 1986
170 Seiten, 102 Abbildungen
(vergriffen)

Fernando Botero
Bilder – Zeichnungen – Skulpturen
4. Juli bis 7. September 1986
194 Seiten, 141 Abbildungen, 67 in Farbe
(vergriffen)

Albertina Wien
Zeichnungen 1450-1950
18. September bis 19. November 1986
248 Seiten, 113 Abbildungen, 101 in Farbe
(vergriffen)

Fabergé
Hofjuwelier der Zaren
5. Dezember 1986 bis 22. Februar 1987
360 Seiten, 383 Abbildungen, 220 in Farbe
(vergriffen)

Niki de Saint Phalle
Bilder – Figuren – Phantastische Gärten
26. März bis 5. Juli 1987
160 Seiten, 187 Abbildungen,66 in Farbe
(vergriffen)

Venedig
Malerei des 18. Jahrhunderts
24. Juli bis 1. November 1987
188 Seiten, 71 Abbildungen in Farbe
(vergriffen)

René Magritte
13. November 1987 bis 14. Februar 1988
283 Seiten, 161 Abbildungen, 132 in Farbe
(vergriffen)

Georges Braque
4. März bis 15. Mai 1988
238 Seiten, 140 Abbildungen, 106 in Farbe
(vergriffen)

München Focus '88
10. Juni bis 2. Oktober 1988
196 Seiten, 86 Abbildungen, 53 in Farbe
DM 34,– (erhältlich)

Fernand Léger
25. Oktober 1988 bis 8. Januar 1989
180 Seiten, 95 Abbildungen, 86 in Farbe
DM 37,– (erhältlich)

Paul Delvaux
20. Januar bis 19. März 1989
180 Seiten, 83 Abbildungen, 66 in Farbe
(vergriffen)

James Ensor
Belgien um 1900
31. März bis 21. Mai 1989
272 Seiten, 115 Abbildungen, 105 in Farbe
DM 42,– (erhältlich)

Kleopatra
Ägypten um die Zeitwende
16. Juni bis 10. September 1989
324 Seiten, 185 Abbildungen, 61 in Farbe
(vergriffen)

Egon Schiele und seine Zeit
28. September 1989 bis 7. Januar 1990
295 Seiten, 196 Abbildungen, 137 in Farbe
DM 45,– (erhältlich)

Anders Zorn
24. Januar bis 25. März 1990
234 Seiten, 150 Abbildungen, 86 in Farbe
(vergriffen)

Joan Miró – Skulpturen
7. April bis 24. Juni 1990
247 Seiten, 139 Abbildungen, 62 in Farbe
(vergriffen)

Königliches Dresden
Höfische Kunst im 18. Jahrhundert
17. November 1990 bis 3. März 1991
216 Seiten, 307 Abbildungen, 141 in Farbe
(vergriffen)

Marc Chagall
23. März bis 30. Juni 1991
298 Seiten, 122 Abbildungen, 114 in Farbe
(vergriffen)

Denk-Bilder
13. Juli bis 8. September 1991
156 Seiten, 47 Abbildungen, 26 in Farbe
DM 29,– (erhältlich)

Matta
20. September bis 11. November 1991
264 Seiten, 107 Abbildungen, 85 in Farbe
DM 42,– (erhältlich)

Traumwelt der Puppen
6. Dezember 1991 bis 1. März 1992
360 Seiten, 475 Abbildungen, 355 in Farbe
DM 48,– (erhältlich)

Georg Baselitz
20. März bis 17. Mai 1992
264 Seiten, 132 Abbildungen, 119 in Farbe
(vergriffen)

Karikatur & Satire
5. Juni bis 9. August 1992
349 Seiten, 396 Abbildungen, 109 in Farbe
(vergriffen)

Expressionisten
Aquarelle, Zeichnungen, Graphiken der »Brücke«
21. August bis 1. November 1992
460 Seiten, 410 Abbildungen, 119 in Farbe
(vergriffen)

Friedrich der Große
Sammler und Mäzen
28. November 1992 bis 28. Februar 1993
423 Seiten, 317 Abbildungen, 209 in Farbe
(vergriffen)

Picasso – Die Zeit nach Guernica
13. März bis 6. Juni 1993
248 Seiten, 227 Abbildungen, 191 in Farbe
(vergriffen)

Günther Uecker
Eine Retrospektive
19. Juni bis 15. August 1993
213 Seiten, 150 Abbildungen, 121 in Farbe
DM 42,– (erhältlich)

Dada – Eine internationale Bewegung
4. September bis 7. November 1993
270 Seiten, 351 Abbildungen, 75 in Farbe
(vergriffen)

Winterland –
Von Munch bis Gulbransson
19. November 1993 bis 16. Januar 1994
240 Seiten, 123 Abbildungen, 113 in Farbe
(vergriffen)

Pierre Bonnard
28. Januar bis 24. April 1994
375 Seiten, 170 Abbildungen, 149 in Farbe
DM 42,– (erhältlich)

El Dorado –
Das Gold der Fürstengräber
20. Mai bis 4. September 1994
244 Seiten, 252 Abbildungen, 225 in Farbe
(vergriffen)

Munch und Deutschland
23. September bis 27. November 1994
287 Seiten, 321 Abbildungen, 110 in Farbe
(vergriffen)

Paris Belle Epoque
16. Dezember 1994 bis 26. Februar 1995
448 Seiten, 368 Abbildungen, 197 in Farbe
(vergriffen)

Wilhelm Trübner
10. März bis 21. Mai 1995
324 Seiten, 150 Abbildungen, 117 in Farbe
DM 39,– (erhältlich)

Das Ende der Avantgarde –
Kunst als Dienstleistung
13. Juni bis 13. August 1995
176 Seiten, 92 Abbildungen, 10 in Farbe
(vergriffen)

Félix Vallotton
25. August bis 5. November 1995
255 Seiten, 220 Abbildungen, 116 in Farbe
(vergriffen)

Das Alte China. Menschen
und Götter im Reich der Mitte
5000 v. Chr. - 220 n. Chr.
2. Dezember 1995 bis 3. März 1996
500 Seiten, 420 Abbildungen, 152 in Farbe
(vergriffen)

Christian Rohlfs. 1849-1938
22. März bis 16. Juni 1996
256 Seiten, 160 Abbildungen, 144 in Farbe
DM 39,– (erhältlich)

Amerika – Europa
Sammlung Sonnabend
5. Juli bis 8. September 1996
167 Seiten, 97 Abbildungen, 65 in Farbe
DM 39,– (erhältlich)

Sudan – Antike Königreiche am Nil
3. Oktober 1996 bis 6. Januar 1997
427 Seiten, 483 Abbildungen, 386 in Farbe
(vergriffen)

Karl Schmidt-Rottluff. 1884-1976
18. Januar bis 31. März 1997
414 Seiten, 379 Abbildungen, 214 in Farbe
DM 46,– (erhältlich)

Alberto Giacometti
17. April bis 29. Juni 1997
224 Seiten, 188 Abbildungen, 90 in Farbe
(vergriffen)

Markus Lüpertz
11. Juli bis 14. September 1997
237 Seiten, 150 Abbildungen, 136 in Farbe
DM 42,– (erhältlich)

Cobra
26. September 1997 bis 11. Januar 1998
245 Seiten, 306 Abbildungen, 161 in Farbe
DM 42,– (erhältlich)

Landschaft als Geschichte
Carl Rottmann (1797-1850)
Hofmaler König Ludwigs I.
30. Januar bis 13. April 1998
381 Seiten, 250 Abbildungen, 180 in Farbe
DM 46,– (erhältlich)

Picasso und seine Sammlung
30. April bis 16. August 1998
345 Seiten, 269 Abbildungen, 126 in Farbe
DM 46,– (erhältlich)